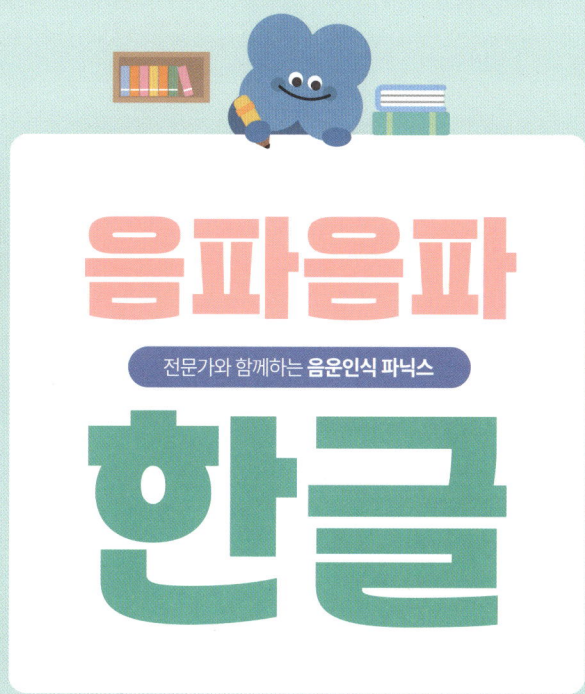

음파음파
전문가와 함께하는 **음운인식 파닉스**
한글

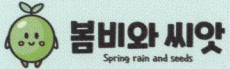

전문가와 함께하는 음운인식 파닉스
음파음파 한글

초판 1쇄   발행 2025년 8월 18일

지은이	김다미, 김신희, 조용윤
그린이	이기재
편 집	김은예
펴낸이	박요한

펴낸곳	도서출판 봄비와씨앗
주소	세종특별자치시 한누리대로 411, KT&G 세종타워A 6층
전화	044)862-1365
출판등록	제25100-2019-000011호
구매처	bombi-books.co.kr

ISBN   979-11-91642-77-3

 더 많은 봄비와씨앗의
교재와 전자북을 구매할 수 있습니다.

* 이 책은 저작권법에 따라 보호받는 저작물이므로 무단 전재와 복제를 금합니다.
* 잘못된 책은 구입처에서 바꿔 드립니다.
* 책값은 뒤표지에 있습니다.

이렇게 배워요!

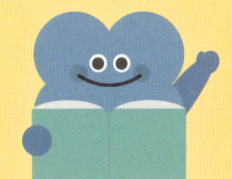

시작하는 글
1. 머리말 — 05
2. 일러두기 — 06
3. 교재 활용 순서 — 08

챕터 1. 음운인식

음절수준
1. 글자 수 세기 — 14
2. 첫 글자 확인하기 — 17
3. 끝 글자 확인하기 — 19
4. 첫 글자 구별하기 — 21
5. 끝 글자 구별하기 — 22
6. 글자 더하기 — 23
7. 글자 빼기 — 24
8. 끝말잇기 — 25

음소 수준
1. 소리 수 세기 — 31
2. 소리 더하기 — 40
3. 소리 나누기 — 45
카드 활용 방법 — 50

챕터 2. 글자와 소리를 배워요

1-1. ㄱ — 56	3-1. ㅂ — 138	5-1. ㄲ — 212
1-2. ㅅ — 63	3-2. ㅈ — 145	5-2. ㅆ — 218
1-3. ㄹ — 70	3-3. ㅎ — 152	5-3. ㅉ — 225
1-4. ㅌ — 77		5-4. ㄸ — 231
	4-1. ㄴ — 174	5-5. ㅃ — 238
2-1. ㄷ — 100	4-2. ㅁ — 181	
2-2. ㅍ — 107	4-3. ㅋ — 188	
2-3. ㅊ — 114		

음파음파 한글 구성

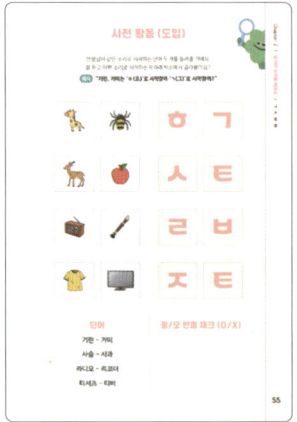
사전활동

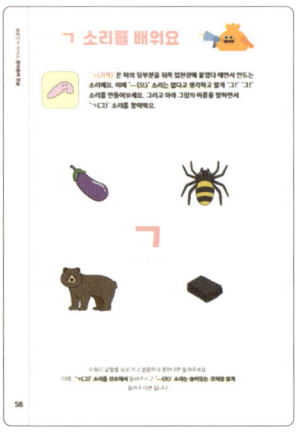
소리를 배워요

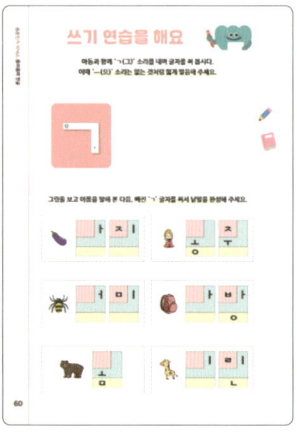
쓰기 연습을 해요

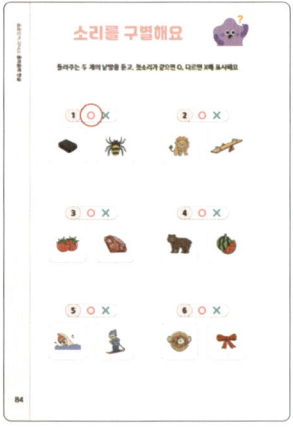
소리를 구별해요

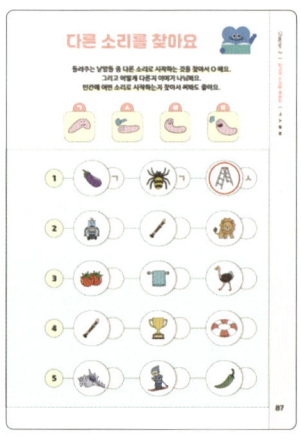
다른 소리를 찾아요

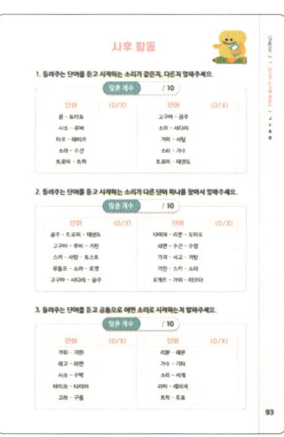
사후활동

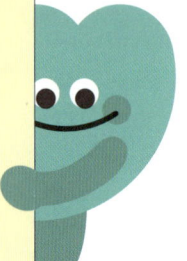

머리말

치료실에서 한글을 가르치다 보면, 음운인식을 위한 교재를 원하는 부모님들의 요구를 자주 접하게 됩니다. 그래서 가정에서도 아이와 함께 재미있게 복습할 수 있도록 직접 과제를 만들어 제공하곤 했습니다. 그 과정에서 음운인식을 위한 전문 교재의 필요성을 절실히 느끼게 되었고, 같은 뜻을 가진 전문가 세 명이 모여 수업에서 실제로 사용하던 자료를 발전시켜 본 교재와 카드 게임을 개발하게 되었습니다.

읽기 장애 아동의 경우, 음운인식 능력이 부족한 경우가 많습니다.
그렇기 때문에 **소리를 인식하고 구별하는 능력을 키우는 것이 매우 중요합니다.** 하지만, 이 훈련은 많은 아이들이 어려워하는 단계이기도 하지요. 이 워크북과 카드 게임은 어려운 음운인식 단계를 가장 기본부터, 가장 쉬운 방법으로 학습할 수 있도록 구성했습니다.

음운인식은 한글 학습의 기초가 되는 핵심 영역입니다.
글을 읽을 때는 소리를 합성해 글자를 읽고, 글을 쓸 때는 들은 소리를 분절해 대응하는 글자를 적어야 합니다. 하지만 읽기 중재 전문가가 아니면 이 과정을 제대로 지도하기 어려운 현실입니다.
이 워크북은 비전문가도 쉽게 활용할 수 있도록 제작되었습니다. 읽기 중재를 하고자 하는 부모, 치료사, 선생님 등 다양한 사용자가 쉽게 접근할 수 있도록 구성되어 있습니다.

교재는 **소리에 대한 인지, 구별, 합성, 분리 등 음운인식 훈련의 다양한 측면**을 체계적으로 다루고 있으며, 다양한 활동을 통해 아이들이 즐겁게 학습할 수 있도록 구성했습니다. 특히 소리를 떠올리는 능력이 부족한 아동들을 위해 모든 활동은 그림과 함께 진행할 수 있도록 하여, 아동이 그림을 보며 스스로 소리를 조작하고 연상할 수 있도록 도왔습니다.

음운인식 훈련은 치료실이나 가정에서 반복적으로 이루어져야 하지만, 아이들이 반복 학습에 흥미를 느끼지 못해 지루함을 호소하는 경우가 많습니다. 이를 보완하고자, 쉽고 재미있게 복습할 수 있도록 카드 게임을 함께 제작하였습니다.

시중에는 많은 한글 단어 카드들이 있지만, 대부분 고빈도 낱말 학습에 적합할 뿐, 음운인식 활동에는 활용하기 어렵습니다. 그 이유는 음운인식 활동에서 중요한 변수인 음운 변동, 종성, 모음의 난이도 등이 제대로 통제되어 있지 않기 때문입니다. 이에 따라 이러한 요소들을 체계적으로 통제한 음운인식 전용 카드 게임을 개발하였고, 시중에서는 찾아볼 수 없는 독창적인 교구로 완성하게 되었습니다.

한글 학습은 모든 아이들이 겪어야 하는 과정이지만, 특히 읽기 장애 아동이나 한글을 처음 배우는 아동들에게 그 시간이 지루하고 힘든 시간이 되어버리는 것이 안타까웠습니다.

이 교구가 치료사 선생님에게는 유익한 활동 도구가 되고, 동시에 아이들에게는 한글 학습의 즐거움을 느끼며 능동적으로 배울 수 있는 시간을 선물해 주기를 진심으로 바랍니다.

일러두기

챕터 1 | 음운인식

음운인식이란 언어에서의 소리 구조를 인식하고, 구별하고, 결합하거나 분리하는 등의 소리를 조절하는 능력을 말합니다.

음운인식은 한글 학습에 필수적이며, 이를 통해 학습자는 문자와 소리를 효과적으로 연결할 수 있습니다. 처음 보는 단어를 읽을 때, 단어를 소리 단위로 나누고 이를 결합하여 발음하는 과정에서 음운인식이 큰 역할을 합니다. 음운인식 능력이 잘 발달한 아동은 단어의 소리를 잘 분리하고 결합하여, 단어를 정확하게 읽고 쓸 수 있습니다. 이 능력은 아동이 언어를 이해하고 표현하는 데 중요한 역할을 하며, 글자 학습을 넘어 언어 처리 능력 전체에 영향을 미칩니다.

한글은 표음 문자 체계로, 낱개의 소리가 각각의 글자에 대응하여 표현됩니다. 따라서 한글을 배우기 위해서는 각 글자가 어떤 소리를 나타내는지 이해하는 것이 중요하며, 이를 위해 음운인식 능력이 필요합니다.
예를 들어, '달'이라는 단어를 읽기 위해서는 한 음절 안에 있는 세 개의 소리, 즉 /ㄷ/, /ㅏ/, /ㄹ/을 인식하고 결합하여 '달'로 발음할 수 있어야 합니다. 겉으로는 '달'이 하나의 소리처럼 들리지만, 실제로는 첫소리 /ㄷ/, 중간 소리 /ㅏ/, 끝소리 /ㄹ/의 결합으로 이루어져 있습니다. 학습자는 이러한 소리 구성 요소를 인식하고, 이를 결합할 수 있는 음운인식 능력을 갖추어야 합니다.

즉, 소리 구성 요소를 이해하는 것은 읽기의 원리를 이해하는 데 중요한 역할을 합니다.

연구에 따르면 음운인식이 뛰어난 아동은 낱말 읽기와 철자 쓰기에서 더 정확한 능력을 보입니다. 또한, **음운인식과 읽기·쓰기 능력은 상호작용적 관계**를 맺고 있으며, 음운인식을 강화하면 읽기와 쓰기 능력이 발달하고, 반대로 읽기와 쓰기 능력의 향상이 음운인식 능력을 더욱 강화하는 긍정적인 순환을 이룹니다.

음운인식은 아동들의 어휘 습득에도 중요한 역할을 합니다. 정확하게 읽을 수 있는 능력이 높을수록 일견 단어를 더 잘 습득하며, 이는 어휘력 향상에 기여합니다. 아동이 반복해서 정확하게 단어를 읽고 쓰는 경험을 하게 되면, 새로운 단어를 더 쉽게 익히고 어휘를 확장할 수 있게 됩니다.

음운인식은 언어 발달 초기부터 시작되며, 초등학교에 걸쳐 점차적으로 발전합니다. 특히 만 4세경에는 음절 단위에서의 음운인식 활동이 가능하고, 만 5세경에는 음소 단위로 더 세밀하게 소리를 구분하고 조작하는 능력이 발달합니다.

음운인식 능력은 글자와 소리의 관계를 이해하는 중요한 기초가 되므로, 한글 교육의 초기에 음운인식 활동을 충분히 지도하는 것이 매우 중요합니다.

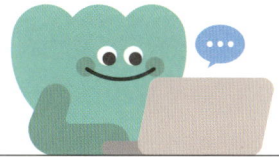

챕터 2 | 글자와 소리를 배워요 (음운인식과 파닉스)

음운인식은 소리를 듣고 인지하며 조작하는 능력으로, 읽기 학습의 기초가 되는 중요한 과정입니다.
반면, 파닉스는 단순히 소리를 다루는 것을 넘어, 소리와 글자를 연결하는 규칙을 학습하는 시각적이고 체계적인 접근법입니다.
즉, 파닉스는 소리와 글자의 관계를 이해하고 이를 실제 읽기와 쓰기에 적용하는 기술입니다.

아동이 성공적으로 읽기를 배우기 위해서는, 단어 속 소리가 어떻게 작용하는지(음운인식)와 그 소리가 글자와 어떻게 연결되는지(파닉스)를 명확히 가르쳐야 합니다.
음운인식은 파닉스 교육을 대체하는 것이 아니라, 두 가지가 서로 보완되어 단어를 정확하게 해독하고 읽기를 익히는 데 필수적인 역할을 합니다.

음운인식 훈련을 통해 아동은 단어에서 들리는 소리를 인지하고, 이를 더하거나 나누거나 조작하며, 해당 소리를 나타내는 글자와 연결할 수 있습니다.
음운인식은 파닉스 학습의 기초가 되며, 효과적인 파닉스 교육을 위해 반드시 선행되어야 합니다.

이 교재는 음운인식과 파닉스를 통합적으로 다루며, 소리의 인지와 변별 과정을 통해 아동들이 소리와 글자의 관계를 자연스럽게 이해하고, 한글 학습을 보다 효과적으로 익힐 수 있도록 돕습니다.

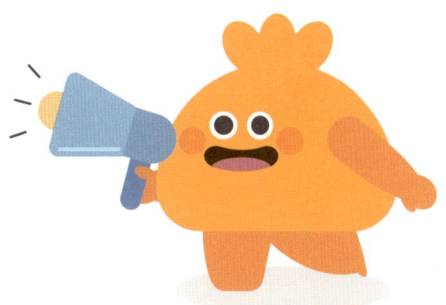

교재 활용순서

소리에 대해 의식적으로 생각하는 것은 생소하고 추상적입니다.
따라서 아동에게 해당 활동이 어려울 수 있습니다. 교수자가 소리 단위, 과제의 목적 등을 정확히 이해하고, 아동에게 과제를 충분히 이해시켜야 합니다.

그리고 한 차시에 모든 음운 기술을 지도하지 않습니다.
9쪽의 그림에서와 같은 순서로 한 차시에 하나 혹은 두 개의 음운 기술을 지도하고, 음절 수준과 음소 수준을 섞어서 지도하지 않습니다.

음절 수준의 활동을 진행한 뒤, 음소 수준 활동과 글자 학습을 진행합니다.
아동이 어려워할 경우, 챕터 2를 모두 진행한 뒤 음소 수준의 활동을 진행합니다.
음소 수준의 활동은 아동 수준에 따라 9쪽의 그림에서와 같이 3개의 활동을 병행할 수도 있습니다.

특히, 소리를 더하는 활동은 읽기에 중요하고, 소리를 나누는 활동은 쓰기에 중요하므로 두 활동은 **워크북과 카드를 활용하여 충분히 연습할 수 있도록 합니다.**

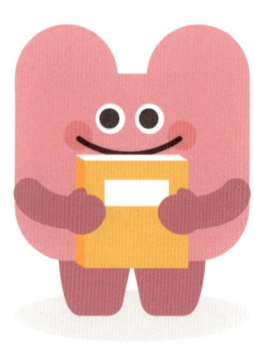

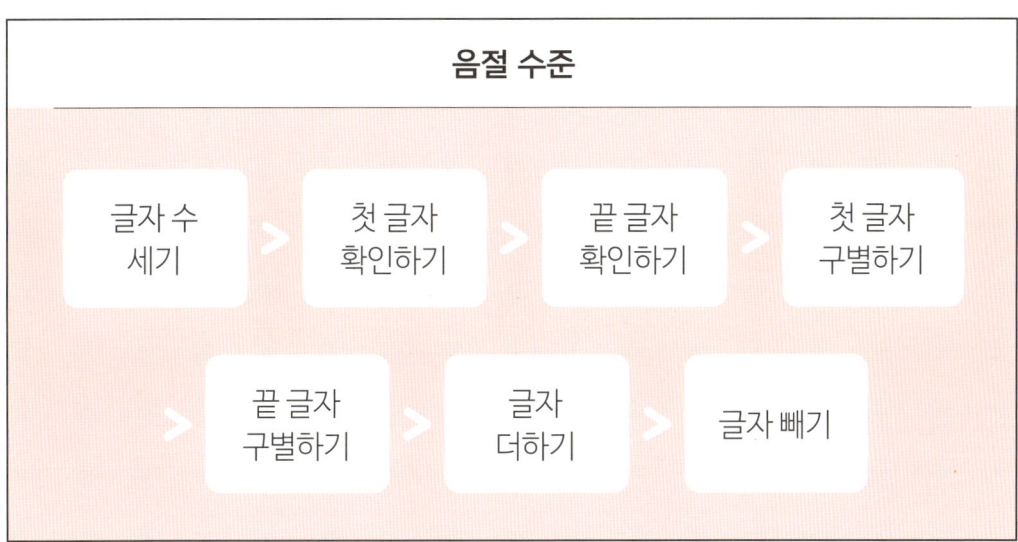

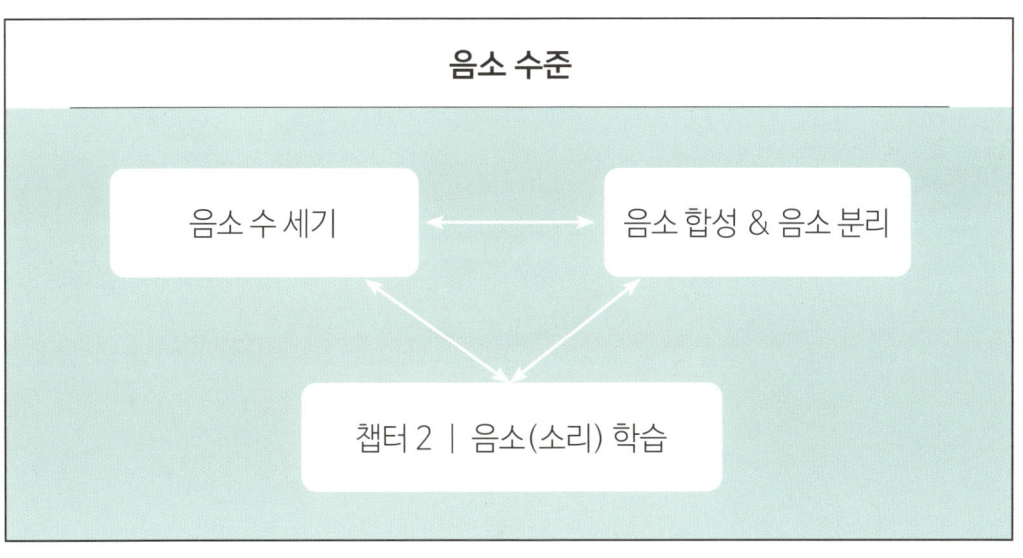

Chapter 1.
음운인식

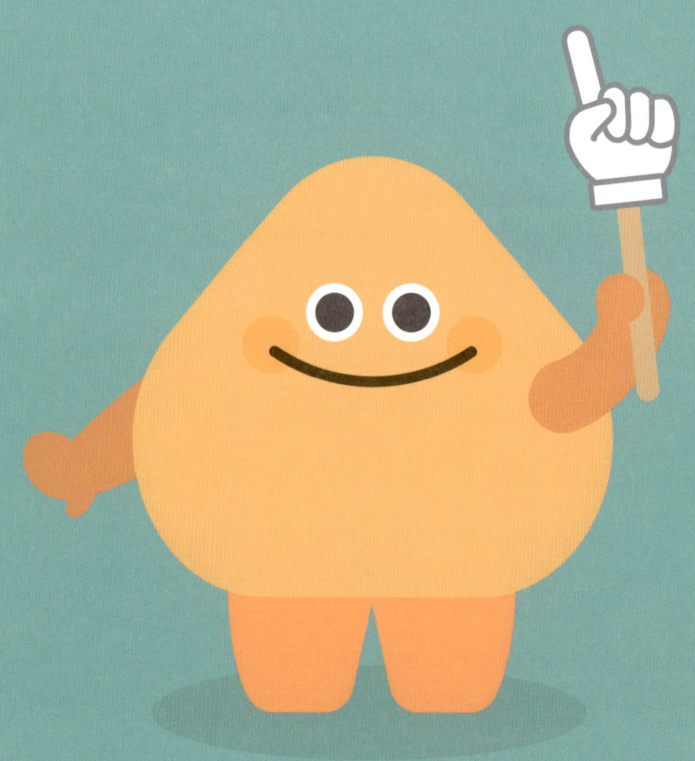

음절 수준

- 글자 수 세기
- 첫 글자 확인하기
- 끝 글자 확인하기
- 첫 글자 구별하기
- 끝 글자 구별하기
- 글자 더하기
- 글자 빼기
- 끝말잇기

음절 수준의 음운인식 활동과 중요성

아이들은 간판을 보거나 마트에서 "어? 내 이름에 있는 글자가 저기에도 있다!"라며 친숙한 글자를 발견하고 반가워합니다. 읽기 능력이 아직 부족한 아이들도 자신의 이름은 정확하게 읽고 쓸 수 있는 경우가 많은데, 이는 자신의 이름이 가장 자주 본 글자이기 때문입니다. 이러한 자연스러운 경험을 통해 아이들은 음절 개념을 쉽게 익힐 수 있습니다.

예를 들어, **아이의 이름을 "김(짝)! 한(짝)! 글(짝)!" 하고 음절마다 박수를 치며 들려준 뒤, "너 이름은 몇 글자야?"라고 물어보면, 아이는 글자와 음절의 개념을 어렵지 않게 이해할 수 있습니다.** 또한, "리리리 자로 끝나는 말은~"과 같은 노래나 끝말잇기와 같은 놀이도 음절 수준에서 즐길 수 있는 대표적인 활동입니다. 이러한 활동을 통해 아이들은 자연스럽게 음절을 인식하고, 소리와 글자 간의 관계를 익혀갑니다.

한글은 음절과 글자 수가 일치하고, 영어와 달리 음절 단위로 글자를 모아 쓰기 때문에 시각적으로 음절 경계가 뚜렷하게 구분됩니다. 그래서 아이들이 음절을 쉽게 파악할 수 있습니다. 따라서 해당 책에서도 아이들의 이해를 돕기 위해 음절을 글자 수로 표현하고 있습니다.

음운인식 학습은 작은 음소 단위로 넘어가기 전에, 비교적 쉬운 음절 수준에서 시작하는 것이 효과적입니다. 음절 단위의 활동은 세밀한 음소 인식으로 발전하는 데 중요한 기초가 되며, 아이들이 음운 인식 능력을 점진적으로 확장할 수 있도록 도와줍니다.

음절 관련 활동 설명

1. 글자 수 세기
아이에게 단어를 들려주고, 그 단어에 몇 글자가 있는지 세어보게 합니다.

> **예시** '사과'라는 단어를 주면, 아이는 '사과'가 2글자로 이루어졌다는 것을 알게 됩니다.

이 활동은 음절 수 세기 활동으로, 아이가 단어의 소리를 음절 단위로 나누어 세는 과정입니다. 아동은 소리를 듣고 음절의 마디를 인식합니다. 이 활동은 아이가 단어를 읽고 쓸 때, 글자 수를 인식하는 기본 능력을 기르는 데 중요한 역할을 합니다.

2. 첫 글자 확인하기
시작하는 글자가 같은 두 개의 단어를 들려주고 줄을 이어봅니다. 그리고 그 글자가 단어 안에 있는지 아이에게 물어봅니다.

> **예시** '사과 – 사자' 이어주세요. '사과' 안에 '사' 있어요? 없어요? '사자' 안에 '사' 있어요? 없어요?

이 활동은 음절 인지 활동으로 '인지'란 소리나 글자에 대해 어떤 특성을 알아차리거나 확인하는 것입니다. 따라서 아이가 두 단어를 듣고 첫 글자가 같은지 알아차린 후, 해당 글자가 포함되어 있는지 확인할 수 있게 도와주세요.

3. 끝 글자 확인하기

두 개의 단어를 들려주고, 그 중 끝 글자가 같은 단어를 찾아 연결하게 합니다.

> 예시 '사과-모자' 이어주세요. '모자' 안에 '자' 있어요? 없어요? '사자' 안에 '자' 있어요? 없어요?

이 활동은 음절 인지 활동으로 '인지'란 소리나 글자에 대해 어떤 특성을 알아차리거나 확인하는 것입니다. 따라서 아이가 두 단어를 듣고 끝 글자가 같은지 알아차린 후, 해당 글자가 포함되어 있는지 없는지 확인할 수 있게 도와주세요.

4. 첫 글자 구별하기

세 개의 단어를 들려주고, 아동 스스로 첫 글자가 다른 단어를 찾아 동그라미 합니다.

> 예시 '지우개', '지렁이', '다람쥐'를 들려주고, 첫 글자가 다른 단어를 찾는 활동입니다.

이 활동은 음절 변별 활동으로 '변별'이란 소리를 비교하고 차이점이나 공통점을 아는 것입니다. 따라서 아이에게 세 단어를 들려주고 어떤 것이 시작하는 글자가 다른지 고를 수 있게 도와주세요.

5. 끝 글자 구별하기

세 개의 단어를 들려주고, 아동 스스로 끝나는 글자가 다른 단어를 찾아 동그라미 합니다.

> 예시 '비행기', '모기', '나무'를 들려주고 끝나는 글자가 다른 단어를 찾는 활동입니다.

이 활동은 음절 변별 활동으로 '변별'이란 소리를 비교하고 차이점이나 공통점을 아는 것입니다. 따라서 아이에게 세 단어를 들려주고 어떤 것이 끝나는 글자가 다른지 고를 수 있게 도와주세요.

6. 글자 더하기

주어진 글자들을 더하면 어떤 말이 되는지 알아봅니다.

> 예시 '통'과 '닭'을 더하면 어떤 단어가 되는지 물어봅니다.

이 활동은 음절 합성 활동으로 여러 개의 음절을 합쳐 새로운 단어를 만드는 활동입니다. 아동이 단어의 음절(글자)을 더해 새로운 의미 있는 단어를 만들어보는 과정으로 개별 음절을 더해 단어를 만드는 방법을 배웁니다.

7. 글자 빼기

주어진 단어에서 특정 글자를 지우면 어떤 말이 되는지 알아봅니다.

> 예시 '눈사람'에서 '눈' 빼면 뭐가 남을지 물어봅니다.

이 활동은 음절 생략 활동으로 주어진 단어에서 특정 음절을 빼고 남은 부분이 어떤 단어가 되는지 알아보는 활동입니다. 아동이 음절 단위로 단어를 분해하고 각 음절이 단어의 의미를 어떻게 구성하는지 이해하도록 돕습니다.

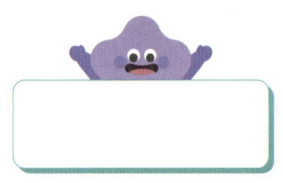

글자 수 세기

어떤 그림인지 이름을 말하고, 몇 글자인지 이야기 나눕니다.

위쪽 박스에 아동의 이름을 적습니다. 아동 이름을 한 글자씩 읽어 주며 몇 글자로 구성되어 있는지 알려주세요. 아래 그림을 보며 어떤 낱말인지, 그리고 몇 글자인지 이야기 나눕니다.

아동이 어려워할 경우, 글자 사이에 시간을 두고 띄어 말합니다.

이때 글자 수에 한 번씩 박수를 쳐서 몇 글자로 구성되어 있는지 도움을 줄 수도 있습니다.

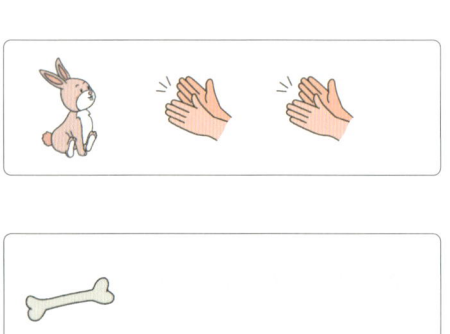
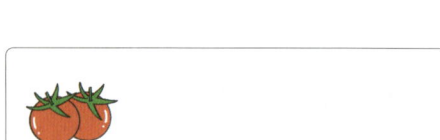
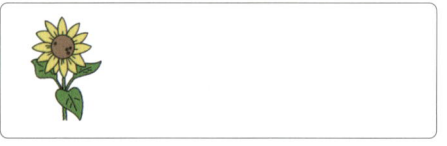
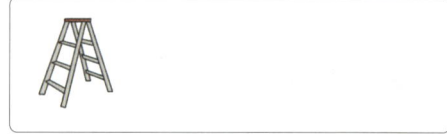

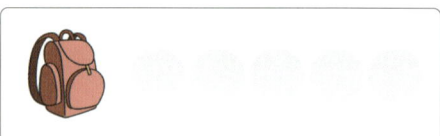
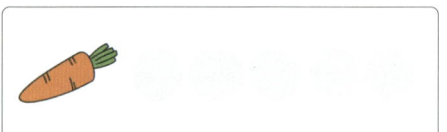
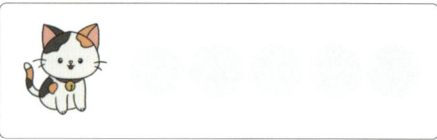
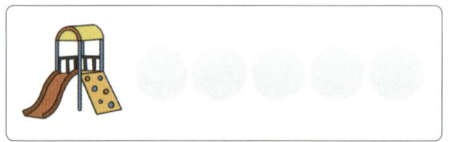

글자 수 세기

어떤 그림인지 이름을 말하고, 몇 글자인지 이야기 나눕니다.

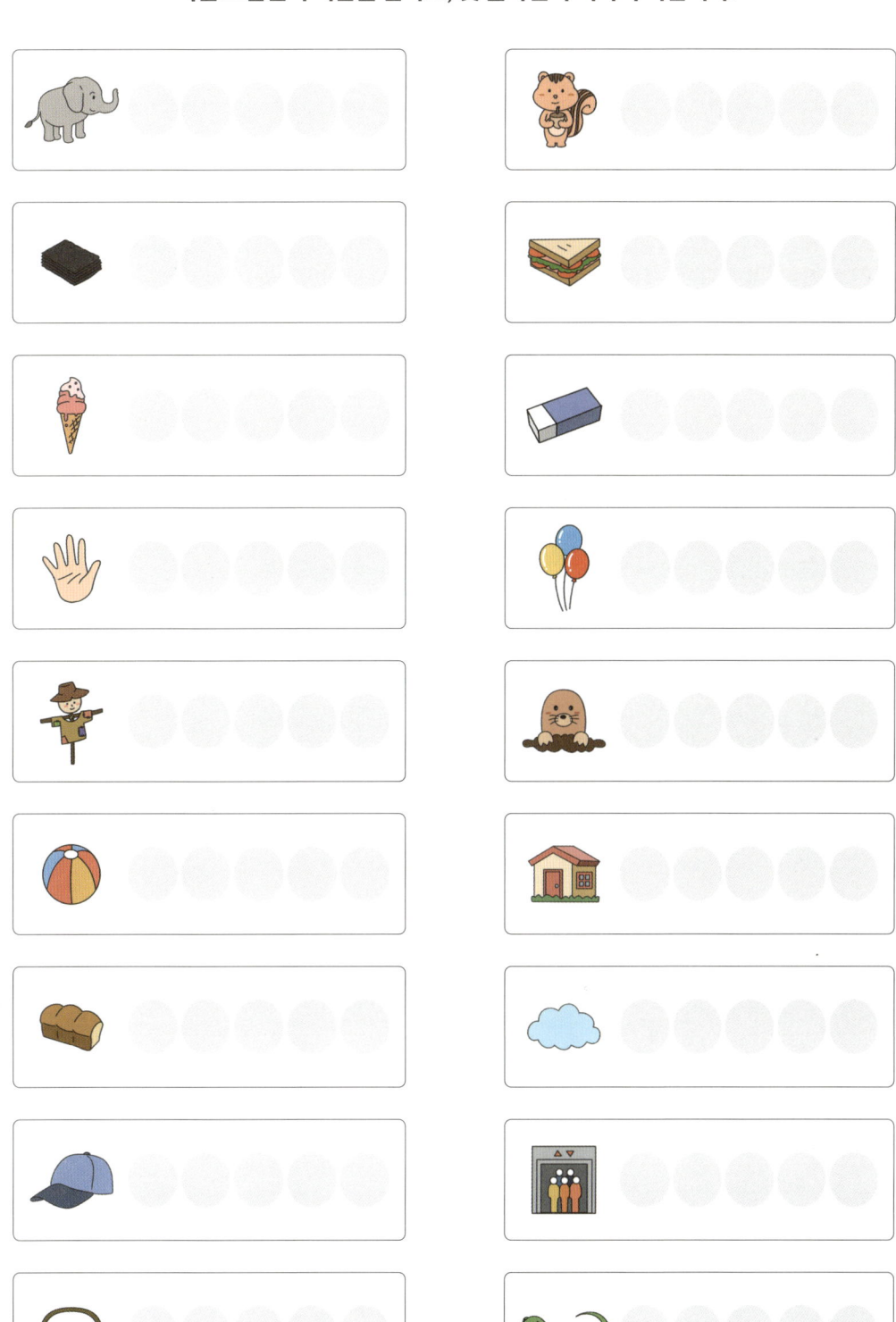

글자 수 세기

아동에게 책을 보여주지 않고 아래 보기를 들려주세요.
아동은 들은 소리를 따라 해보며, **글자 수에 맞게 블록을 올려놓습니다.**

모두 모여라 5	학교에서 4
강아지는 멍멍 6	살금살금 4
정리를 다 하고 6	바람이 불고 5
만나서 반갑다고 7	따뜻하게 4
앉아서 조용히 6	문을 열고 4
활짝 웃으니까 6	힘들면 쉬어 5
바라보다가 5	반짝거리는 5
순서를 지켜서 6	위에 올려놓고 6
의자에 앉으면 6	출발할 거야 5

첫 글자 확인하기

시작하는 글자가 같은 두 개의 단어를 들려주고 줄로 이어봅니다.
그리고 공통으로 들어있는 글자를 잘 들었는지 확인합니다.

예시 '사과 – 사자' 이어주세요. '사과' 안에 '사' 있어요? 없어요?
'사자' 안에 '사' 있어요? 없어요?

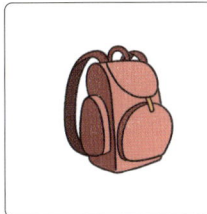 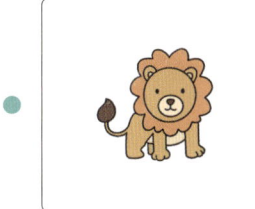

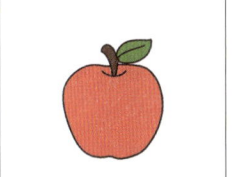 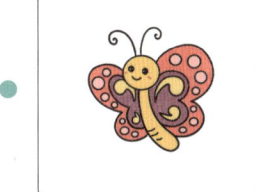

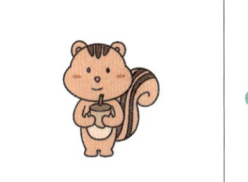 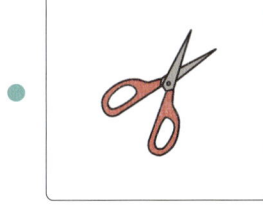

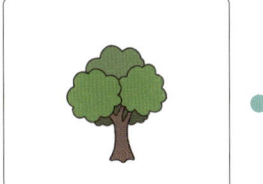 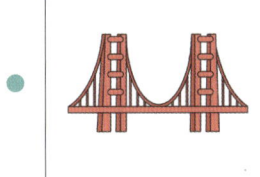

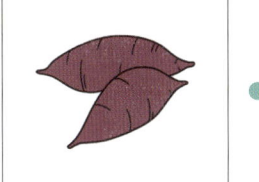 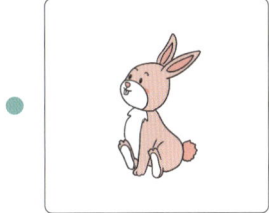

 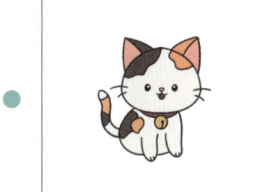

첫 글자 확인하기

시작하는 글자가 같은 두 개의 단어를 들려주고 줄로 이어봅니다.
그리고 공통으로 들어있는 글자를 잘 들었는지 확인합니다.

예시 '하마 – 하늘' 이어주세요. '하마' 안에 '하' 있어요? 없어요?
'하늘' 안에 '하' 있어요? 없어요?

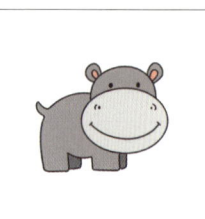 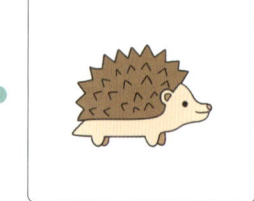

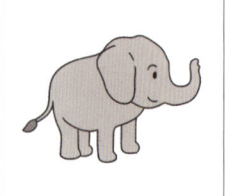 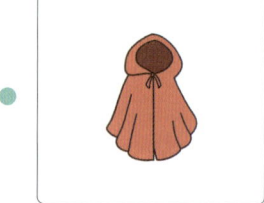

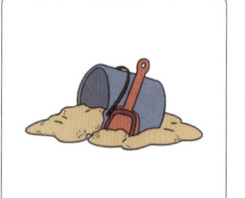 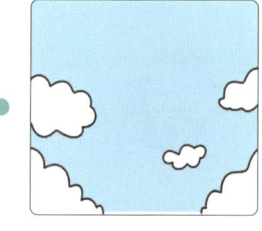

 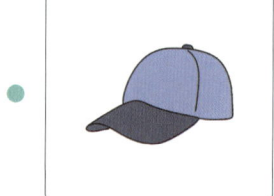

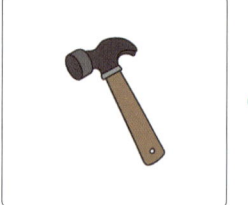 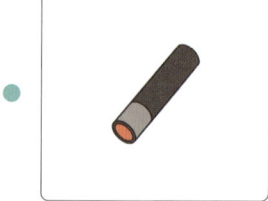

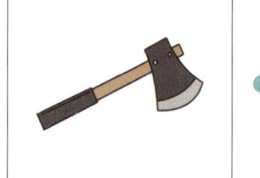 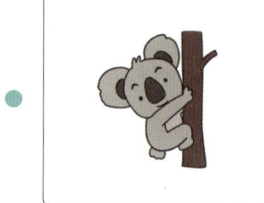

끝 글자 확인하기

끝나는 글자가 같은 두 개의 단어를 들려주고 줄로 이어봅니다.
그리고 공통으로 들어 있는 글자를 잘 들었는지 확인합니다.

예시 '사과 – 모자' 이어주세요. '모자' 안에 '자' 있어요? 없어요?
'사자' 안에 '자' 있어요? 없어요?

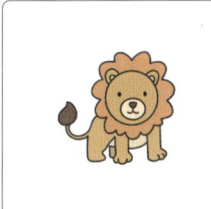　　　　　　　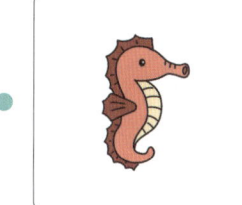

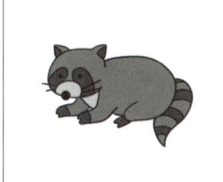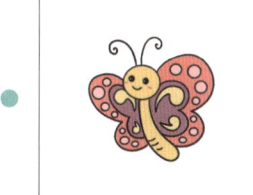

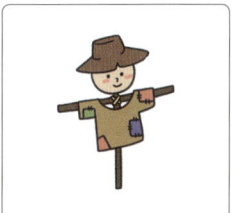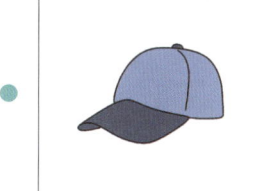

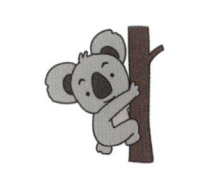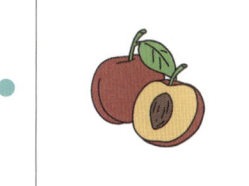

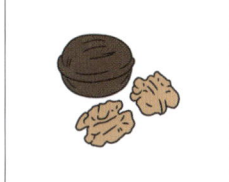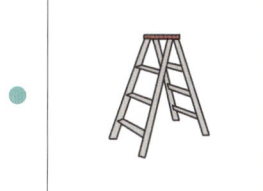

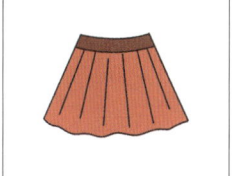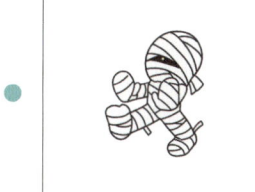

끝 글자 확인하기

끝나는 글자가 같은 두 개의 단어를 들려주고 줄로 이어봅니다.
그리고 공통으로 들어 있는 글자를 잘 들었는지 확인합니다.

예시 '호박 – 수박' 이어주세요. '호박' 안에 '박' 있어요? 없어요?
'수박' 안에 '박' 있어요? 없어요?

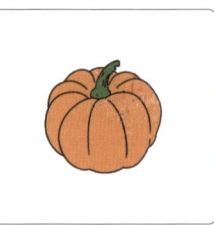
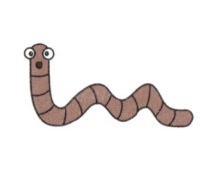
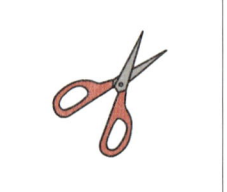
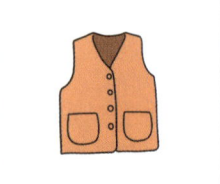
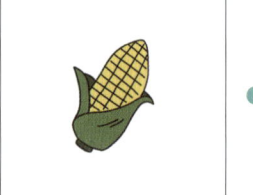
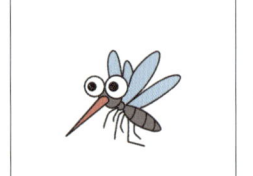
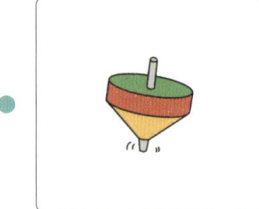
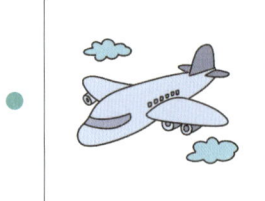
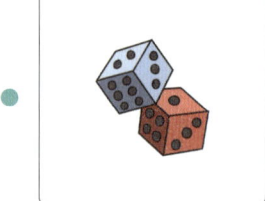

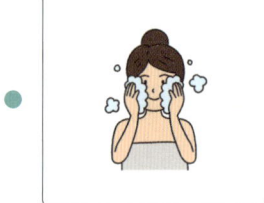
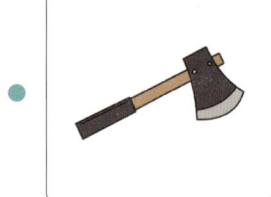

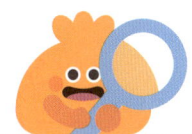
첫 글자 구별하기

세 개의 단어를 들려주고, 아동은 첫 글자가 다른 단어를 찾아 동그라미 합니다.

> 예시 '지우개 – 지렁이 – 다람쥐' 어떤 것이 다른 글자로 시작할까요?

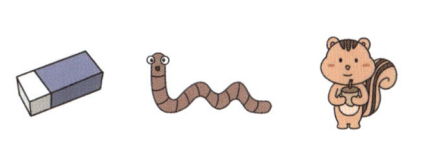

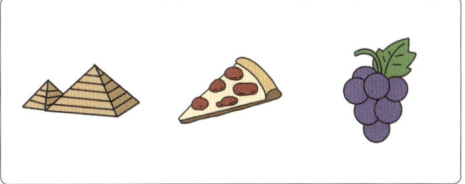
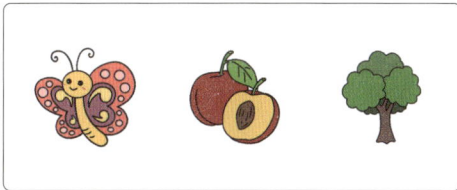
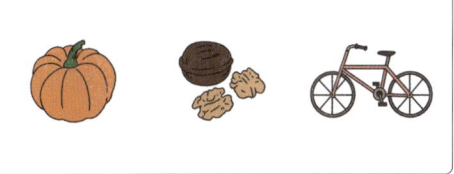
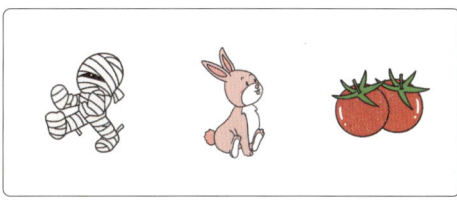
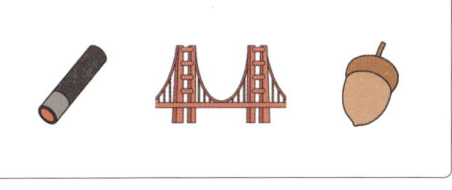
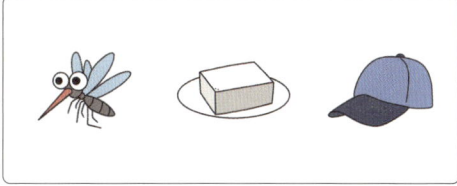
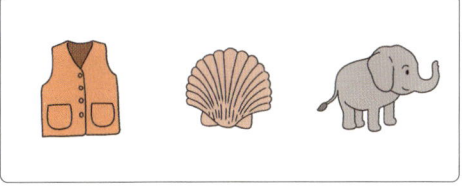
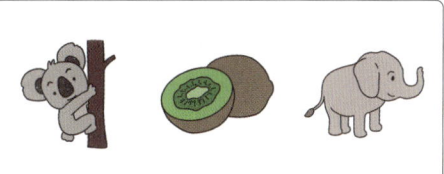

끝 글자 구별하기

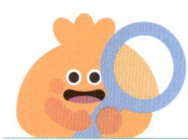

세 개의 단어를 들려주고, 끝 글자가 다른 단어를 찾아 동그라미 합니다.

예시 '모자 – 사자 – 자두' 어떤 것이 다른 글자로 끝날까요?

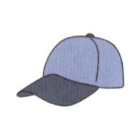 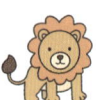  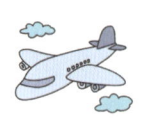 

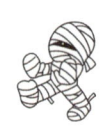  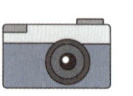 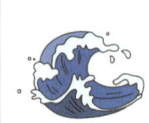 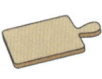 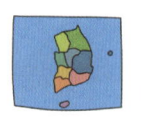

 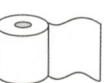 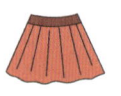 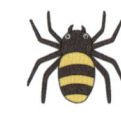 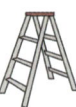 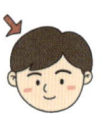

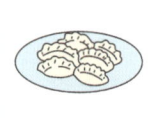    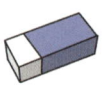 

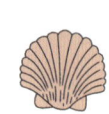 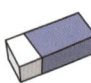 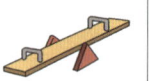 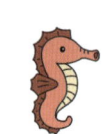 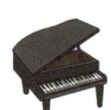 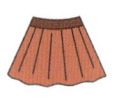

글자 더하기

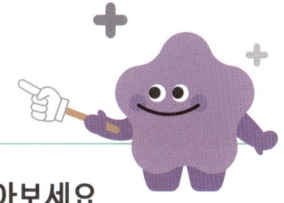

주어진 단어를 더했을 때, 어떤 말이 되는지 찾아보세요.
아동이 어려워할 경우 각각 소리를 들려주고 두 소리를 더하면
어떤 말이 되는지 물어봅니다.

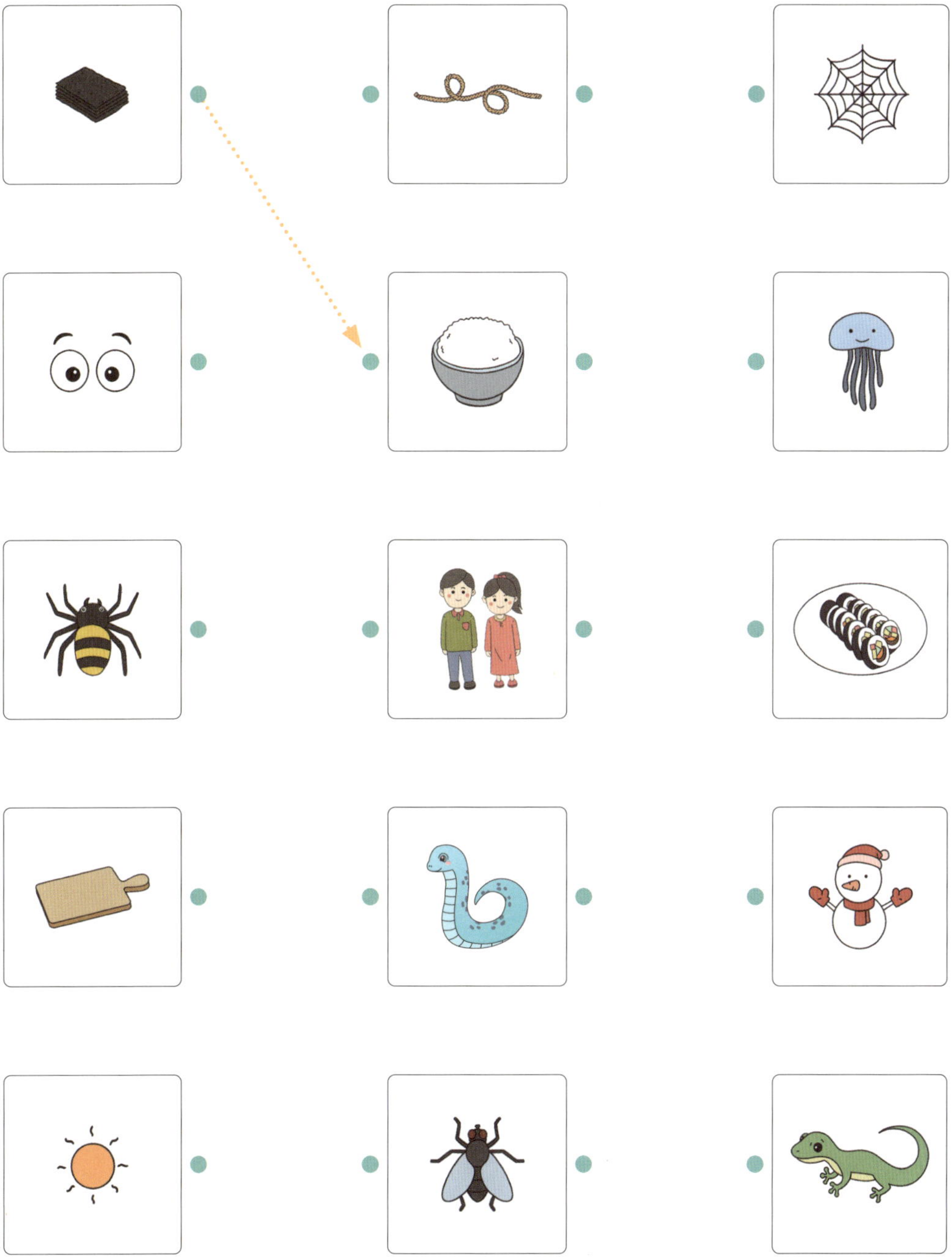

글자 빼기

아동과 어떤 단어인지 말해보고, 앞 글자를 지우면 어떤 단어가 되는지 알아보세요.

예시 '눈사람'에서 '눈' 빼면 뭐가 남을까?

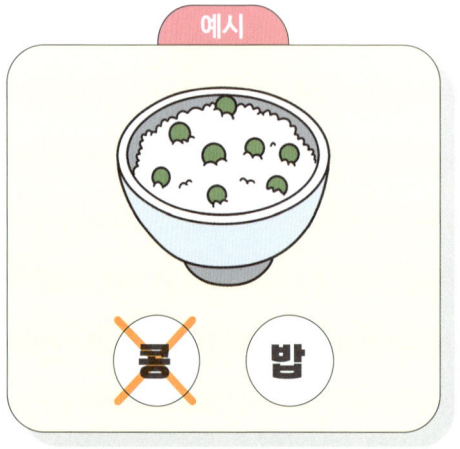

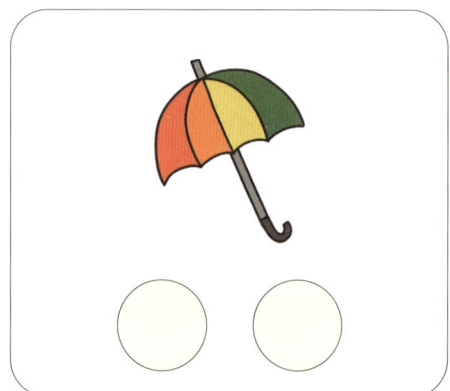

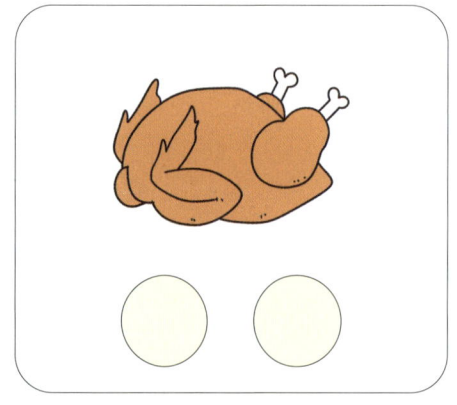

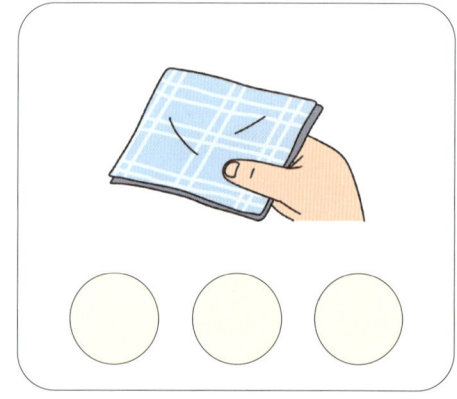

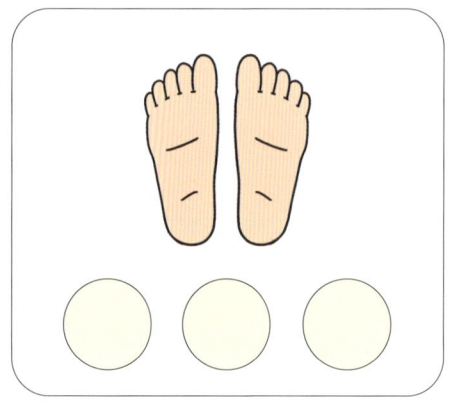

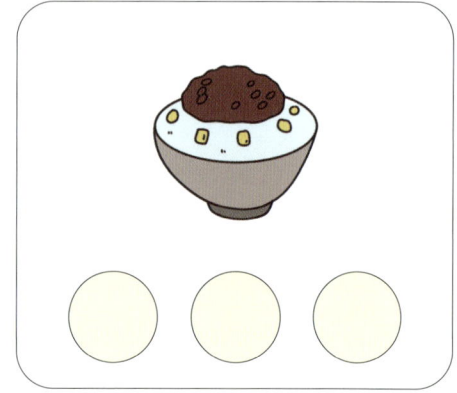

끝말잇기

토끼가 당근을 찾아갈 수 있도록 **끝말잇기로 미로를 탈출**하세요!

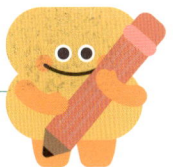

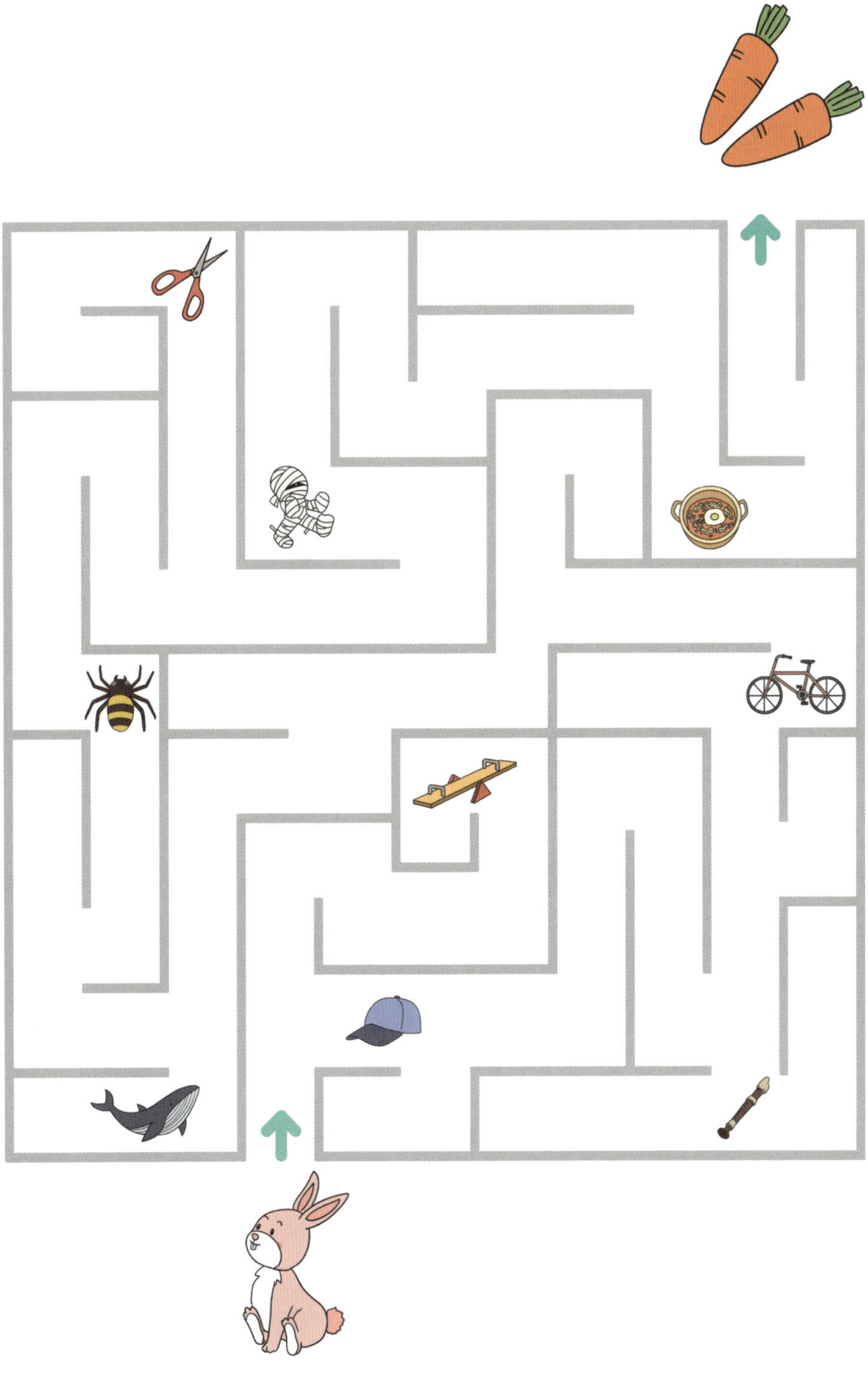

끝말잇기

아기가 엄마를 만날 수 있도록 끝말잇기로 미로를 탈출하세요!

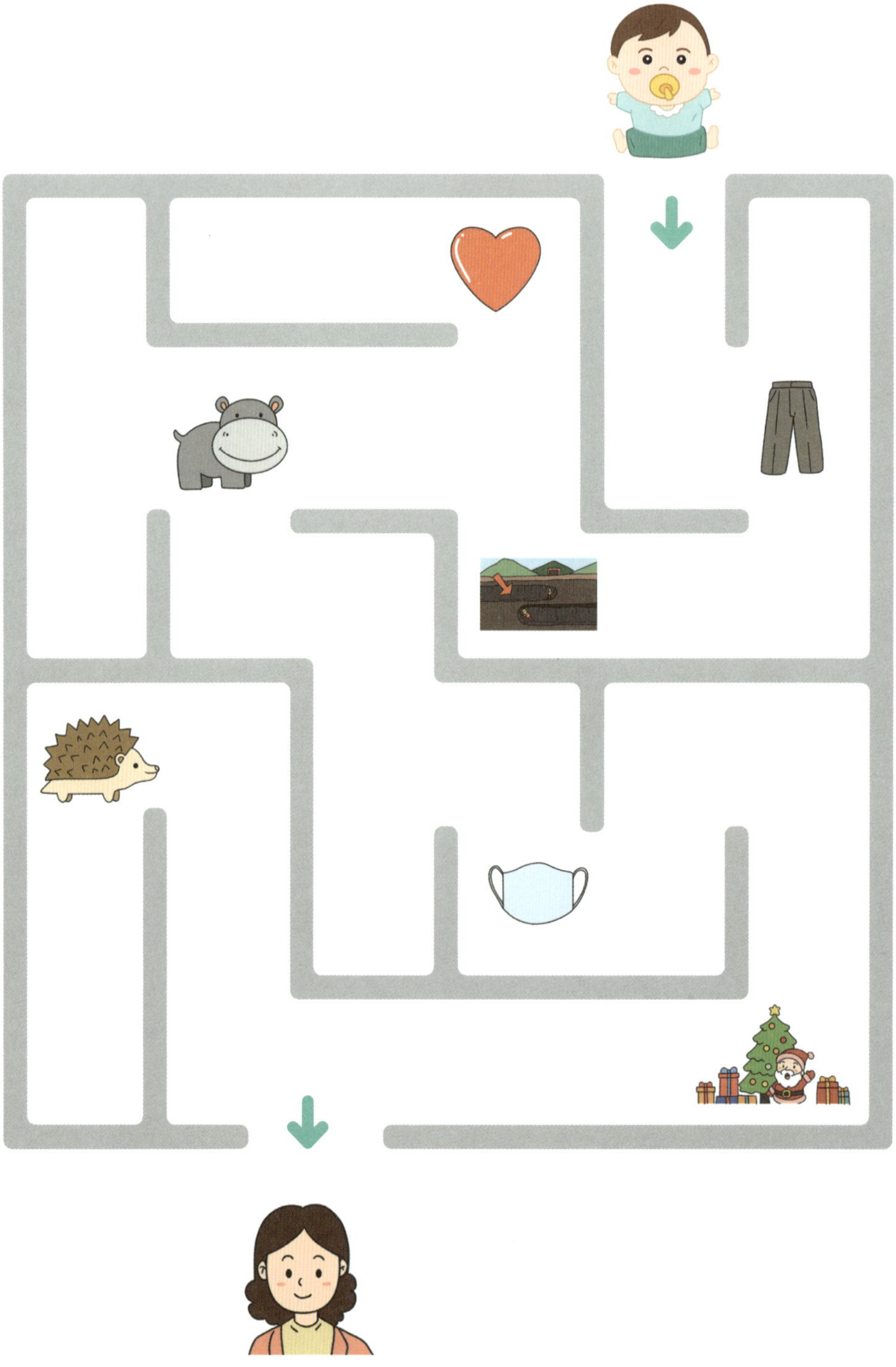

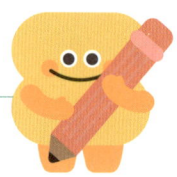
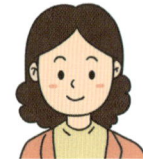

Chapter 1.
음운인식

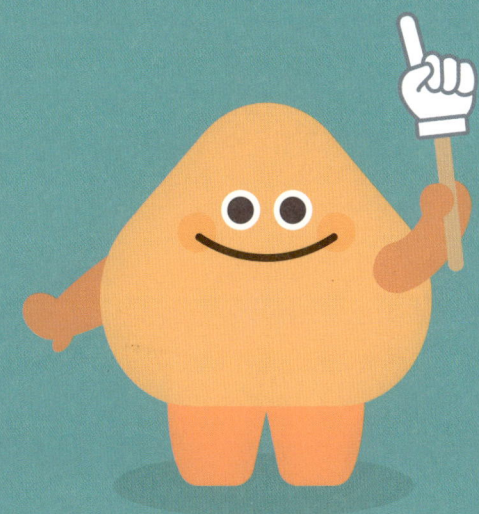

음소 수준

- 소리 수 세기
- 소리 더하기
- 소리 나누기
- 카드 활용 방법

음소 수준의 음운인식 활동과 중요성

음소는 소리의 가장 작은 단위로, 단어에서 의미를 바꿀 수 있는 중요한 요소입니다.
예를 들어, /물/에서 소리 하나만 바꾸어도 /굴/, /술/, /꿀/, /줄/, /풀/과같이 전혀 다른 단어가 됩니다. 즉, 음소 수준의 음운인식 능력은 아동이 한 글자 안에 여러 개의 소리가 들어갈 수 있다는 사실을 깨닫고, 각각의 소리가 고유한 변별자질을 가지고 다르게 소리 난다는 것을 이해하는 과정으로 음운인식의 가장 중요한 부분입니다.

예를 들어, 아동이 엄마로부터 "오늘 시장에 갈 거야"라는 말을 '오늘 시ㅈ에 갈 거야'라는 말로 들었을 때, 음소인식 단계에서 아동은 자신이 들은 소리와 비슷한 소리를 가진 단어들을 머릿속에서 찾아보게 됩니다. 비록 단어를 정확히 듣지 못하더라도, 아동은 /ㅅ/, /ㅣ/, /ㅈ/로 시작하는 소리를 가진 단어들을 떠올리게 됩니다.

이러한 음소 수준의 활동은 읽기에서도 매우 중요합니다. 음소를 정확히 인식하고 결합하는 능력은 단어를 정확하게 읽어낼 수 있는 기초적인 능력입니다. 음소 인식 능력이 뛰어난 아동은 새로운 단어를 접할 때, 그 단어의 소리를 잘 구분하고 이를 기억해 낼 수 있습니다. 이는 아동이 읽기 능력을 확장하고, 새로운 단어를 더 효과적으로 학습하는 데 중요한 역할을 합니다. 음소 수준의 음운인식이 잘 발달하면, 아동은 점차 더 복잡한 단어들을 쉽게 인식하고 읽을 수 있게 됩니다.

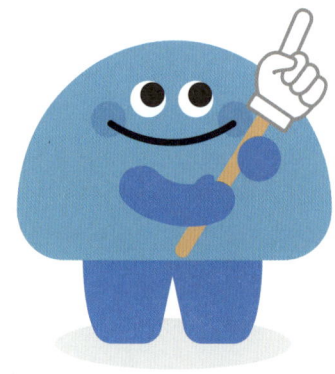

음소 관련 활동

1. 음소 수 세기

음소 수 세기 활동은 단어에서 들리는 소리의 개수를 세는 활동입니다.

예시 '사'라는 글자 안에는 /ㅅ/와 /ㅏ/라는 두 개의 소리가 들어있습니다.

이 활동은 아동이 글을 읽고 쓸 때, 소리의 개수를 이해하고 소리를 빠뜨리지 않고 정확하게 합성하거나 분절할 수 있도록 하여 읽고 쓰는 것과 관련된 능력을 발전시키는 데 도움을 줍니다.

2. 소리 더하기(음소 합성)

음소 합성 활동은 나누어서 들려주는 작은 소리들을 더해서 어떤 단어가 완성되는지 말하는 활동입니다. 아이에게 소리를 하나씩 불러준 뒤, 이 소리들을 더하면 어떤 단어가 완성되는지 말해보게 합니다. 그리고 완성된 소리가 나타내는 그림을 선으로 이어봅니다.

예시 'ㄴ+ㅏ+ㅂ+ㅣ'를 더하면 어떤 단어가 완성될까?

이 활동은 소리를 결합하여 단어를 형성하는 과정으로 단어를 정확하게 읽을 수 있는 기본적인 능력입니다. **'강'**이라는 단어를 읽을 때 **3개의 소리(ㄱ + ㅏ + ㅇ)를 결합**하여 말하는 데 필요한 기술입니다.

3. 소리나누기(음소 분리)

음소 분리 활동은 한 번에 들려주는 단어를 듣고 아동이 작은 소리로 나누어보는 활동입니다. 왼쪽의 그림을 보고 어떤 단어인지 말한 뒤, 해당 그림에는 어떤 소리들이 들어있는지 하나씩 나누어 말해보게 합니다.

예시 '나비'에는 어떤 소리들이 들어있을까?

이 활동은 소리를 나누어보는 것으로 자신이 들은 소리를 하나씩 분리해 내 해당 소리가 가진 글자들을 하나씩 적어보므로 정확한 철자 쓰기를 위한 기초가 됩니다.

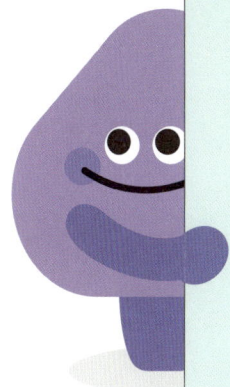

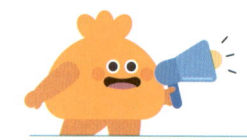

들려줄 때 주의사항

음소 수준의 활동을 할 때, 각 글자의 소리를 알고, **음절을 음소로 나누어서** 정확하게 들려주는 것이 매우 중요합니다. 따라서 음절을 음소로 나누어보는 연습을 충분히 선행한 후 음운인식 활동을 시작할 것을 권고합니다.

1 초성 자음은 글자 밑에 모음 '―(으)'가 있는 것처럼 발음하지만, 이때 '―(으)'소리는 실제로 들어있는 것은 아니기에 짧게 말해주어야 합니다.

예시 가지 → 그아즈이

ㄱ	ㄴ	ㄷ	ㄹ	ㅁ	ㅂ	ㅅ
그	느	드	르	므	브	스

ㅇ	ㅈ	ㅊ	ㅋ	ㅌ	ㅍ	ㅎ
소리 없음	즈	츠	크	트	프	흐

ㄲ	ㅆ	ㅉ	ㄸ	ㅃ
끄	쓰	쯔	뜨	쁘

2 종성은 '―(으)' 소리 아래 목표 종성 소리가 들어있다고 생각하며 말해줍니다. 이때 '―(으)' 소리는 실제로 들어있는 것은 아니기에 짧게 말해주고 받침을 강조해서 들려주도록 합니다.

예시 콜라 → 크오을라

ㄱ,ㅋ	ㄴ	ㄷ,ㅅ,ㅈ,ㅊ,ㅌ,ㅎ	ㄹ	ㅁ	ㅂ,ㅍ	ㅇ
윽	은	읃	을	음	읍	응

연습단어	정답
모자 (ㅁ+ㅗ+ㅈ+ㅏ)	므오즈아
자석 (ㅈ+ㅏ+ㅅ+ㅓ+ㄱ)	즈아스어윽
손 (ㅅ+ㅗ+ㄴ)	스오은
밭 (ㅂ+ㅏ+ㅌ)	브아읃

연습단어	정답
말 (ㅁ+ㅏ+ㄹ)	므아을
남자 (ㄴ+ㅏ+ㅁ+ㅈ+ㅏ)	느아음즈아
탑 (ㅌ+ㅏ+ㅂ)	트아읍
형 (ㅎ+ㅕ+ㅇ)	흐여응

소리 수 세기

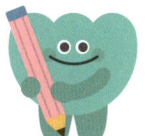

어떤 그림인지 말해보고 소리가 몇 개 들어있는지 세어봅시다.
처음에는 소리를 늘여서 들려주다가(예시 '물' 므-우-을) 점차 한 번에
들려주면서('물'!) 소리의 개수를 세어보도록 합니다.

초성 자음을 발음할 때 '—(으)' 소리는 실제로 들어있는 것이 아니므로 없는 것처럼 짧게 발음합니다.

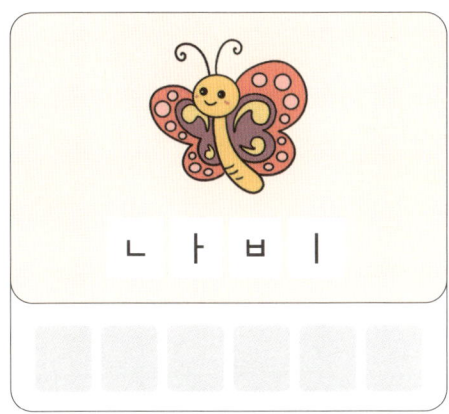

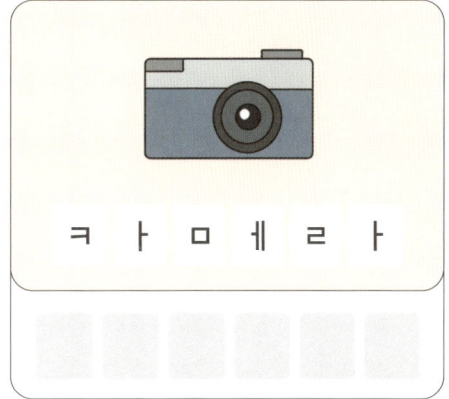

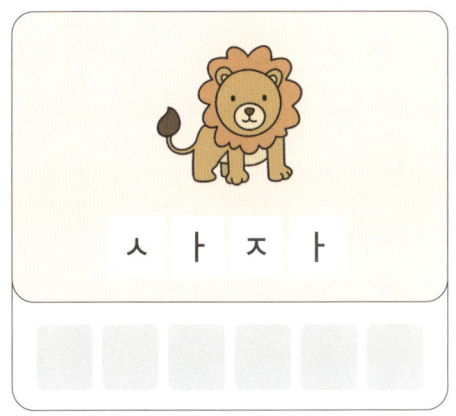

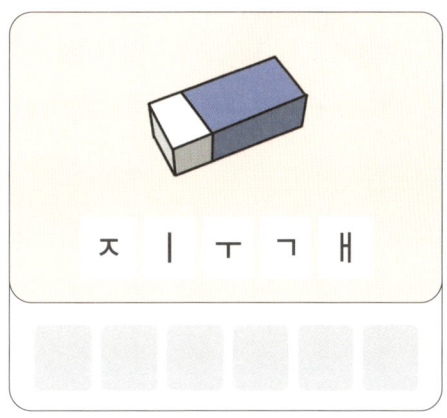

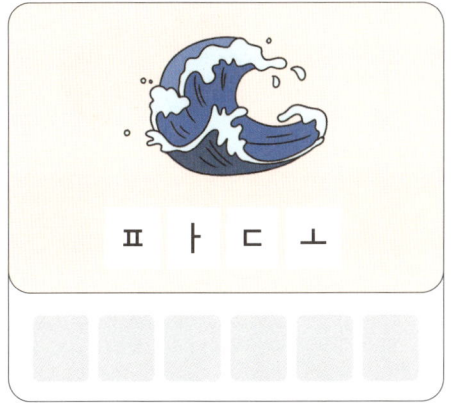

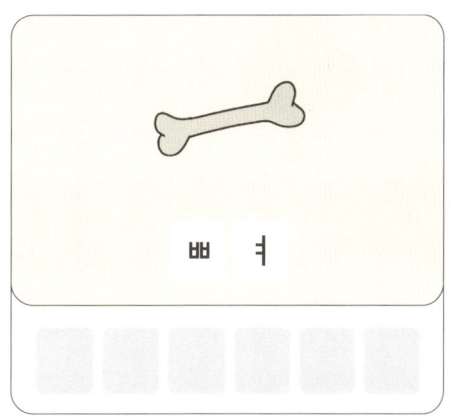

소리 수 세기

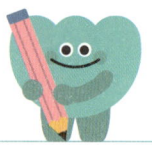

어떤 그림인지 말해보고 소리가 몇 개 들어있는지 세어봅시다.

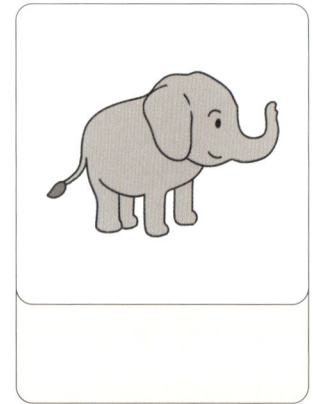
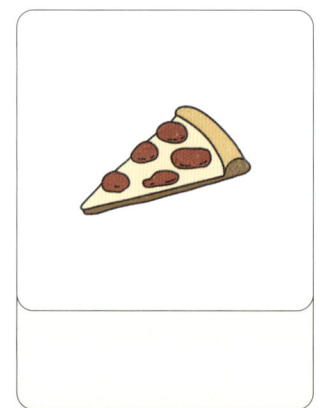

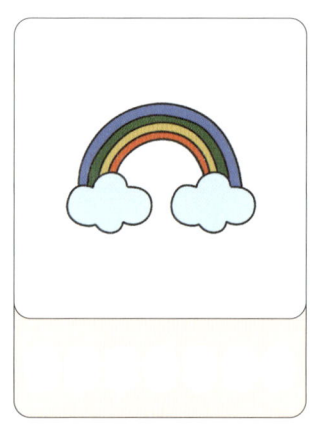
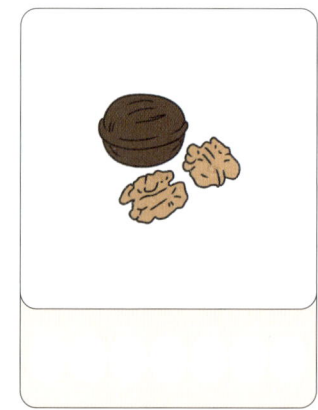
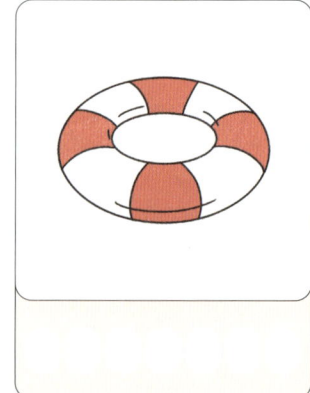
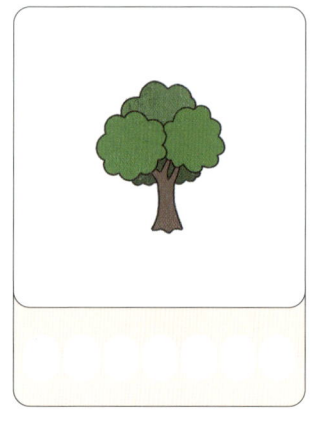
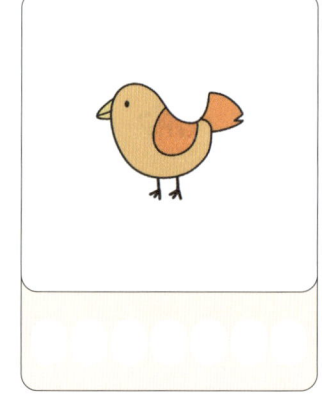
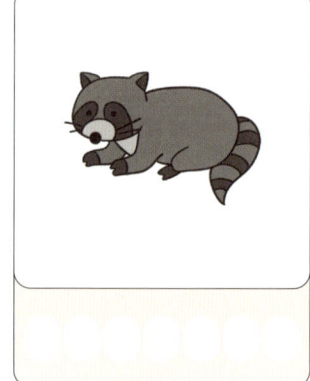

소리 수 세기

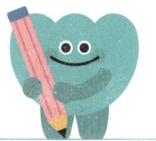

어떤 그림인지 말해보고 **소리가 몇 개 들어있는지** 세어봅시다.

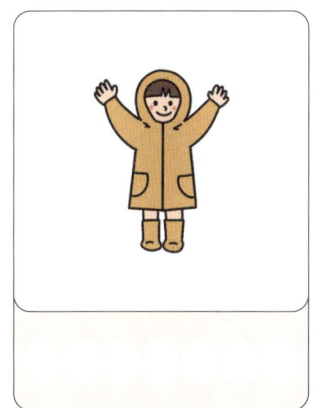 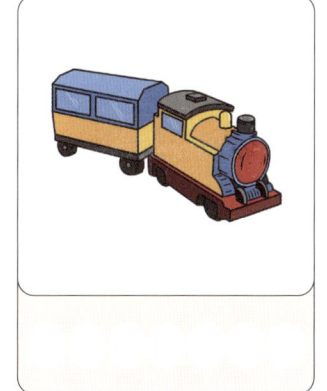 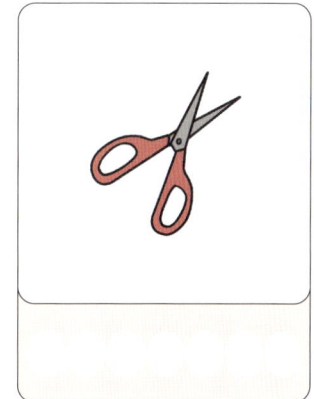

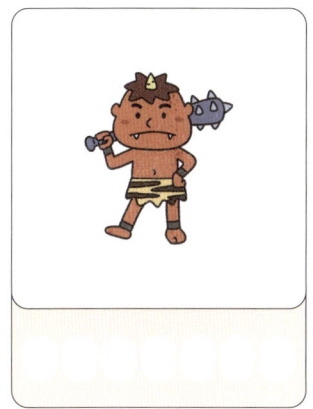 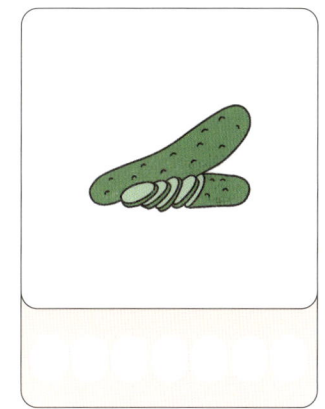 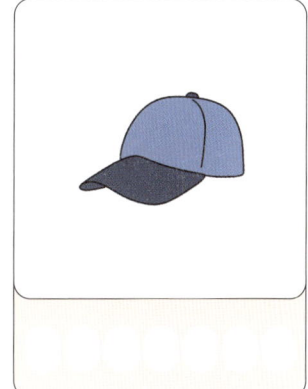

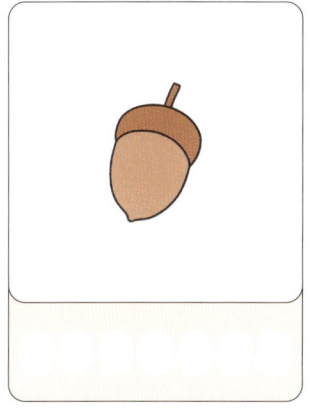 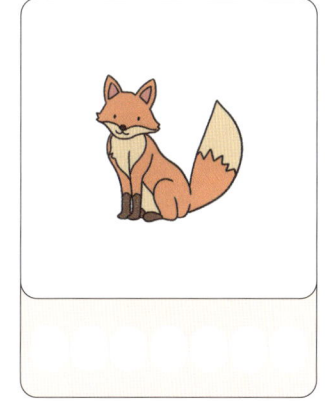 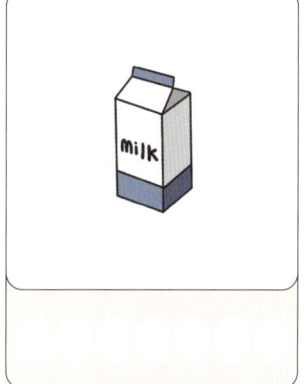

소리 수 세기

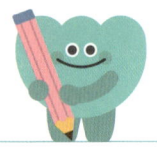

어떤 그림인지 말해보고 소리가 몇 개 들어있는지 세어봅시다.

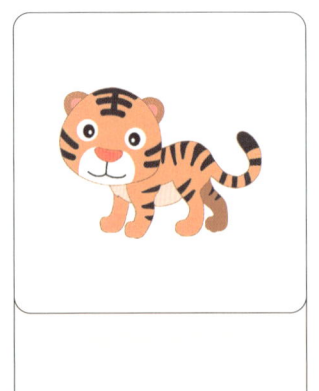 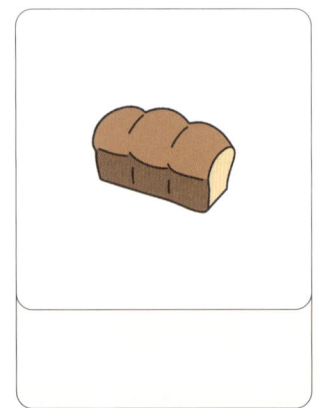 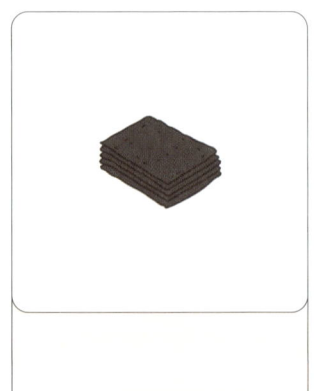

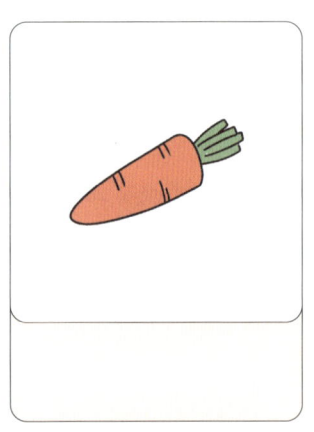 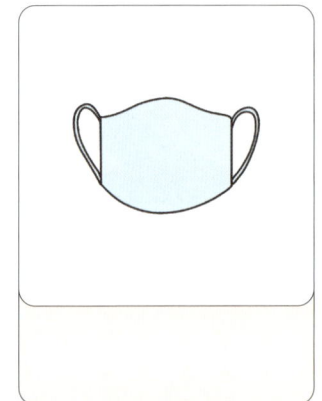 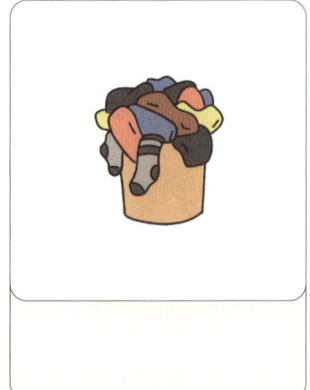

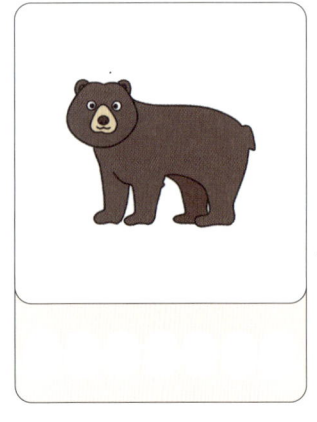 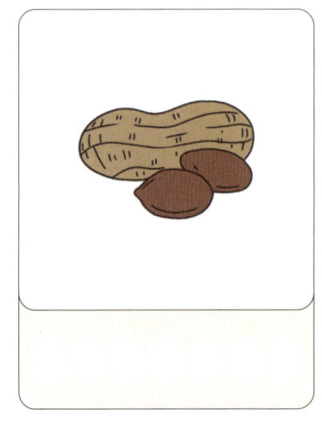 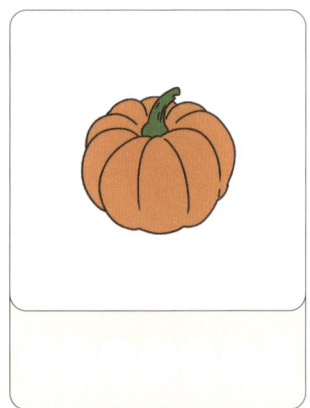

소리 수 세기

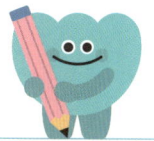

어떤 그림인지 말해보고 소리가 몇 개 들어있는지 세어봅시다.

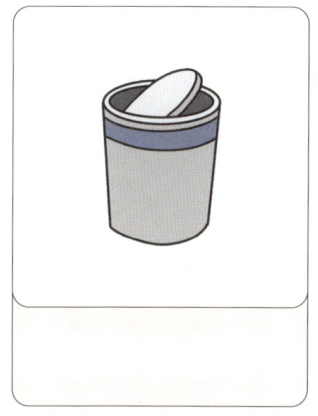 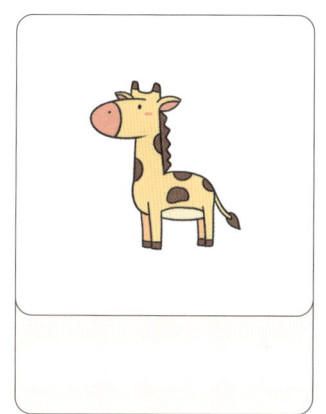 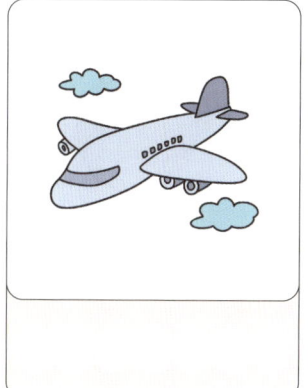

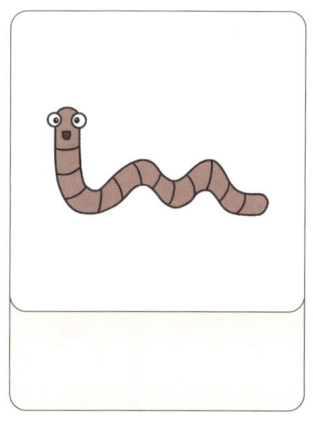 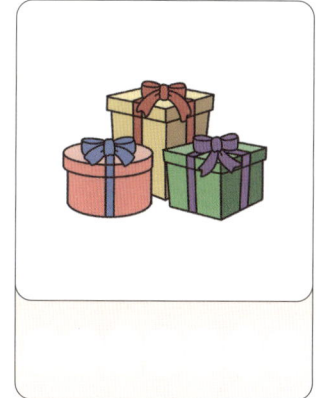 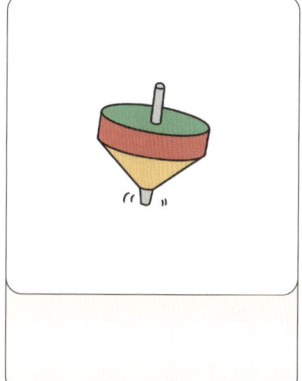

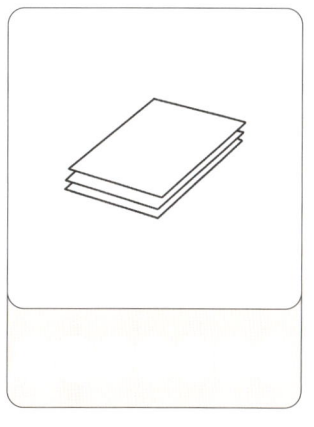 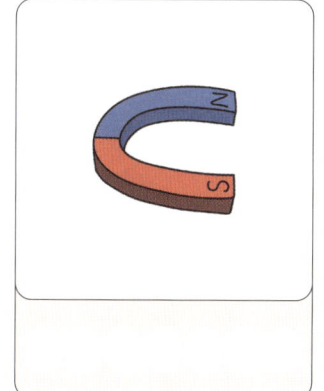 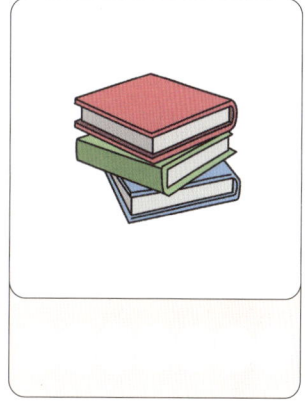

소리 수 세기

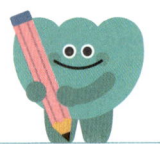

아래 그림 중에서 소리가 3개인 것을 모두 골라서 동그라미 해보세요.

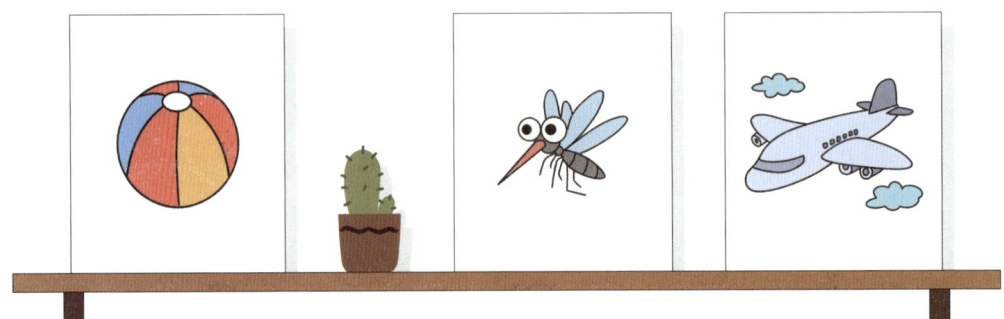

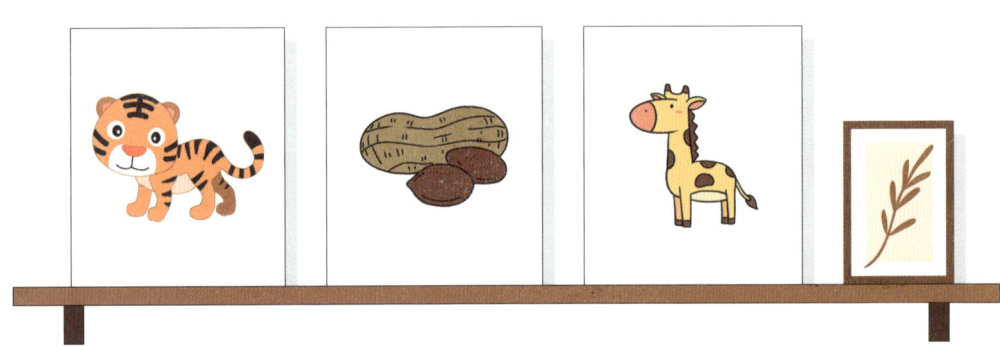

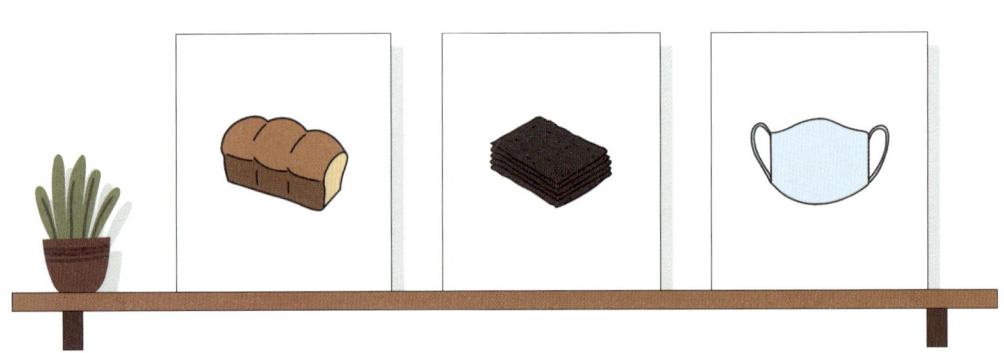

소리 수 세기

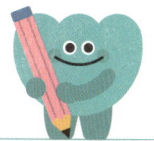

아래 그림 중에서 **소리가 4개인** 것만 카트에 담아주세요!

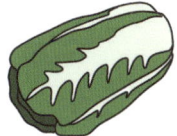 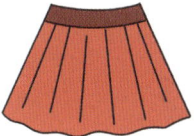 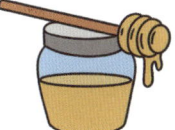 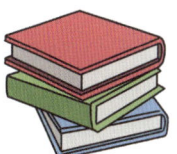

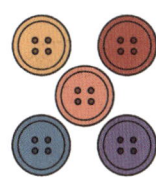 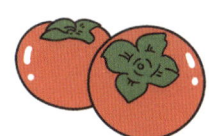 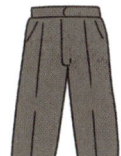 

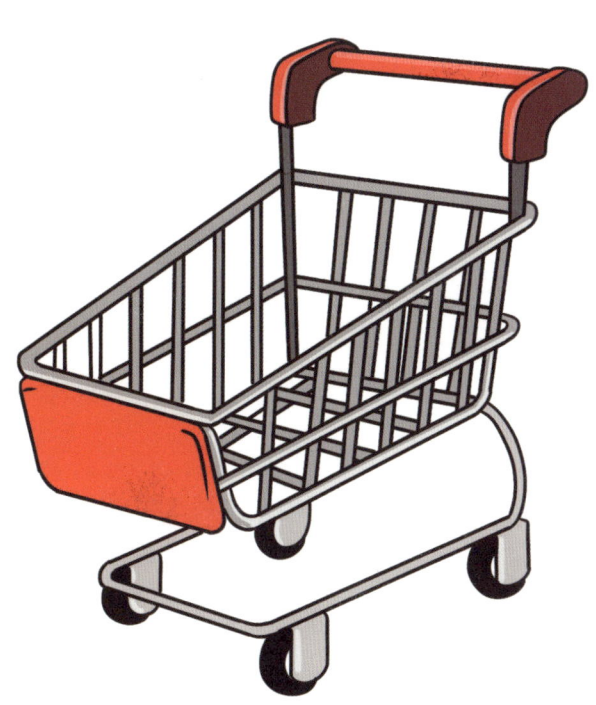

소리 수 세기

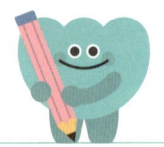

아래 그림 중에서 보기에 있는 그림보다 소리 개수가 많은 것들을
모두 찾아서 동그라미 해보세요.

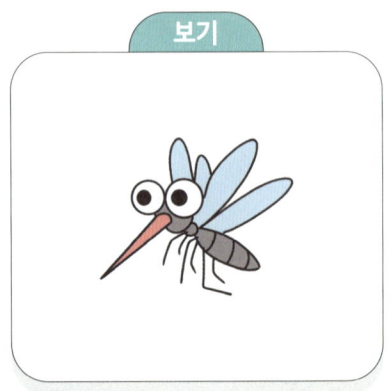

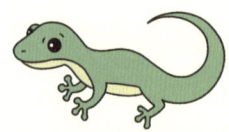   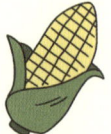

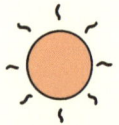 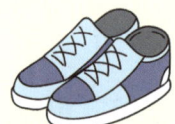 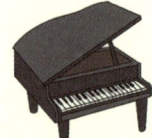 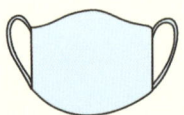

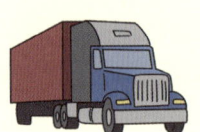 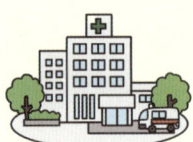 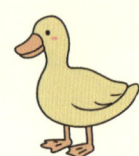 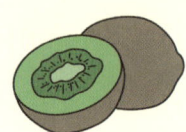

소리 수 세기

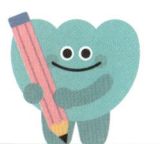

아래 그림 중에서 보기에 있는 그림보다 소리 개수가 적은 것들을 모두 찾아서 동그라미 해보세요.

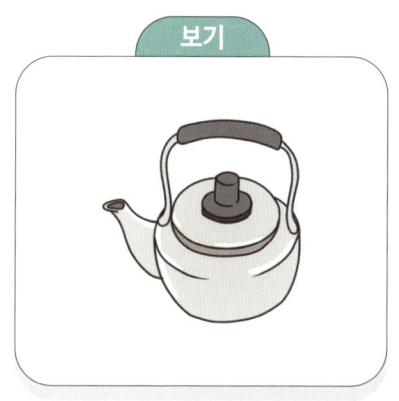

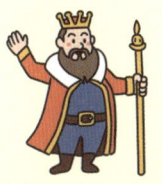 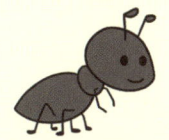 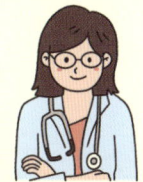 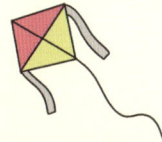

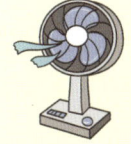 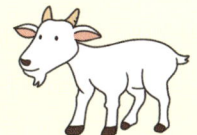 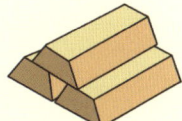 

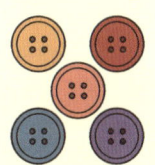 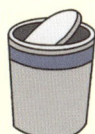  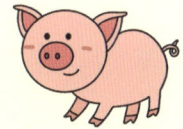

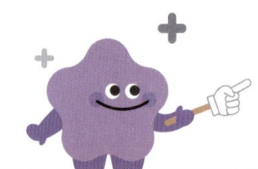

소리 더하기

1 **챕터2 학습 전)** 아이에게 소리를 하나씩 불러줍니다. 초성 자음은 '—(으)' 모음이 없는 것처럼 짧게 발음합니다. 그다음 소리들을 더하면 어떤 단어가 완성되는지 말해보게 합니다. 그리고 완성된 소리가 나타내는 그림을 선으로 이어봅니다.

예시 느-아-브-이(ㄴ+ㅏ+ㅂ+ㅣ)를 더하면 어떤 단어가 나타날까?

2 **챕터2 학습 후)** 손으로 선을 따라가며 하나씩 소리를 읽습니다.
그리고 읽은 소리를 모두 더했을 때 어떤 소리가 완성되는지 그림에서 찾습니다.

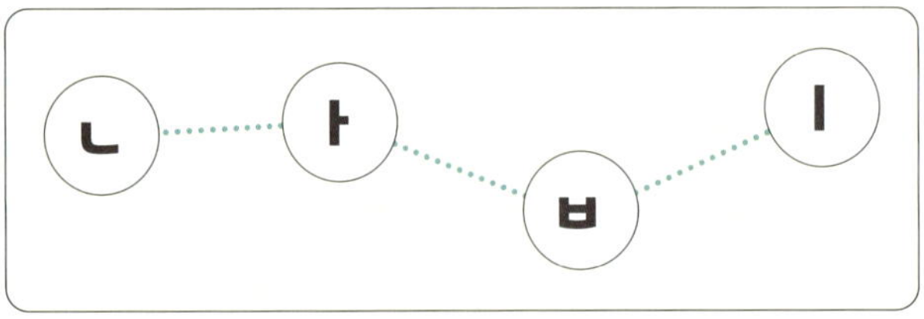

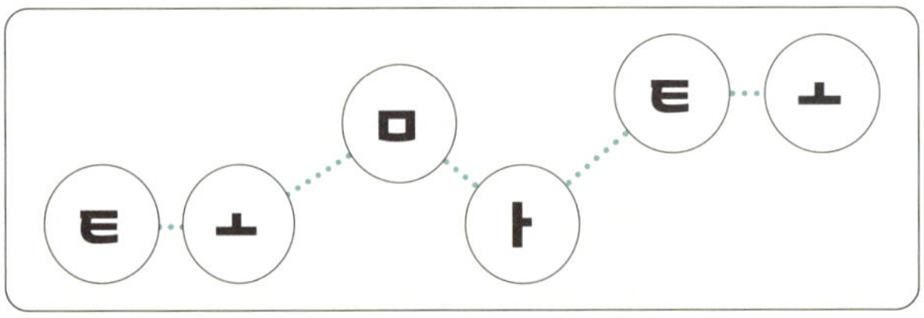

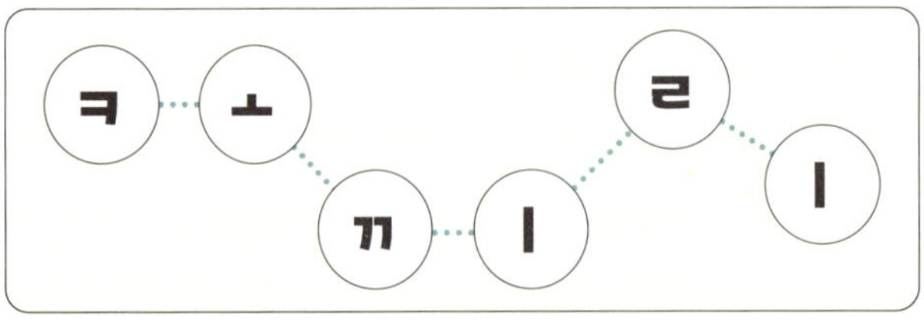

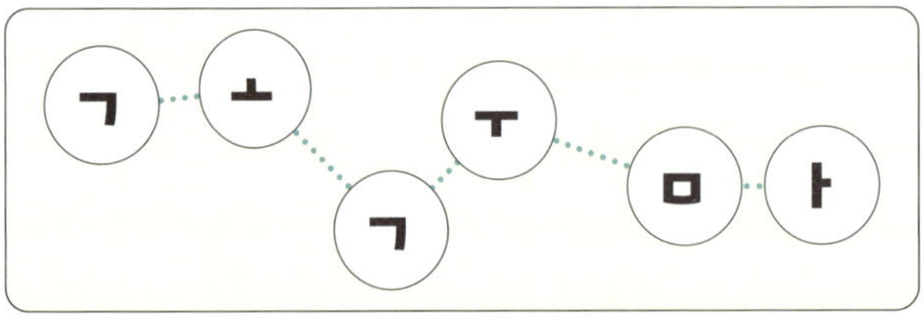

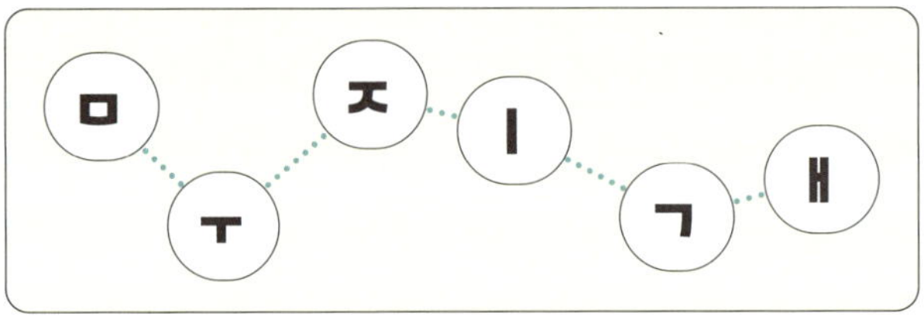

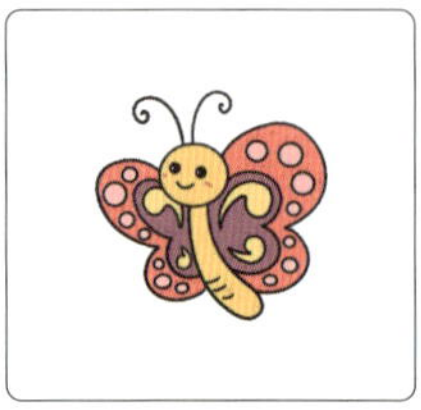

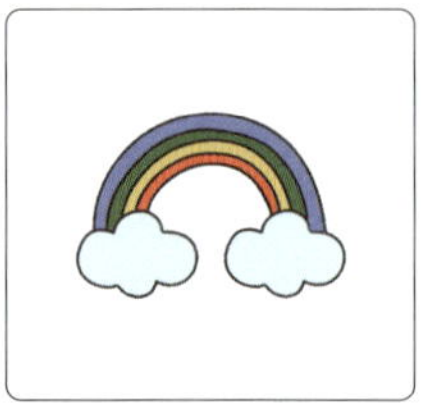

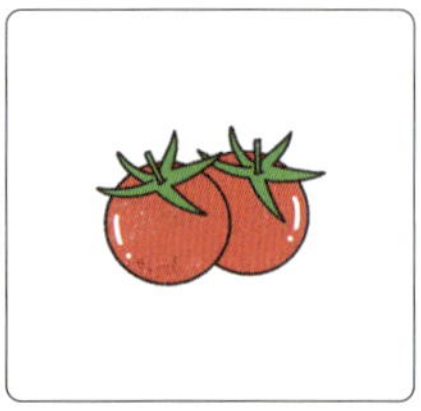

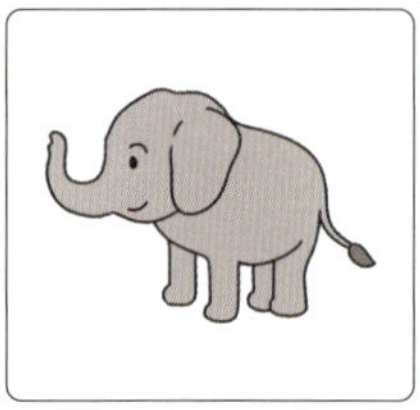

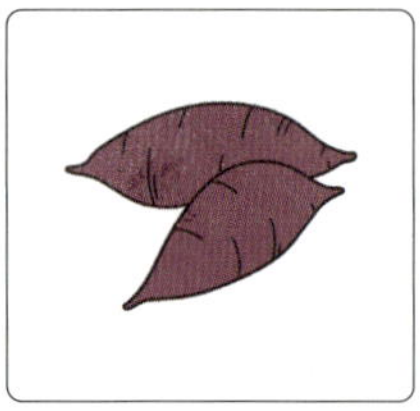

소리 더하기

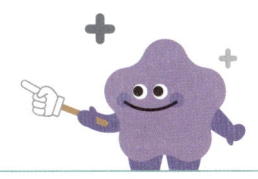

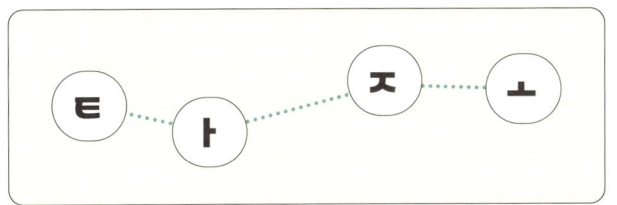 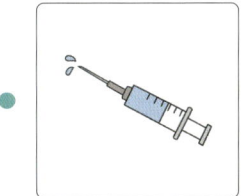

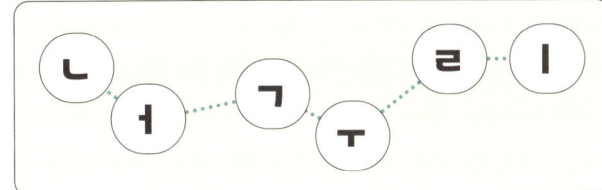 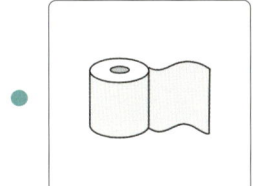

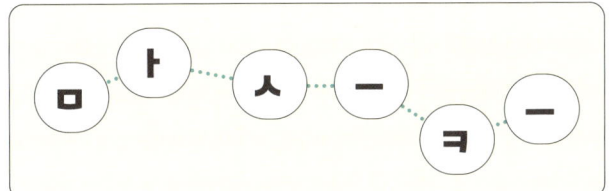 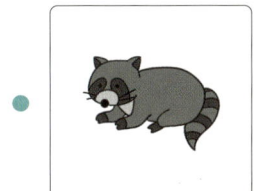

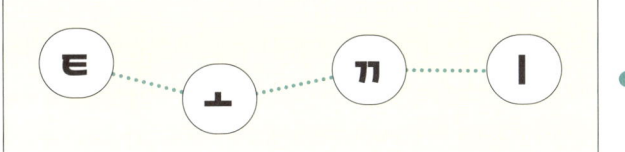 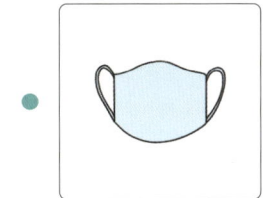

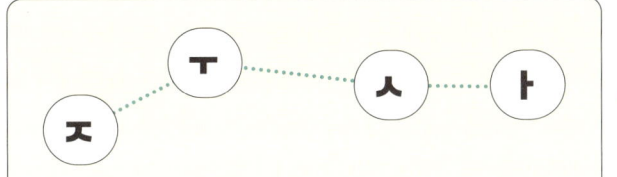 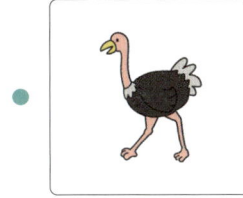

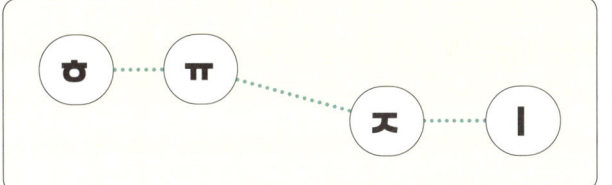 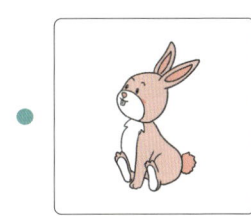

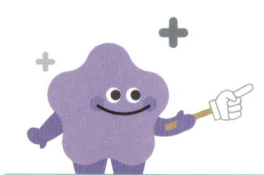

소리 더하기

ㄲ ㅗ ㄹ ㅣ

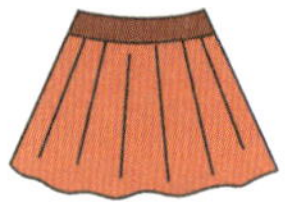

ㅊ ㅣ ㅁ ㅏ

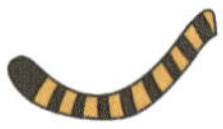

ㄹ ㅣ ㅋ ㅗ ㄷ ㅓ

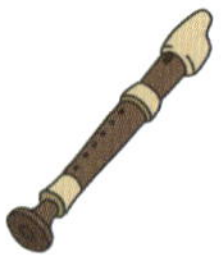

ㅅ ㅣ ㅅ ㅗ

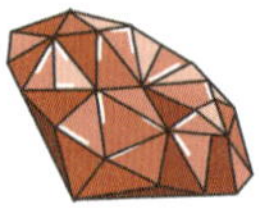

ㄷ ㅗ ㄲ ㅣ

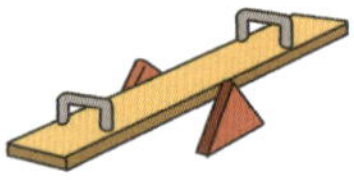

ㄹ ㅜ ㅂ ㅣ

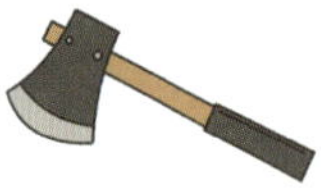

소리 더하기

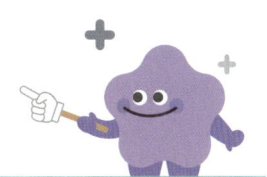

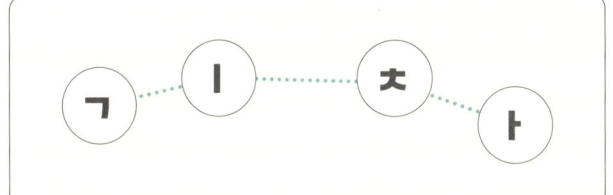 • •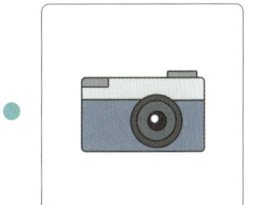

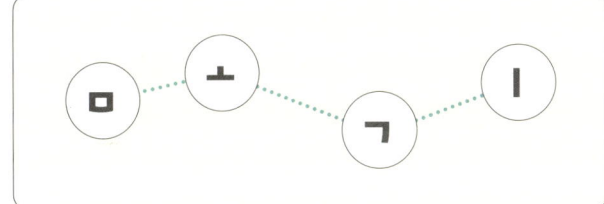 • •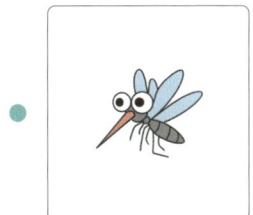

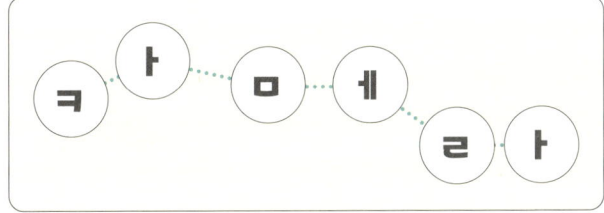 • •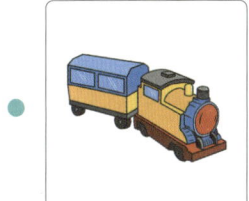

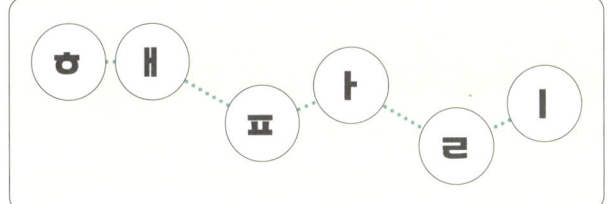 • •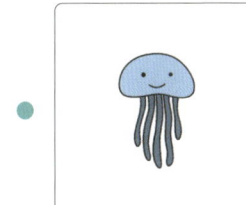

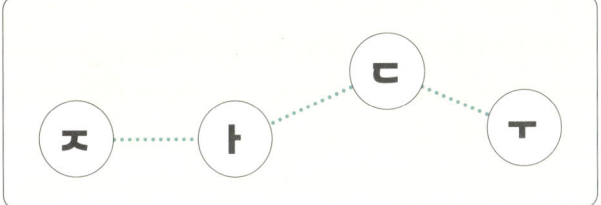 • •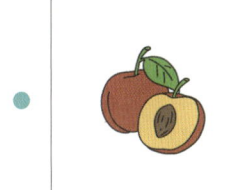

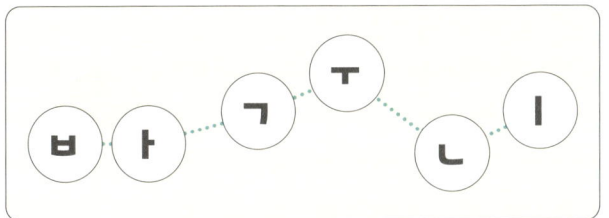 • •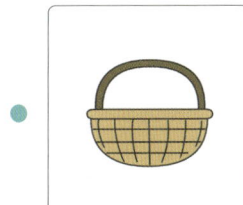

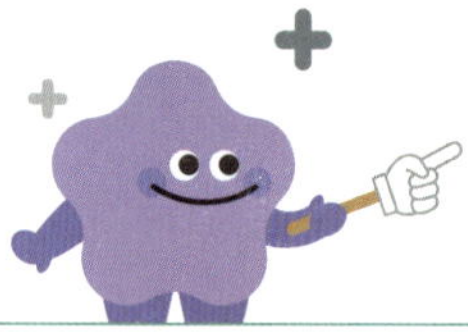

소리 더하기

ㄱ - ㅏ - ㅁ - ㅣ

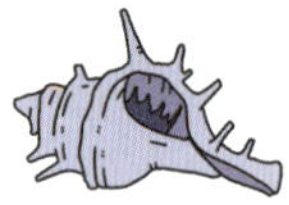

ㅍ - ㅏ - ㄹ - ㅣ

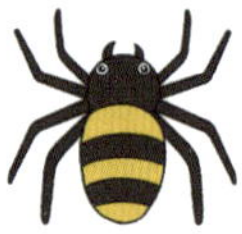

ㅅ - ㅗ - ㄹ - ㅏ

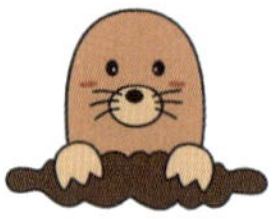

ㄷ - ㅜ - ㄷ - ㅓ - ㅈ - ㅣ

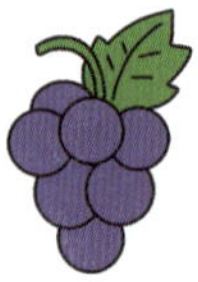

ㅍ - ㅗ - ㄷ - ㅗ

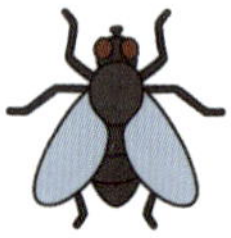

ㅋ - ㅜ - ㅋ - ㅣ

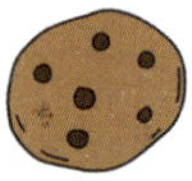

소리 나누기

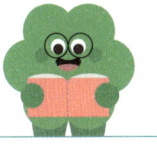

1. **챕터2 학습 전)** 아이에게 단어를 들려준 뒤, 단어 안에 있는 소리들을 다 나누어서 말해보게 합니다. 초성 자음은 '—(으)' 모음이 없는 것처럼 짧게 발음합니다.

   > **예시** '나비' 안에는 어떤 소리가 있을까? 하나씩 나눠보자. (느-아-브-이)

   아동이 어려워할 경우, 동그라미 수만큼 소리가 들어있다고 알려줍니다.

2. **챕터2 학습 후)** 아이에게 단어를 들려준 뒤, 단어 안에 있는 소리들을 다 나누어서 말해보게 합니다. 그리고 해당 소리들을 빈칸에 하나씩 적어봅니다.

예시 나비 — ㄴ - ㅏ - ㅂ - ㅣ

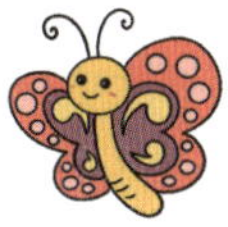

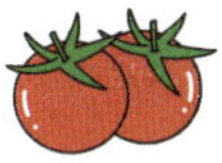

토마토

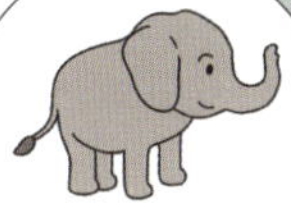

코끼리

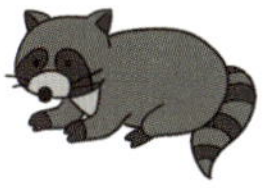

너구리

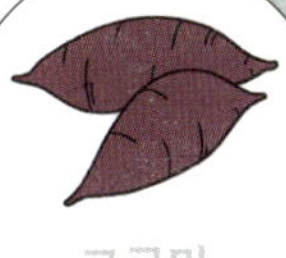

고구마

소리 나누기

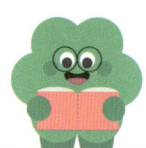

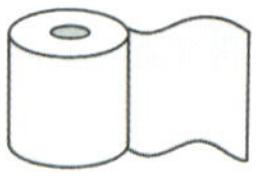

- 휴지
- 주사 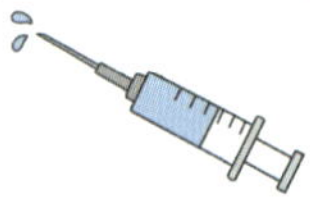
- 바지 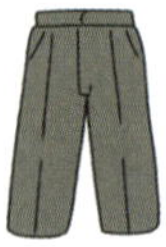
- 마스크 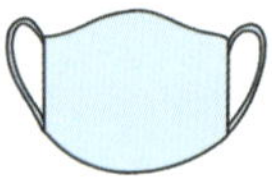
- 무지개 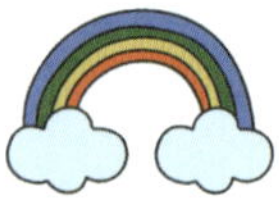
- 타조

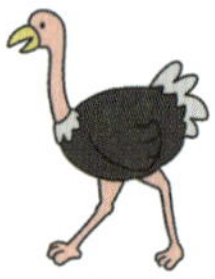

소리 나누기

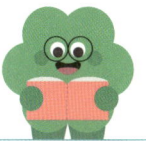

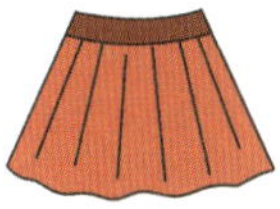

치마

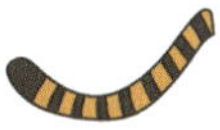

꼬리

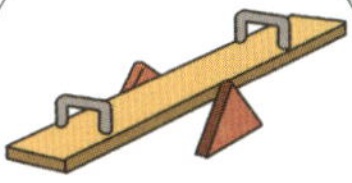

시소

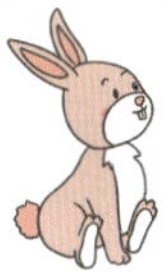

토끼

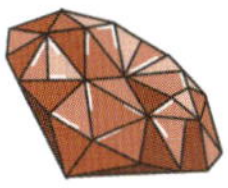

루비

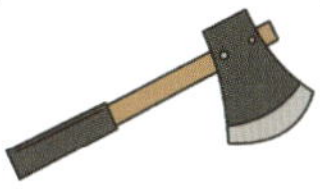

도끼

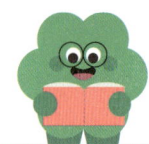

소리 나누기

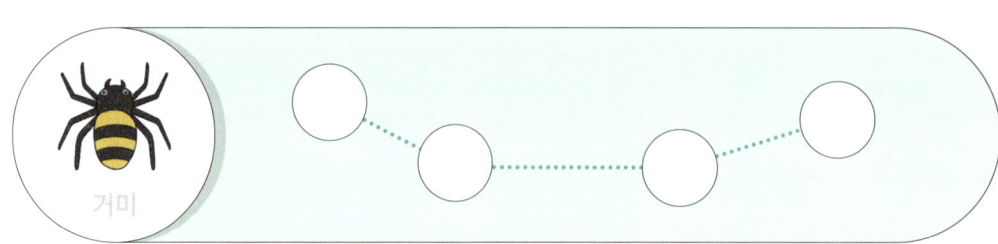
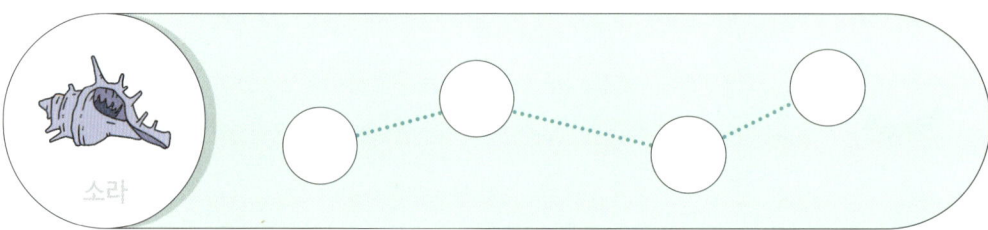
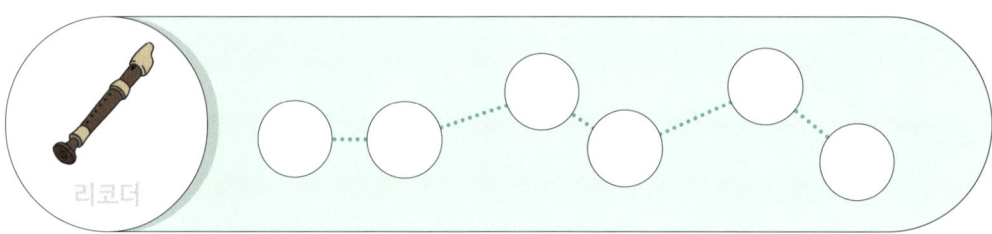
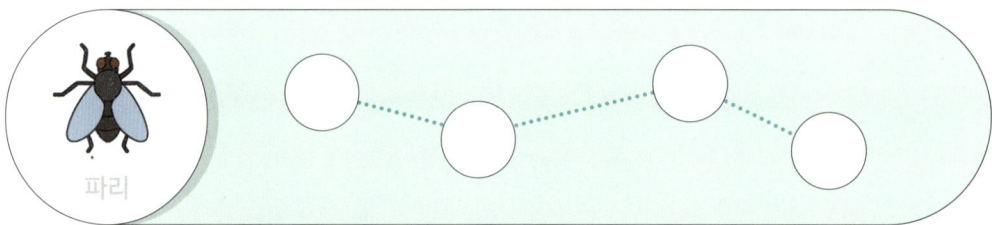
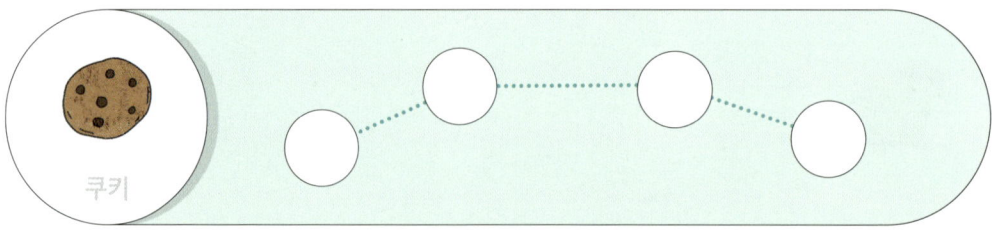
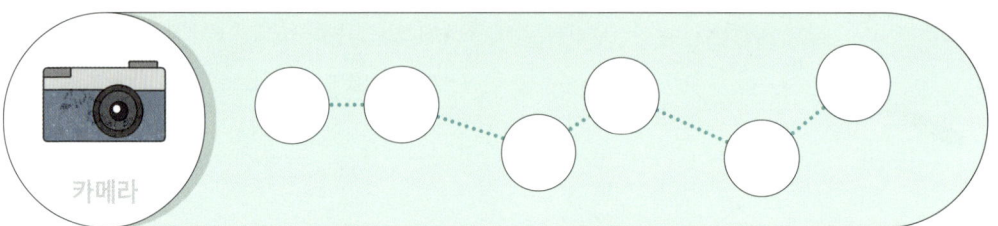

소리 나누기

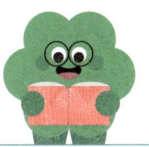
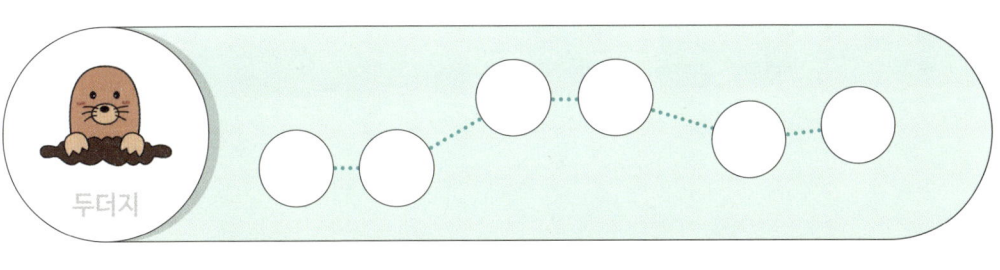
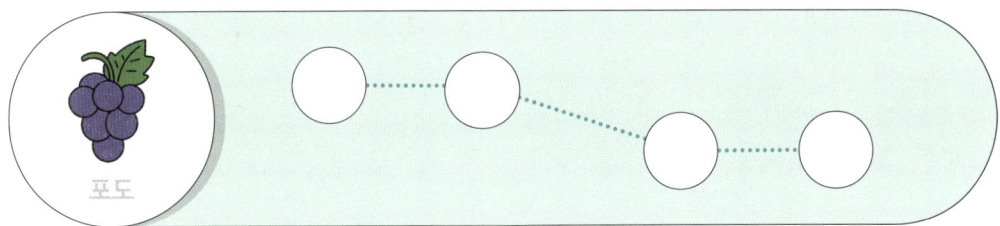
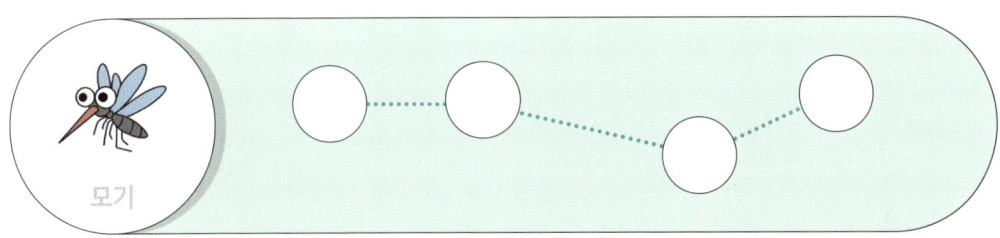
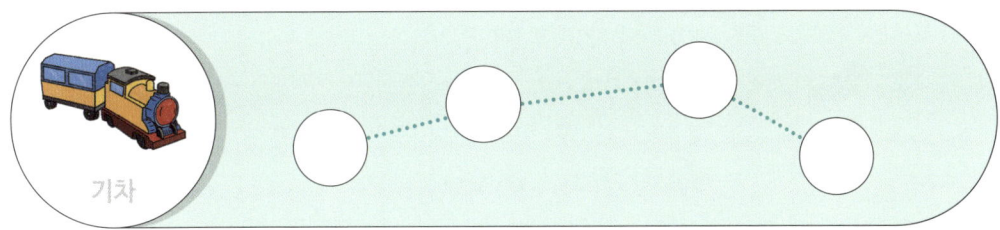
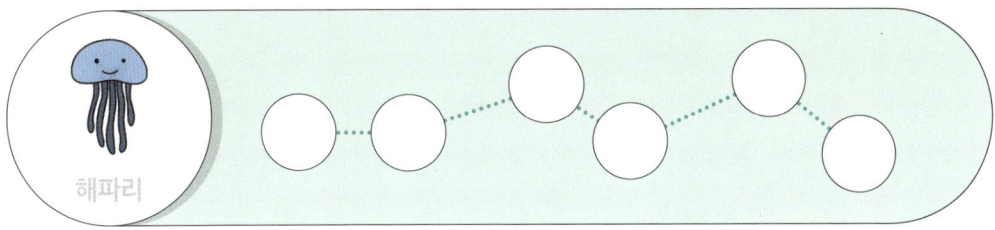
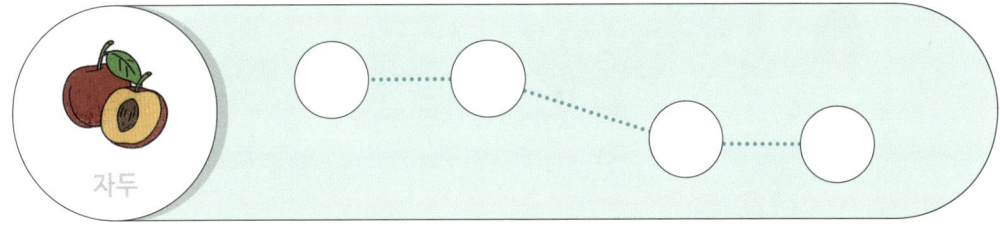

Chapter 1
카드 활용 방법

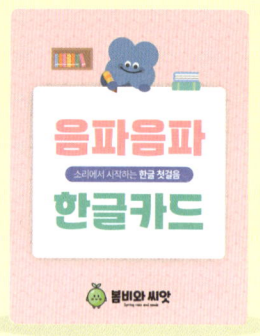

1. 사용 카드 목록
모든 그림 카드 사용 가능

2. 카드 활용 방법

1) 글자 수 세기 (14~16p)

아동에게 그림 카드를 보여주고 어떤 그림인지 물어봅니다. 그리고 몇 글자로 이루어져 있는지 이야기 나눕니다. 아동이 어려워할 경우, 한 글자씩 띄어서 들려줍니다.

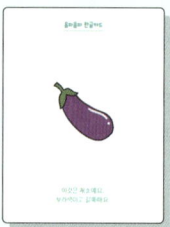

예시
교수자) 이 그림은 뭐야?
학습자) 가지!
교수자) '가지'는 몇 글자로 이루어져 있을까?
학습자) 가! 지! 2글자예요.

2) 소리 수 세기 (31~39p)

아동에게 그림 카드를 보여주고 어떤 그림인지 물어봅니다. 그리고 소리가 몇 개로 이루어졌는지 이야기 나눕니다. 아동이 어려워할 경우, 소리를 하나씩 늘여서 들려줍니다.

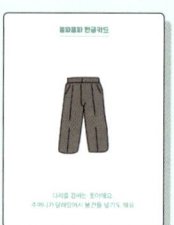

예시
"이 그림은 뭐야? (바지!) 그럼 이건 소리가 몇 개로 이루어진 단어인지 말해보자.
어려우면 소리를 조금 늘여서 들려줄게. 잘 들어봐.
브~아~즈~이 소리는 모두 몇 개일까?"

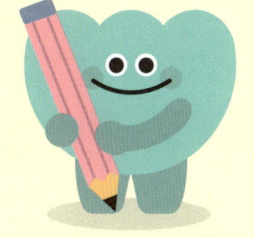
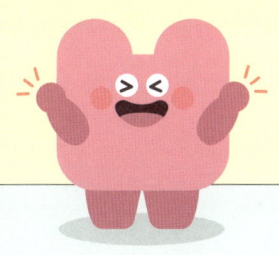

3) 소리 더하기 (40~44p)

그림 카드를 한 장 들고 선생님만 그림을 봅니다. 해당 단어의 소리를 하나씩 들려줍니다. 해당 소리를 모두 더하면 어떤 단어가 완성되는지 물어봅니다. 아동이 답을 말하면 그림 카드를 함께 확인합니다.

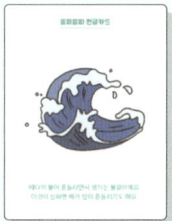

예시

"자, 그림은 선생님만 볼게! 그리고 어떤 단어인지 찾아볼 거야.
선생님이 불러주는 소리를 다 더하면 어떤 단어가 나올까?
프~아~드~오! 자, 소리를 더하면 어떤 단어가 나와?"

4) 소리 나누기 (45~49p)

아동에게 그림 카드를 보여주고 어떤 그림인지 물어봅니다. 단어를 함께 이야기한 뒤, 소리를 나누어봅니다. 아동이 어려워할 경우, 소리가 몇 개인지 힌트를 줄 수 있습니다.

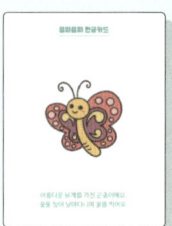

예시

"자, 이 그림은 뭐야? (나비!) 그럼 우리 '나비' 안에 어떤 소리들이 들어있는지 하나씩 나눠보자."

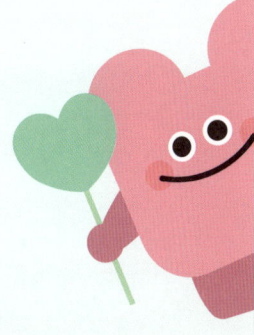

전문가와 함께하는 음운인식 파닉스 **음파음파 한글**

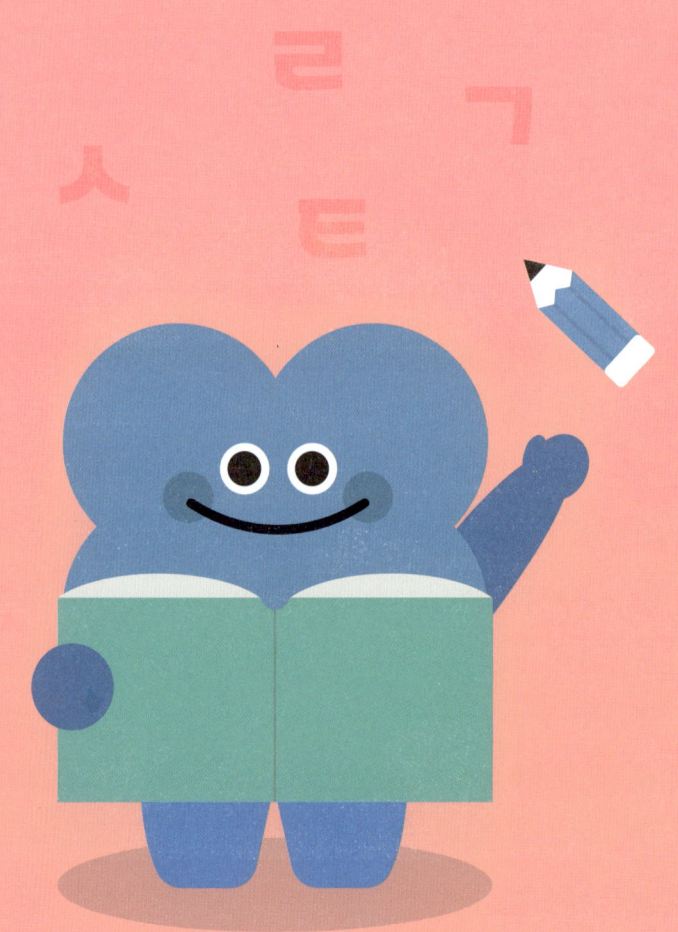

Chapter 2.
글자와 소리를 배워요

ㄱ ㅅ ㄹ ㅌ

학습낱말	
ㄱ	가방, 가위, 가지, 거미, 고구마, 고슴도치, 고추, 곰, 공주, 그네, 기린, 김
ㅅ	사과, 사다리, 사자, 사탕, 새, 새우, 소라, 손, 수건, 수박, 수영, 스키, 시계, 시소
ㄹ	라면, 레몬, 로보트, 로케트, 루돌프, 루비, 리본, 리코더
ㅌ	타조, 태권도, 테이프, 토끼, 토마토, 토스트, 튜브, 트로피

활동 방법 및 유의사항

1) 소리를 배워요
글자의 모양과 소리를 익히는 단계입니다. 제시된 그림들의 이름을 말해보며 어디에 목표 소리가 들어있는지 찾아봅니다. 그리고 숨은그림찾기, 'ㄱ(그)' 소리 들어간 그림 찾기 등의 활동을 통해 목표 소리를 학습합니다.

2) 소리를 확인해요
들려주는 낱말을 듣고 **목표 소리가 있으면 O, 없으면 X 표시**합니다.

3) 소리를 구별해요
들려주는 두 개의 낱말을 듣고, **첫소리가 같으면 O, 다르면 X에 표시합니다.**
> 예시 "선생님이 들려주는 낱말을 잘 듣고 **시작 소리가 같으면 O, 다르면 X에 표시해 줘.**
> '가방 – 공주'의 첫소리가 같아?, 달라?"

4) 다른 소리를 찾아요
들려주는 낱말을 듣고 다른 소리로 시작하는 그림을 찾아봅니다.
> 예시 "선생님이 들려주는 낱말을 듣고, **다른 소리로 시작하는 그림을 찾아서 동그라미 해줘.**
> 그리고 시작하는 소리의 글자를 적어줘. '구름 – 가방 – 레몬' 중 첫소리가 다른 하나는 뭐야?"

5) 쓰기 연습을 해요
들려주는 낱말을 듣고, **첫소리를 분리해 낸 뒤, 적어봅니다.**
> 예시 "선생님이 들려주는 낱말을 듣고 방금 배운 소리가 어디 있는지 찾아서 **엘코닌 상자에 적어보자.**"

6) 같은 소리와 글자를 연결해요
소리와 글자를 연결하는 과정을 통해 학습을 마무리합니다.

사전 활동 (도입)

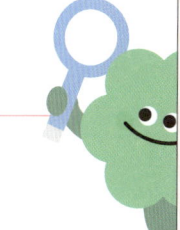

선생님이 같은 소리로 시작하는 단어 두 개를 들려줄 거예요.
잘 듣고 어떤 소리로 시작하는지 아래 박스에서 골라볼까요?

예시 "기린, 거미는 'ㅎ(흐)'로 시작할까 'ㄱ(그)'로 시작할까?"

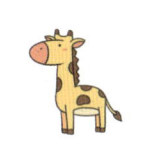   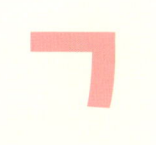

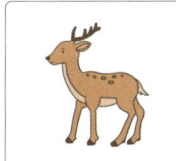 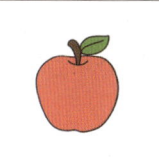  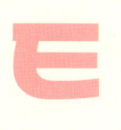

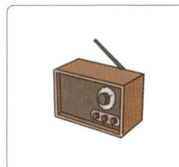 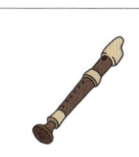 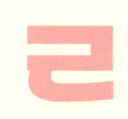 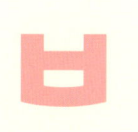

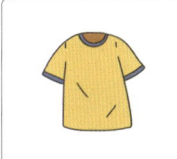 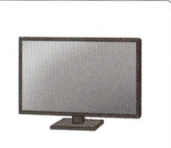 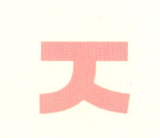 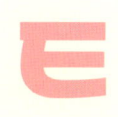

단어	정/오 반응 체크 (O/X)
기린 - 거미	
사슴 - 사과	
라디오 - 리코더	
티셔츠 - 티비	

ㄱ 기역 소리

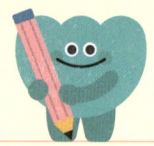

짧은 이야기를 듣고 오늘 배울 글자가 어떤 글자인지,
어떤 소리를 가졌는지 이야기 나눠볼까요?

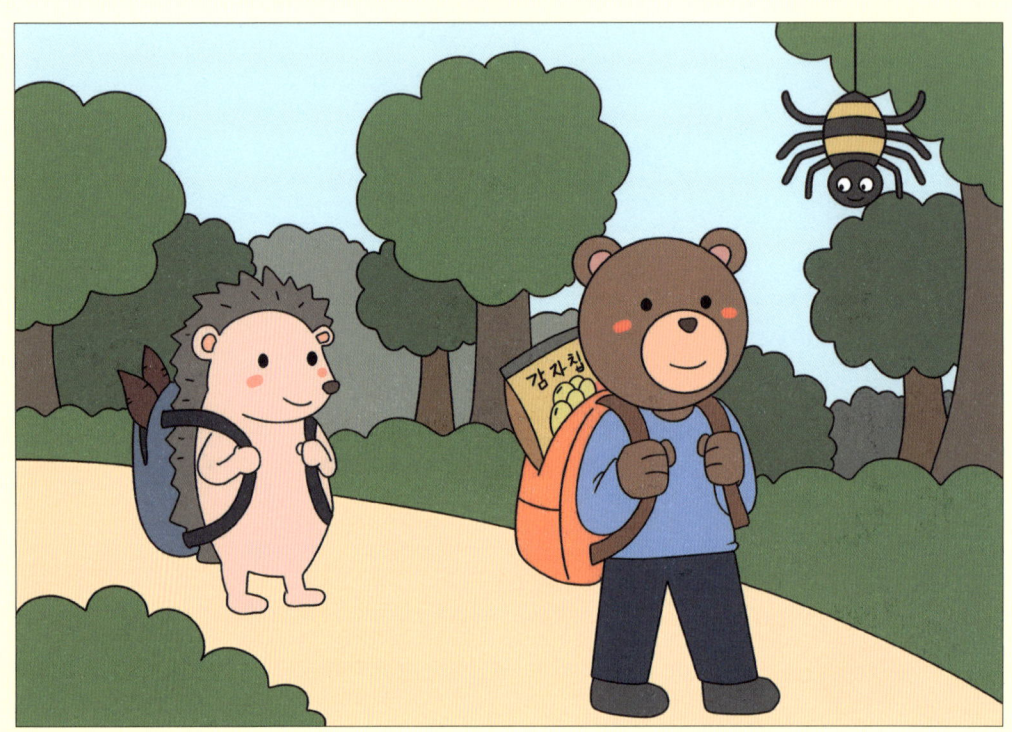

고슴도치와 **곰**이 소풍을 가요.
고슴도치는 **가방**에 **고구마**를 넣었어요.
곰은 **과자**를 넣었어요.
거미도 **곰**이랑 **고슴도치**랑 같이 소풍을 가요.

아동에게 이야기를 들려줄 때, 분홍색으로 표시된 글자는 강조해서 들려주세요.
띄어읽기, 억양을 높이기, 늘이기 무엇이든 좋습니다.

아동이 목표 소리를 잘 찾았다면,
우리 주변에 같은 소리를 가진 낱말이 무엇이 있는지 이야기 나눠볼까요?

ㄱ 기역 소리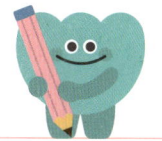

아래 선반에 있는 물건들 중, 'ㄱ' 소리를 가진 물건만 바구니에 들어갈 수 있어요. 'ㄱ' 소리를 가진 물건들만 찾아 O 해주세요!

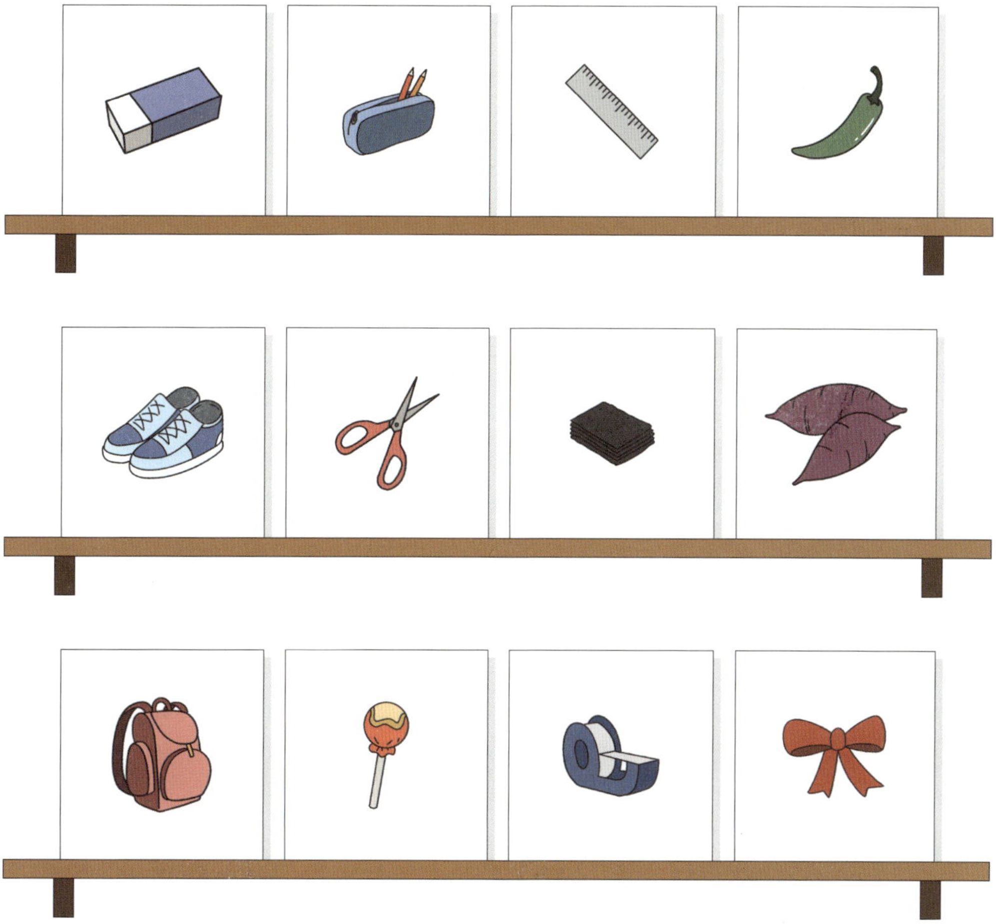

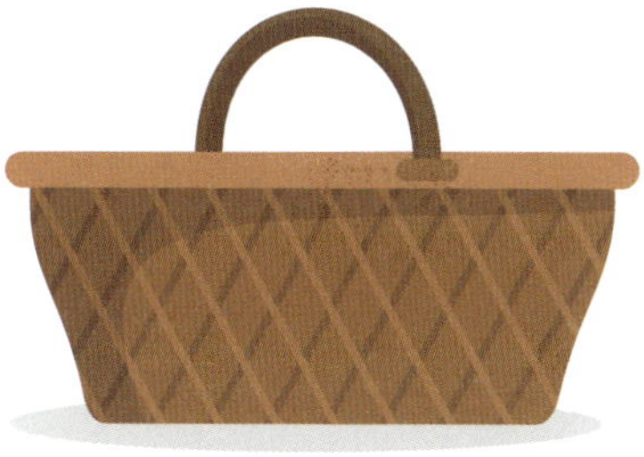

아동이 낱말을 모르거나 발음하지 못한다면 들려주세요.
이때, **'ㄱ(그)' 소리를 강조해서** 들려주시고 **'ㅡ(으)' 소리는 숨어있는 것처럼 짧게** 들려주시면 됩니다.

ㄱ 소리를 배워요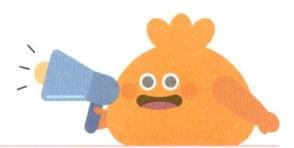

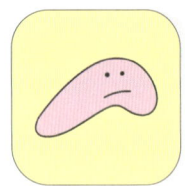
'ㄱ(기역)'은 혀의 뒷부분을 뒤쪽 입천장에 붙였다 떼면서 만드는 소리예요. 이때 'ㅡ(으)' 소리는 없다고 생각하고 짧게 '그!' '그!' 소리를 만들어보세요. 그리고 아래 그림의 이름을 말하면서 'ㄱ(그)' 소리를 찾아봐요.

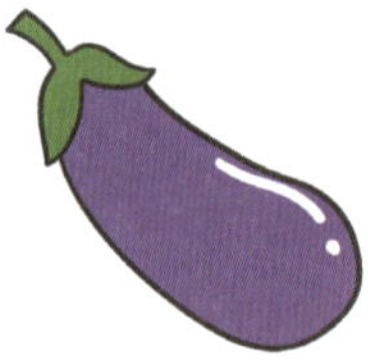

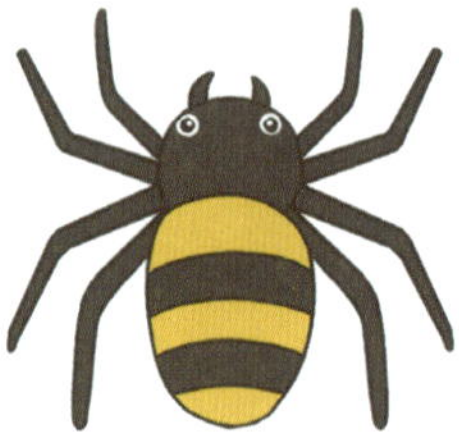

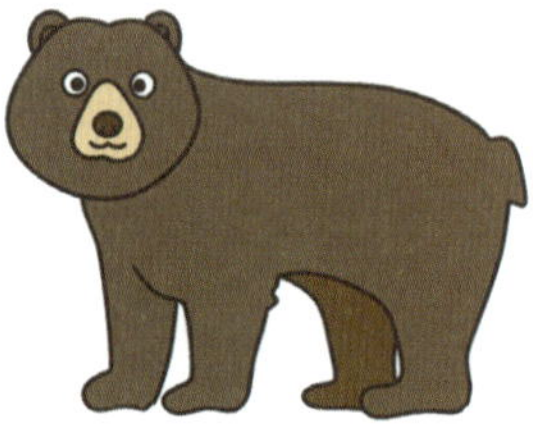

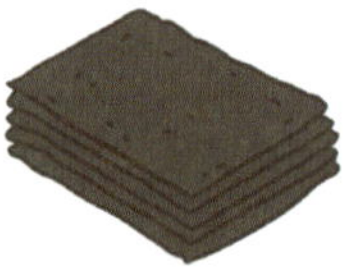

아동이 낱말을 모르거나 발음하지 못한다면 들려주세요.
이때, 'ㄱ(그)' 소리를 강조해서 들려주시고 'ㅡ(으)' 소리는 숨어있는 것처럼 짧게 들려주시면 됩니다.

ㄱ 소리를 확인해요

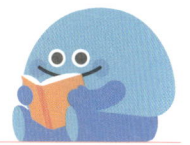

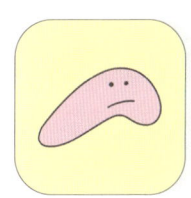 들려주는 낱말을 듣고, 방금 배운 'ㄱ(그)' 소리가 들리면 O, 들리지 않으면 X 표시해요.

 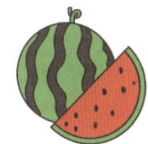 

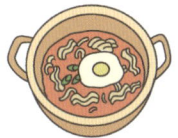 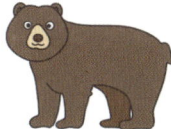 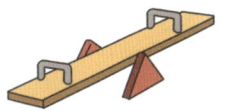

 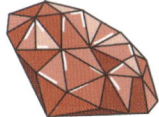 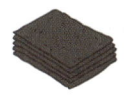

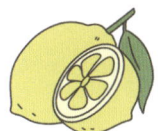  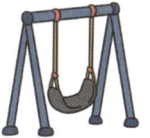

쓰기 연습을 해요

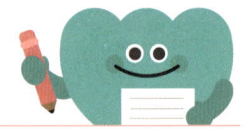

아동과 함께 'ㄱ(그)' 소리를 내며 글자를 써 봅시다.
이때 'ㅡ(으)' 소리는 없는 것처럼 짧게 발음해 주세요.

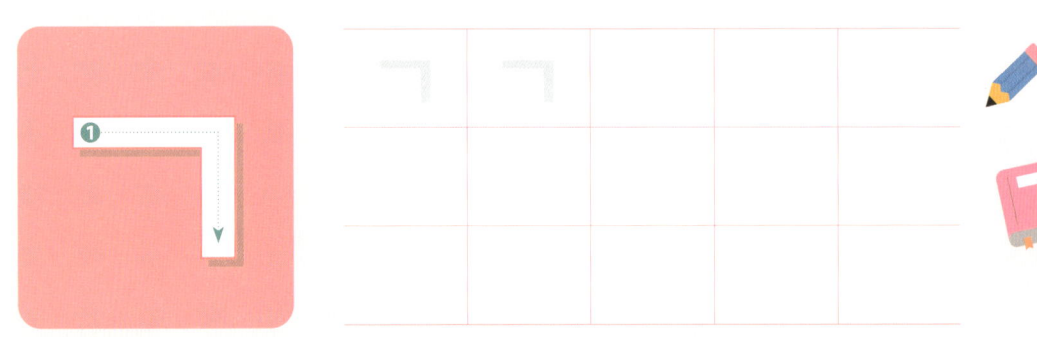

그림을 보고 이름을 말해 본 다음, 빠진 'ㄱ' 글자를 써서 낱말을 완성해 주세요.

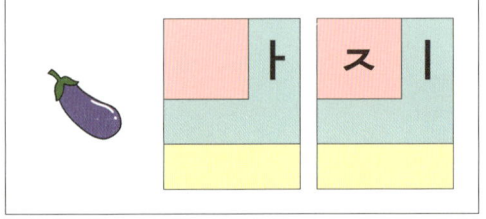
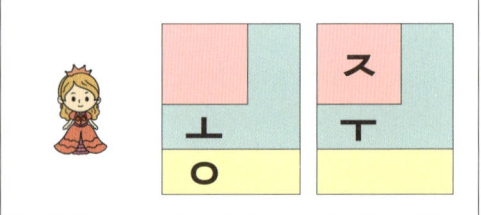
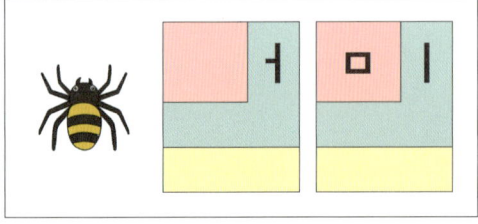
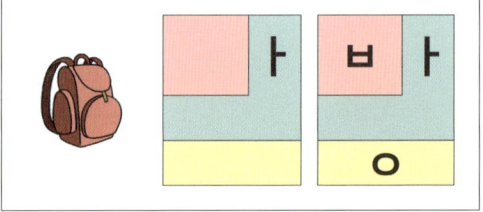
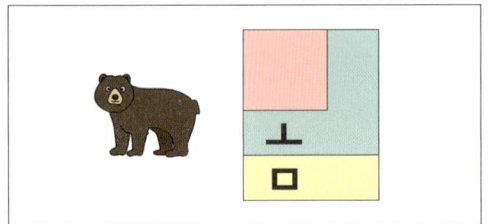
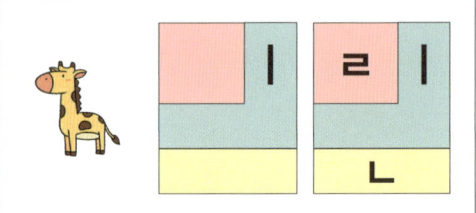

쓰기 연습을 해요

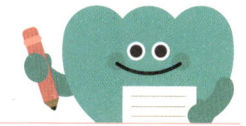

그림을 보고 이름을 말해 본 다음, 빠진 'ㄱ' 글자를 써서 낱말을 완성해 주세요.

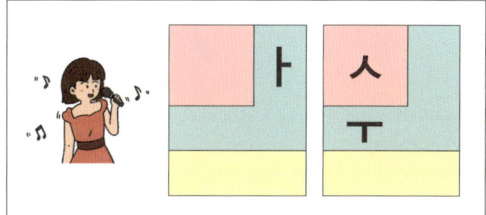
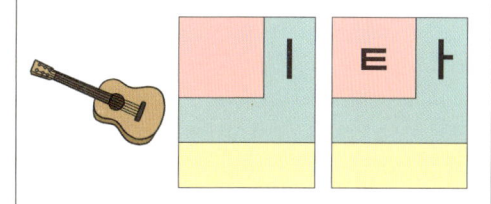
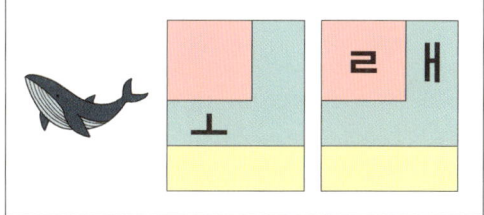
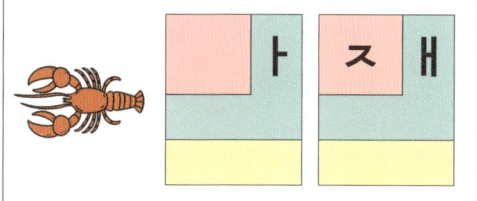
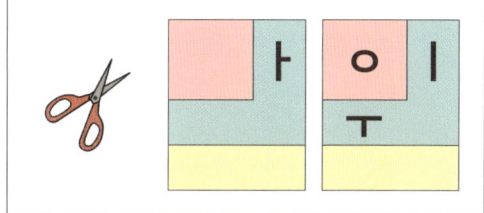
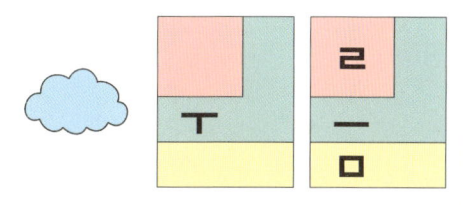
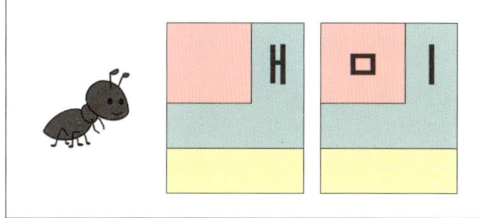
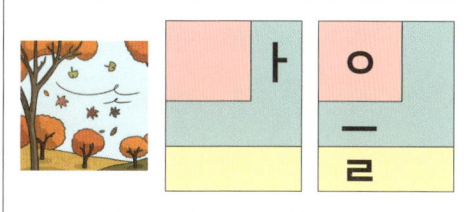
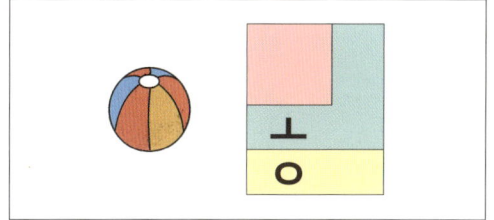
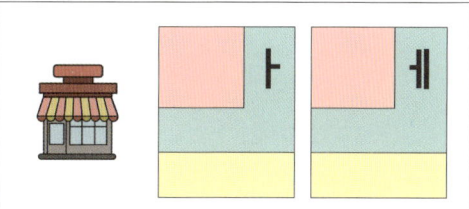

ㄱ 소리가 나는 그림을 색칠해 보세요

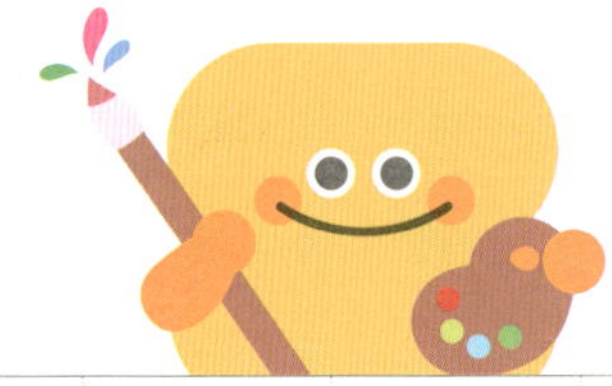

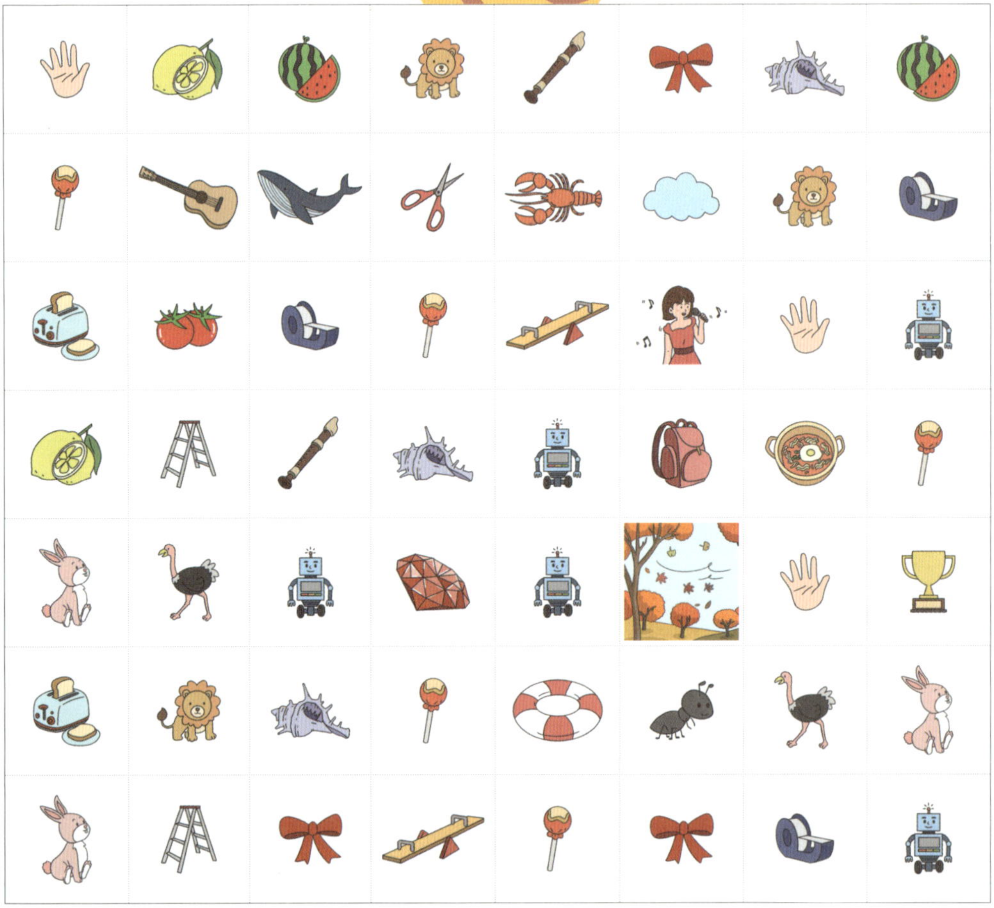

숨어있는 글자를 찾았나요? 아래 보기에서 골라보세요.

ㅋ　　ㄱ　　ㄲ

ㅅ 시옷 소리

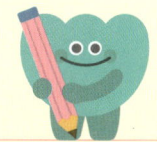

짧은 이야기를 듣고 오늘 배울 글자가 어떤 글자인지,
어떤 소리를 가졌는지 이야기 나눠볼까요?

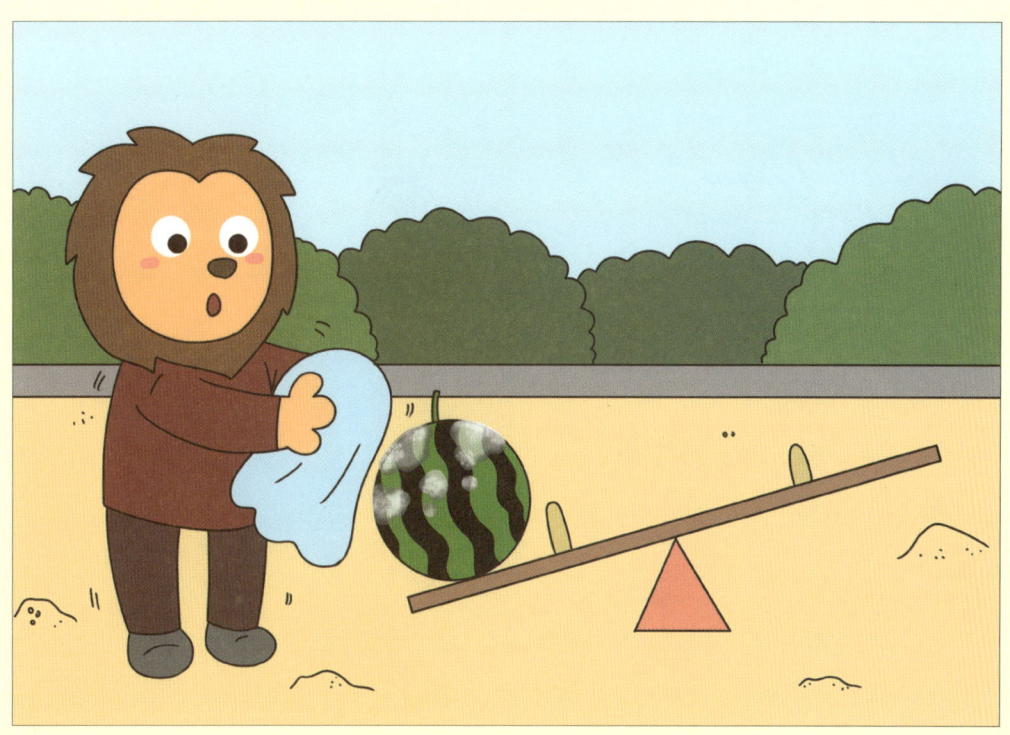

사자는 **시소**를 타러 나왔어요.
그런데 **시소** 위에 먼지가 붙은 **수박**이 있는 거예요!
사자는 **수박**을 **수건**으로 닦았어요.

아동에게 이야기를 들려줄 때, **분홍색으로 표시된 글자는 강조해서** 들려주세요.
띄어읽기, 억양을 높이기, 늘이기 무엇이든 좋습니다.

아동이 목표 소리를 잘 찾았다면,
우리 주변에 같은 소리를 가진 낱말이 무엇이 있는지 이야기 나눠볼까요?

ㅅ 시옷 소리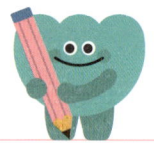

소라게가 새로운 소라 집을 찾고 있어요.
'ㅅ' 소리를 따라가서 새로운 소라 집을 찾아주세요!

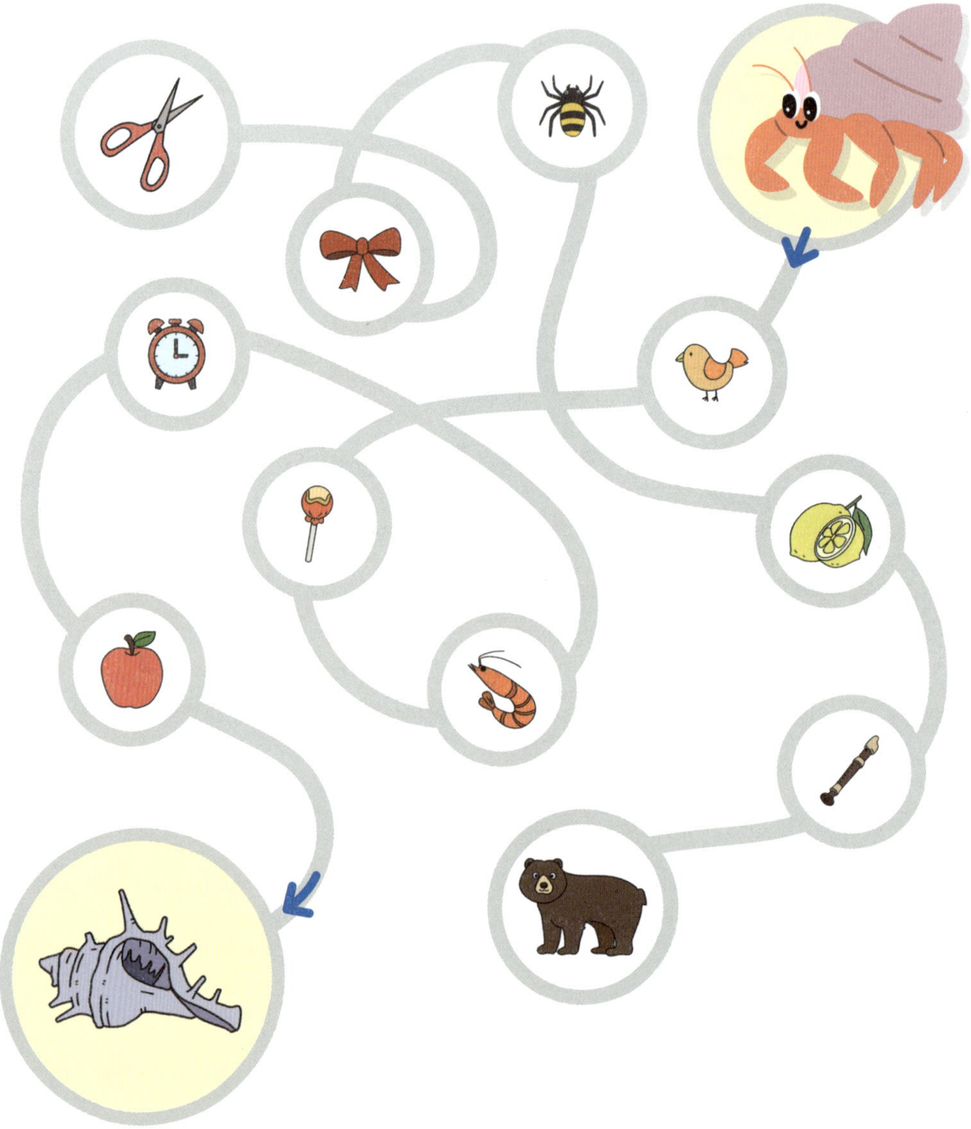

아동이 낱말을 모르거나 발음하지 못한다면 들려주세요.
이때, **'ㅅ(스)' 소리를 강조해서** 들려주시고 **'ㅡ(으)' 소리는 숨어있는 것처럼 짧게**
들려주시면 됩니다.

ㅅ 소리를 배워요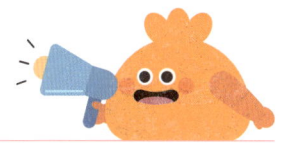

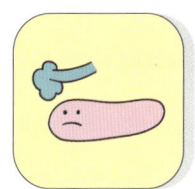
'ㅅ(시옷)'은 입천장과 혀 앞부분 사이로 바람을 내보내면서 만드는 소리예요. 이때 'ㅡ(으)' 소리는 없다고 생각하고 바람이 나오는 것을 느끼면서 '스!' '스!' 소리를 만들어보세요. 그리고 아래 그림의 이름을 말하면서 'ㅅ(스)' 소리를 찾아봐요.

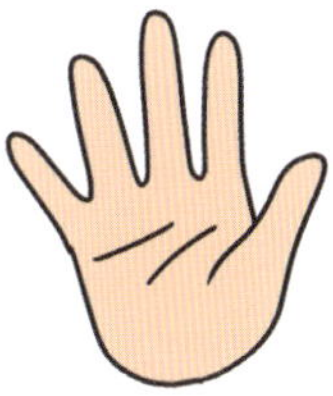

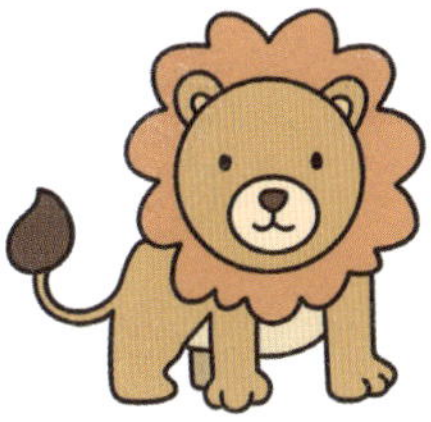

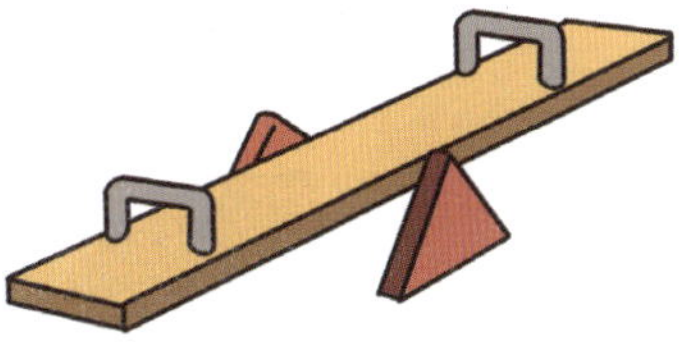

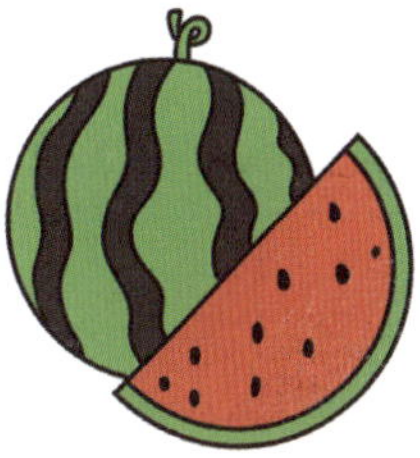

아동이 낱말을 모르거나 발음하지 못한다면 들려주세요.
이때, 'ㅅ(스)' 소리를 강조해서 들려주시고 'ㅡ(으)' 소리는 숨어있는 것처럼 짧게 들려주시면 됩니다.

ㅅ 소리를 확인해요

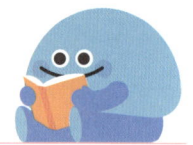

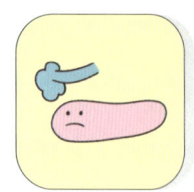 들려주는 낱말을 듣고, 방금 배운 'ㅅ(스)' 소리가 들리면 O, 들리지 않으면 X 표시해요.

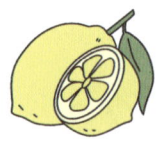 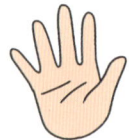 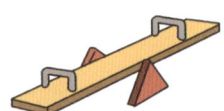

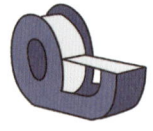  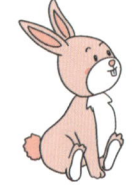

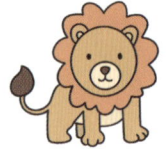 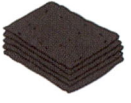 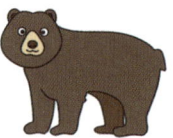

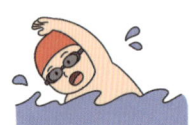  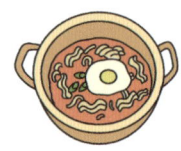

쓰기 연습을 해요

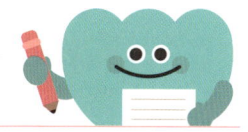

아동과 함께 'ㅅ(스)' 소리를 내며 글자를 써 봅시다.
이때 'ㅡ(으)' 소리는 없는 것처럼 짧게 발음해 주세요.

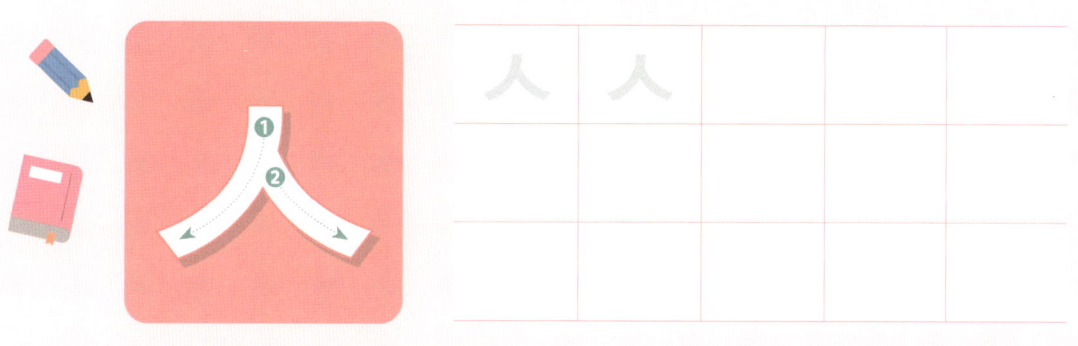

그림을 보고 이름을 말해 본 다음, 빠진 'ㅅ' 글자를 써서 낱말을 완성해 주세요.

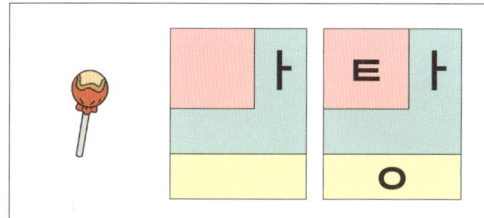
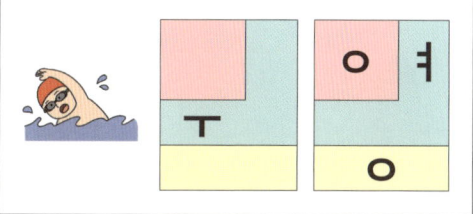
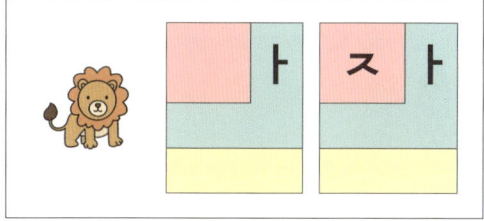
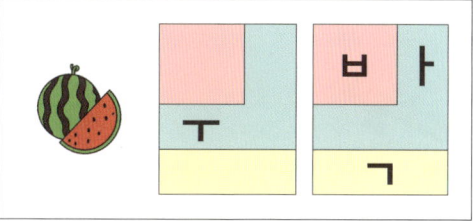
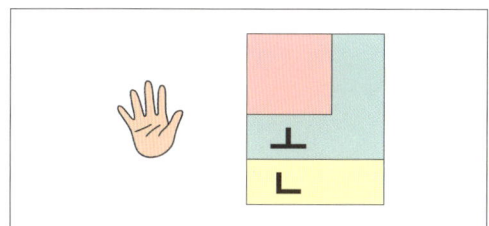
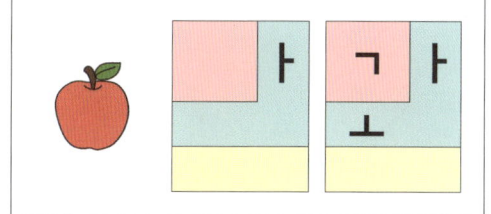

쓰기 연습을 해요

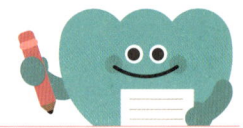

그림을 보고 이름을 말해 본 다음, 빠진 'ㅅ' 글자를 써서 낱말을 완성해 주세요.

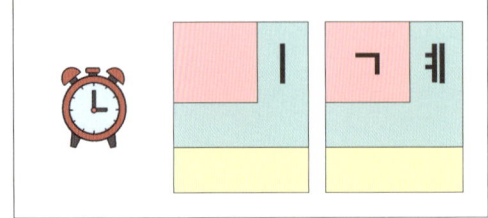
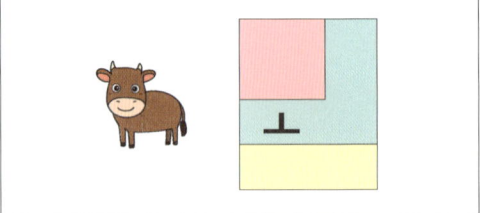
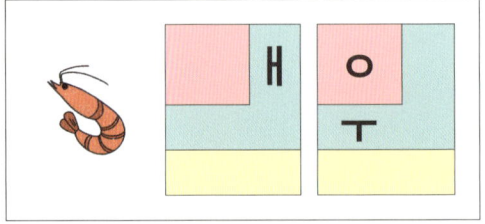
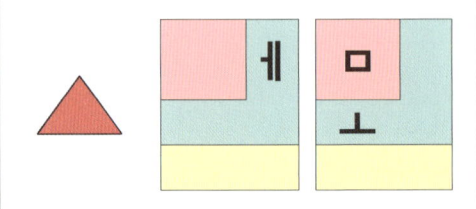
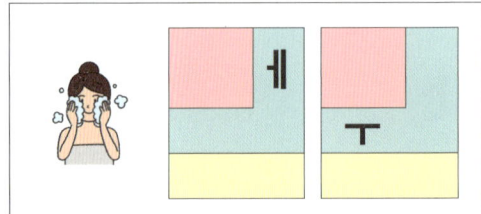
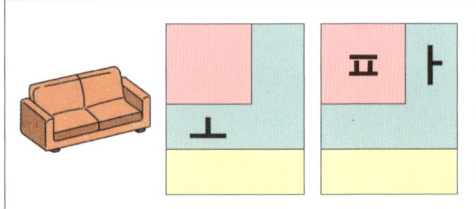
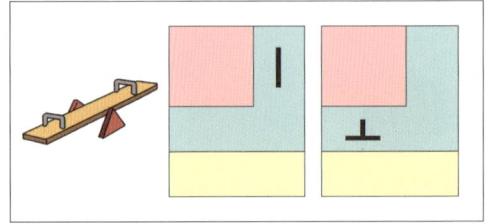
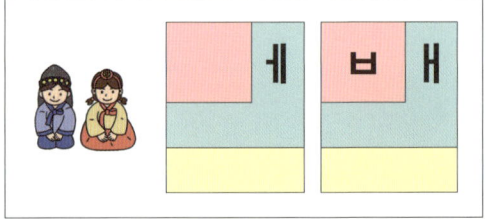
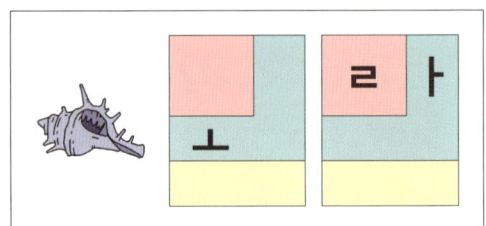
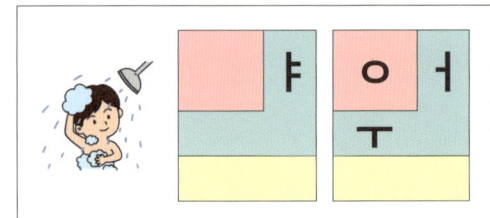

 소리가 나는 그림을 색칠해 보세요

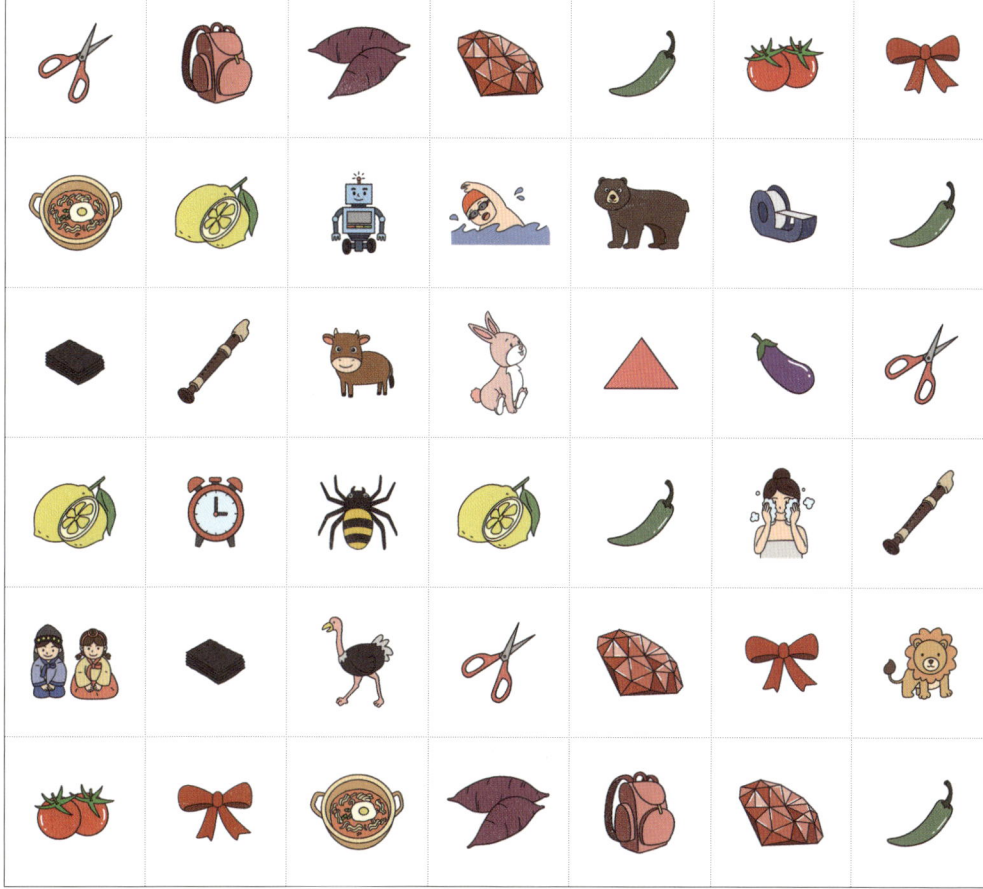

숨어있는 글자를 찾았나요? 아래 보기에서 골라보세요.

　　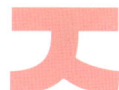　　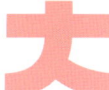

ㄹ 리을 소리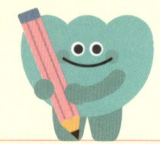

**짧은 이야기를 듣고 오늘 배울 글자가 어떤 글자인지,
어떤 소리를 가졌는지 이야기 나눠볼까요?**

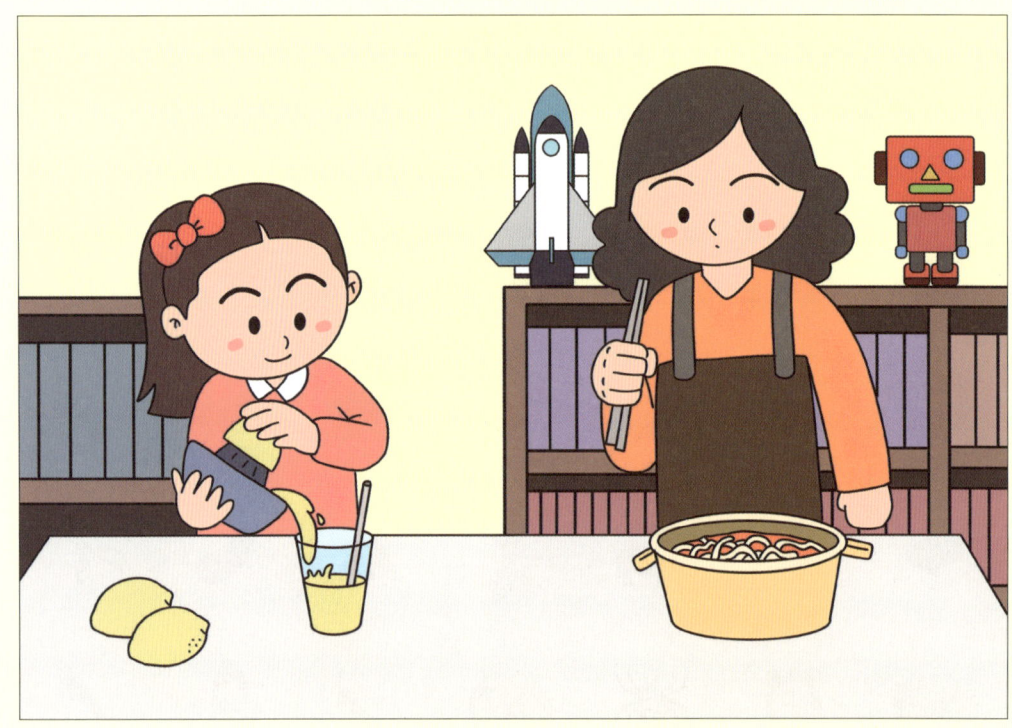

동생이 빨간 **리본**을 달고 엄마랑 요리해요.
레몬주스도 만들고 **라면**도 만들어요.
다 먹으면 **로보트**와 **로케트** 가지고 놀 거예요.

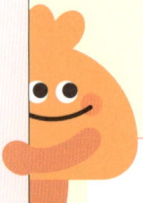

아동에게 이야기를 들려줄 때, **분홍색**으로 표시된 글자는 강조해서 들려주세요.
띄어읽기, 억양을 높이기, 늘이기 무엇이든 좋습니다.

아동이 목표 소리를 잘 찾았다면,
우리 주변에 같은 소리를 가진 낱말이 무엇이 있는지 이야기 나눠볼까요?

ㄹ 리을 소리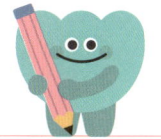

아래 선반에 있는 물건들 중, 'ㄹ' 소리를 가진 물건만 가방에 들어갈 수 있어요. 'ㄹ' 소리를 가진 물건들만 찾아 O 해주세요!

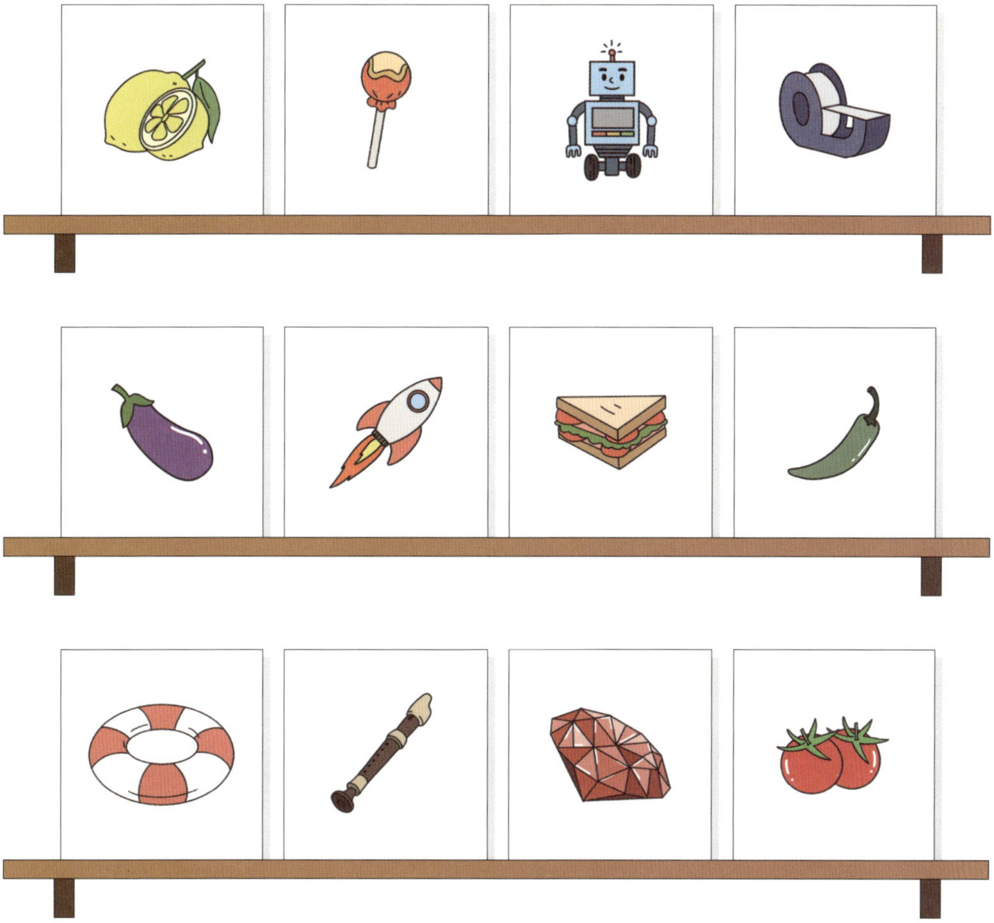

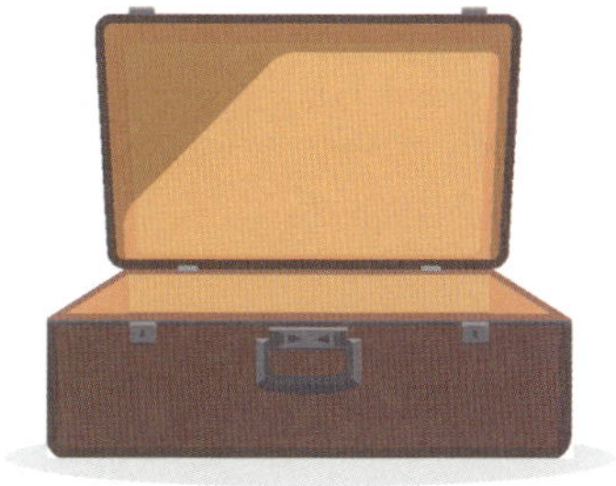

아동이 낱말을 모르거나 발음하지 못한다면 들려주세요.
이때, **'ㄹ(르)' 소리를 강조해서** 들려주시고 **'ㅡ(으)' 소리는 숨어있는 것처럼 짧게**
들려주시면 됩니다.

ㄹ 소리를 배워요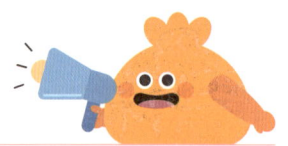

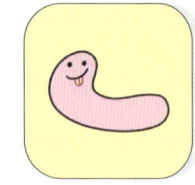 'ㄹ(리을)'은 혀끝을 앞니 뒤에 붙였다가 떼면서 만드는 소리예요. 이때 'ㅡ(으)' 소리는 없다고 생각하고 라라라! 노래하듯이 '르!' '르!' 소리를 만들어보세요. 그리고 아래 그림의 이름을 말하면서 'ㄹ(르)' 소리를 찾아봐요.

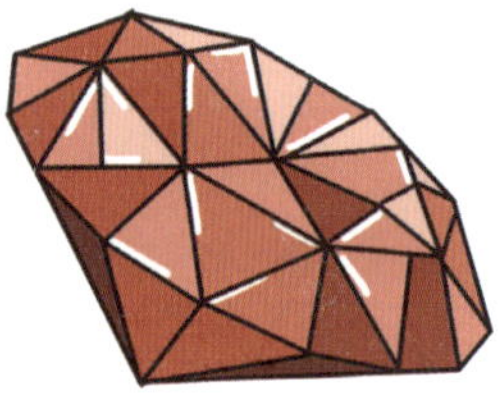

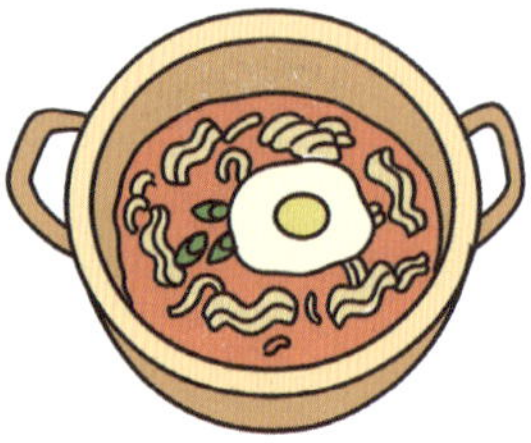

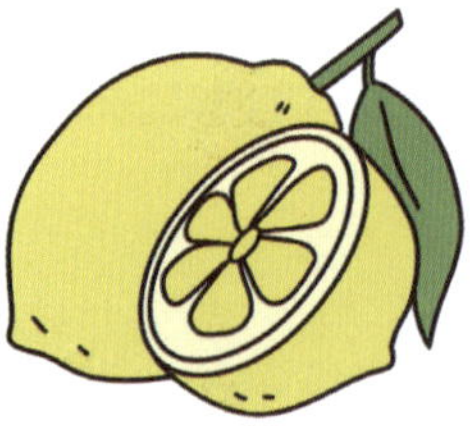

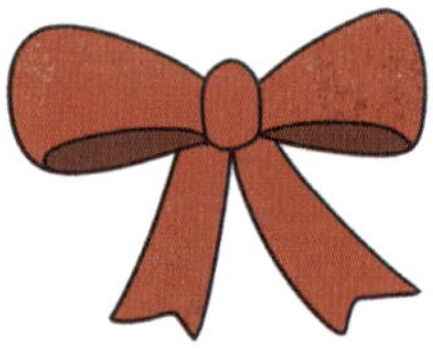

아동이 낱말을 모르거나 발음하지 못한다면 들려주세요. 이때, 'ㄹ(르)' 소리를 강조해서 들려주시고 'ㅡ(으)' 소리는 숨어있는 것처럼 짧게 들려주시면 됩니다.

ㄹ 소리를 확인해요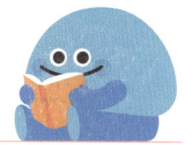

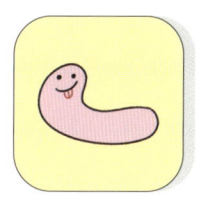 들려주는 낱말을 듣고, 방금 배운 'ㄹ(르)' 소리가 들리면 O, 들리지 않으면 X 표시해요.

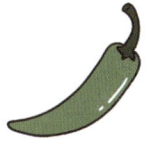  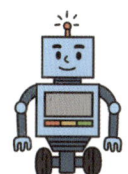

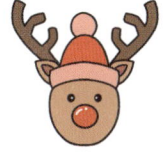 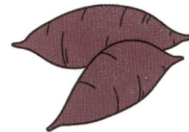 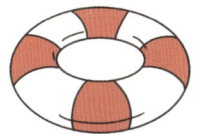

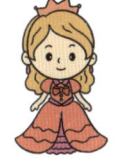 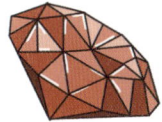 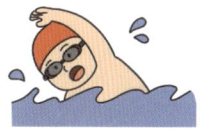

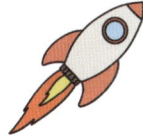 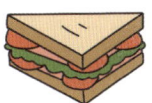 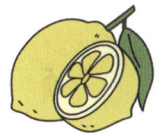

쓰기 연습을 해요

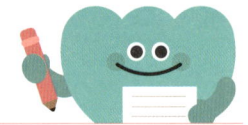

아동과 함께 'ㄹ(르)' 소리를 내며 글자를 써 봅시다.
이때 'ㅡ(으)' 소리는 없는 것처럼 짧게 발음해 주세요.

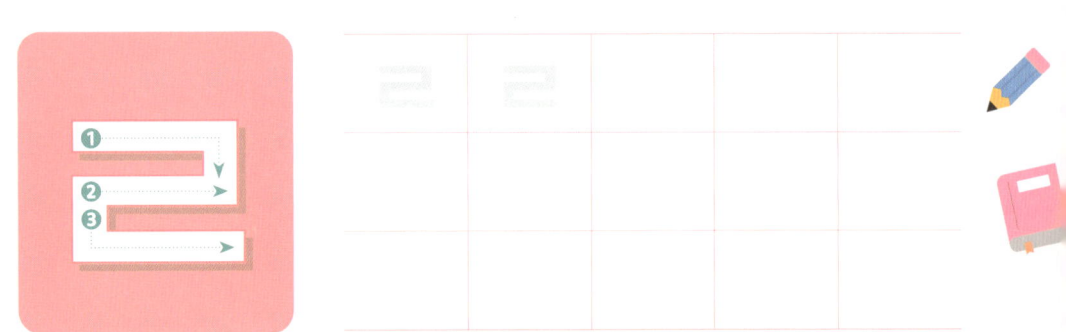

그림을 보고 이름을 말해 본 다음, 빠진 'ㄹ' 글자를 써서 낱말을 완성해 주세요.

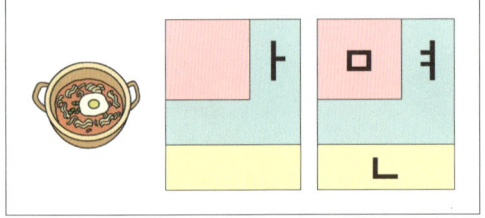

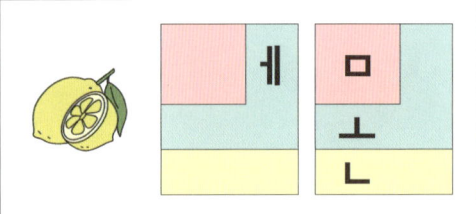

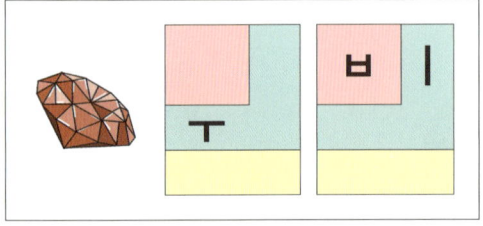

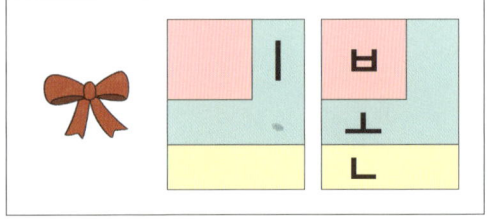

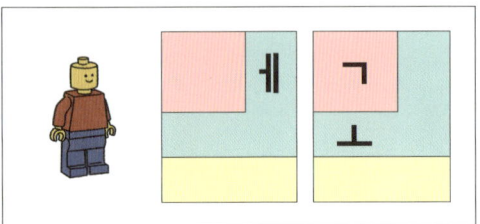

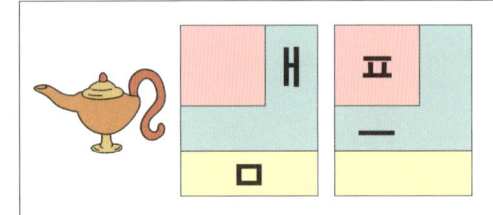

쓰기 연습을 해요

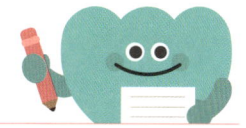

그림을 보고 이름을 말해 본 다음, 빠진 'ㄹ' 글자를 써서 낱말을 완성해 주세요.

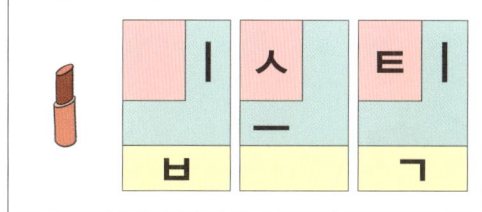
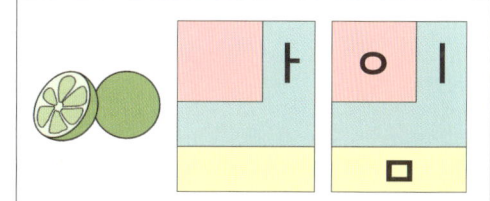
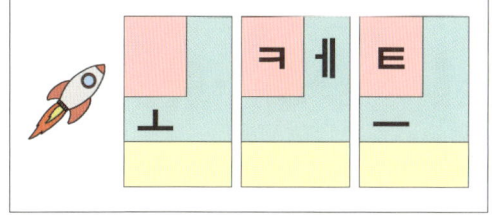
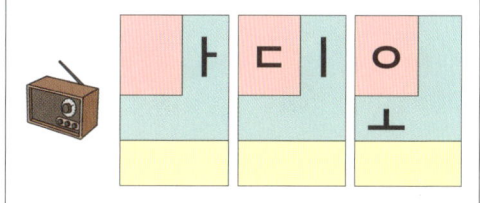
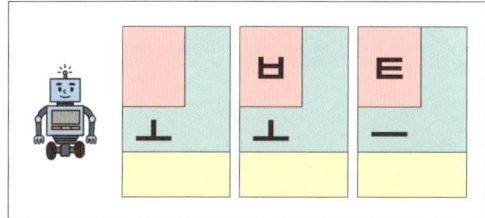
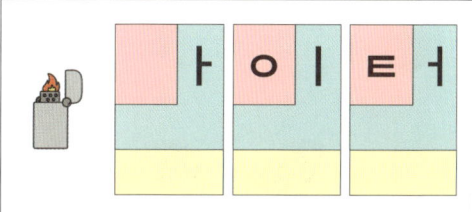
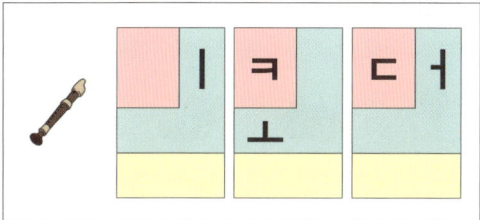
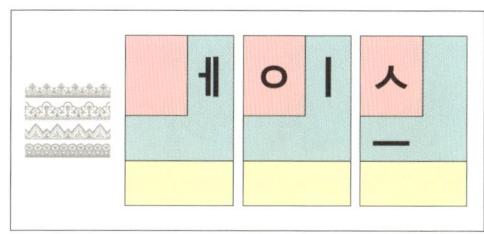
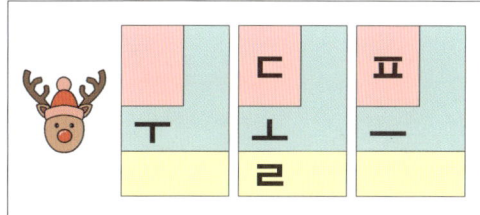
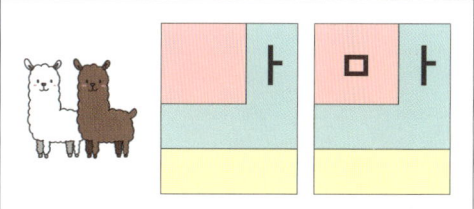

ㄹ 소리가 나는 그림을 색칠해 보세요

숨어있는 글자를 찾았나요? 아래 보기에서 골라보세요.

ㅍ　ㄷ　ㄹ

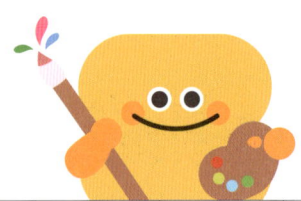

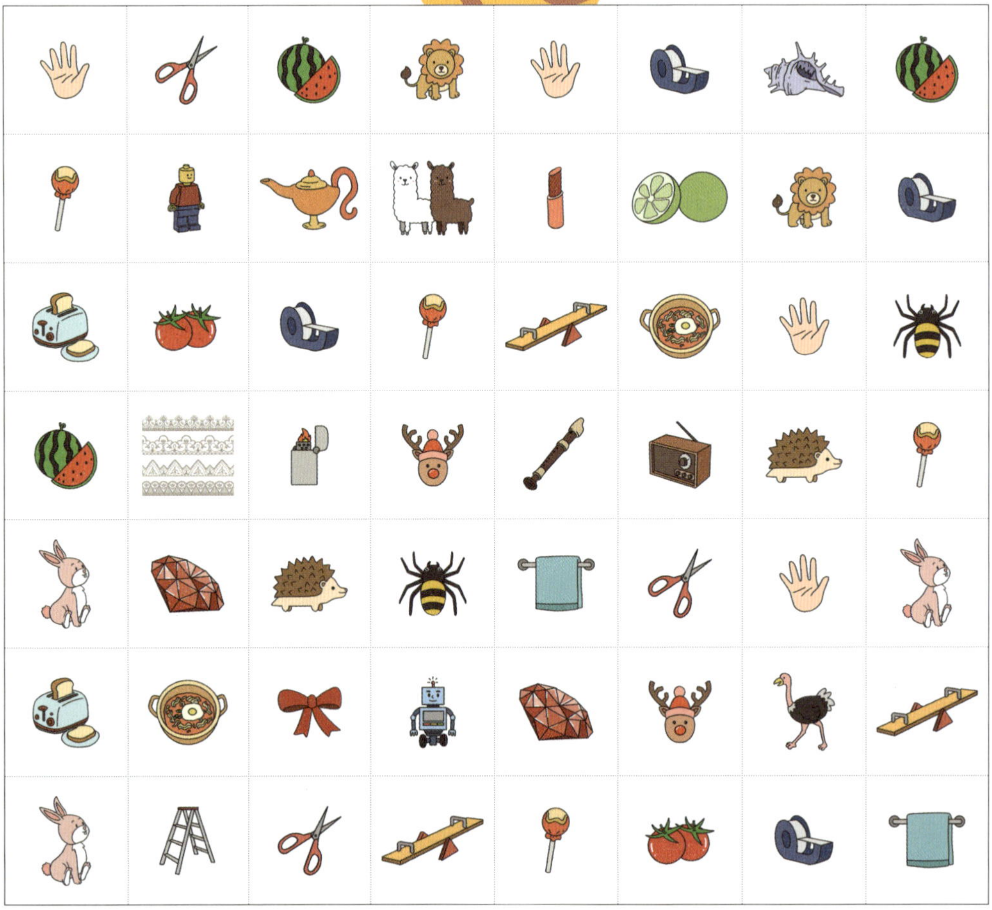

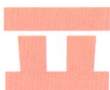

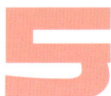

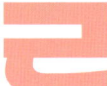

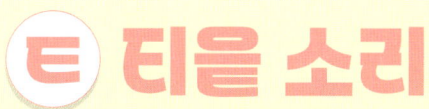 티읕 소리

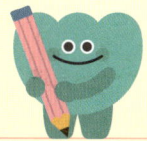

**짧은 이야기를 듣고 오늘 배울 글자가 어떤 글자인지,
어떤 소리를 가졌는지 이야기 나눠볼까요?**

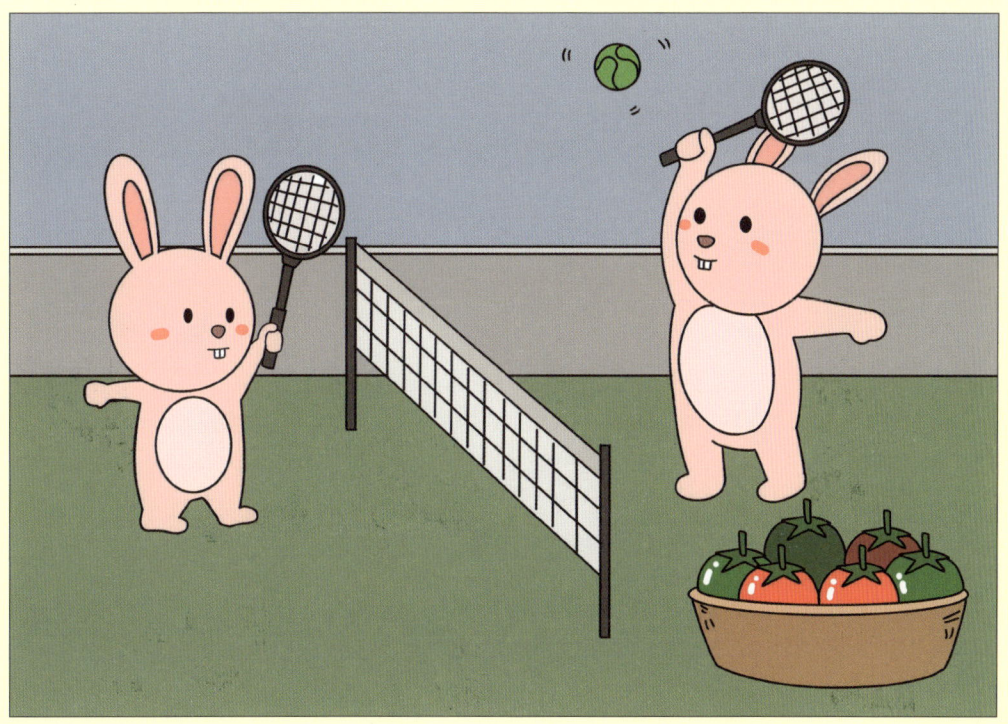

엄마 **토끼**와 아기 **토끼**가 **테니스**를 해요.
테니스 끝나고 **토마토**를 먹어요.
빨간 **토마토**, 초록 **토마토** 골고루 먹었어요.

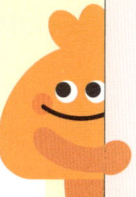

아동에게 이야기를 들려줄 때, <u>분홍색</u>으로 표시된 글자는 강조해서 들려주세요.
띄어읽기, 억양을 높이기, 늘이기 무엇이든 좋습니다.

아동이 목표 소리를 잘 찾았다면,
우리 주변에 같은 소리를 가진 낱말이 무엇이 있는지 이야기 나눠볼까요?

ㅌ 티읕 소리

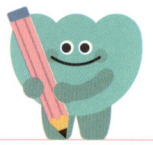

'ㅌ' 소리를 가진 물건을 따라가서 미로를 탈출해 주세요!

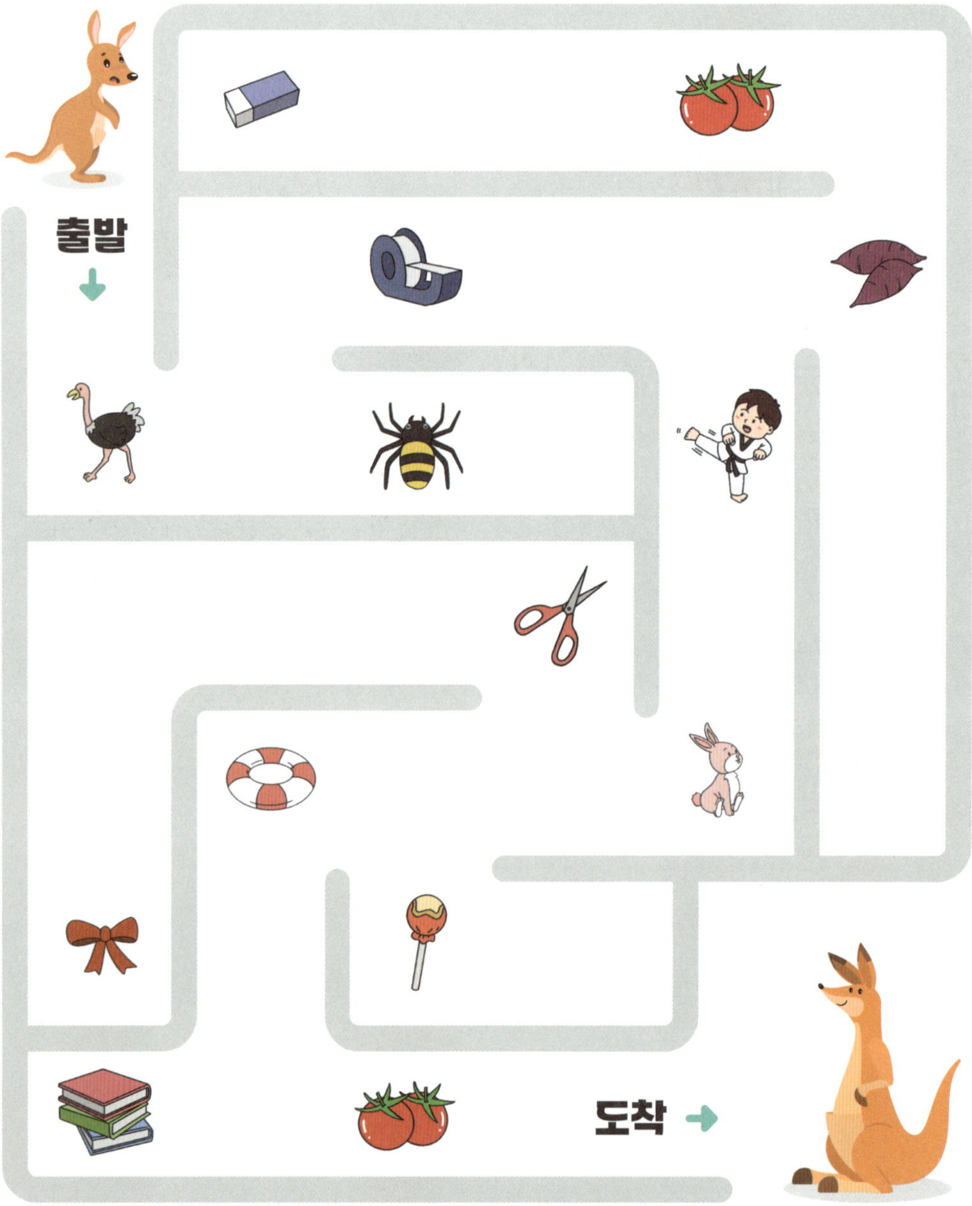

출발 →

도착 →

아동이 낱말을 모르거나 발음하지 못한다면 들려주세요.
이때, **'ㅌ(트)' 소리를 강조해서** 들려주시고 **'ㅡ(으)' 소리는 숨어있는 것처럼 짧게**
들려주시면 됩니다.

ㅌ 소리를 배워요

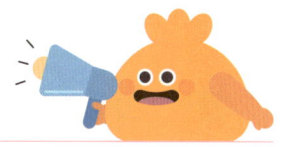

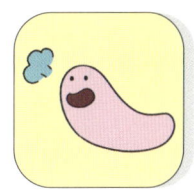
'ㅌ(티읕)'은 혀의 앞부분을 입천장 앞쪽에 붙였다 떼면서 바람을 세게 내보내며 만드는 소리예요.
이때 'ㅡ(으)'소리는 없다고 생각하고 '트!' '트!' 소리를 만들어 보세요. 그리고 아래 그림의 이름을 말하면서 'ㅌ(트)' 소리를 찾아봐요.

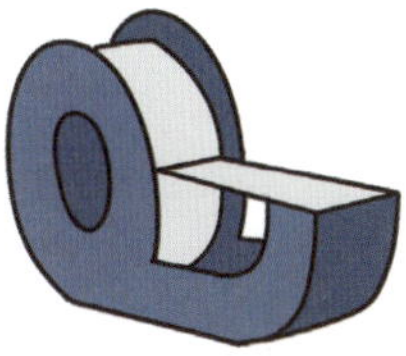

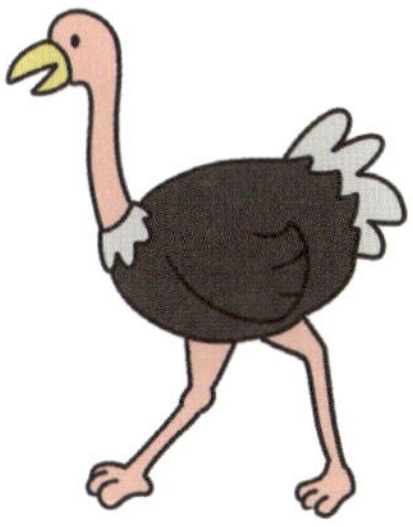

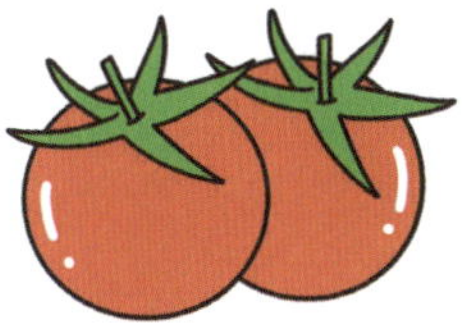

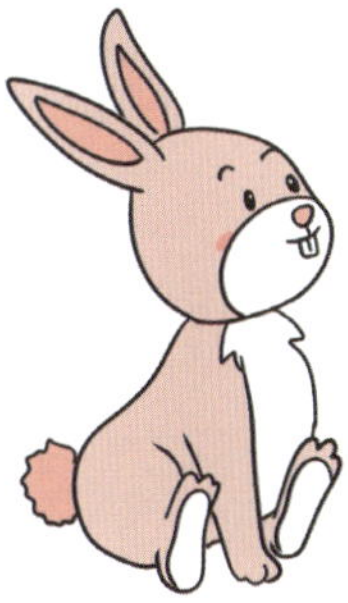

아동이 낱말을 모르거나 발음하지 못한다면 들려주세요.
이때, **'ㅌ(티읕)' 소리를 강조해서** 들려주시고 **'ㅡ(으)' 소리는 숨어있는 것처럼 짧게** 들려주시면 됩니다.

ㅌ 소리를 확인해요

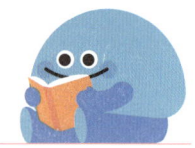

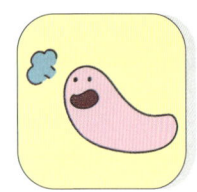 들려주는 낱말을 듣고, 방금 배운 'ㅌ(트)' 소리가 들리면 O, 들리지 않으면 X 표시해요.

 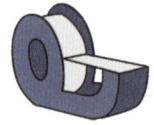 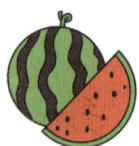

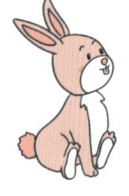  

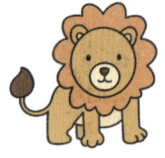 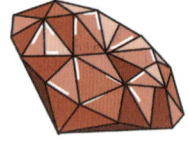 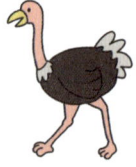

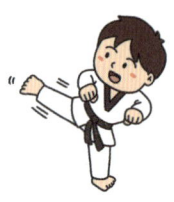 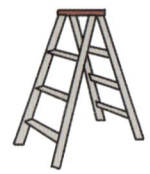 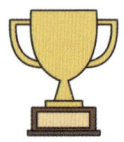

쓰기 연습을 해요

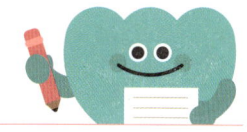

아동과 함께 'ㅌ(트)' 소리를 내며 글자를 써 봅시다.
이때 'ㅡ(으)' 소리는 없는 것처럼 짧게 발음해 주세요.

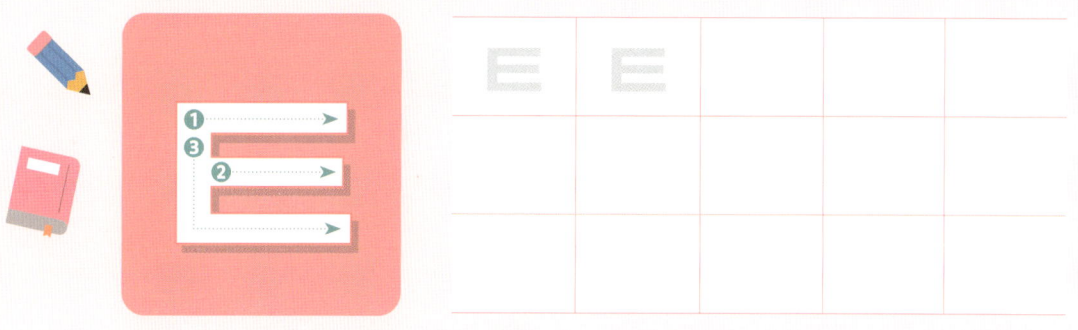

그림을 보고 이름을 말해 본 다음, 빠진 'ㅌ' 글자를 써서 낱말을 완성해 주세요.

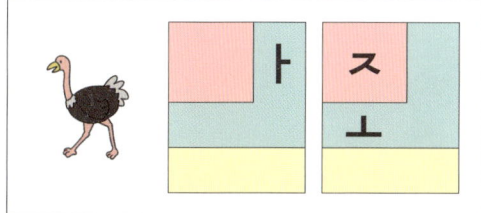

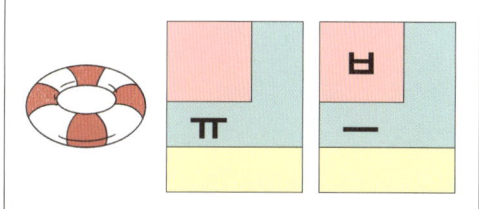

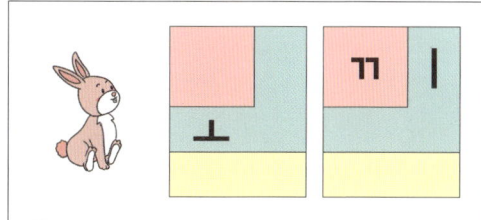

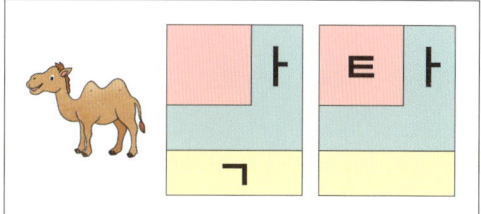

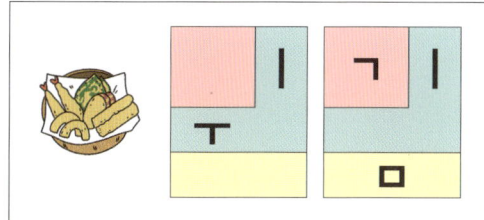

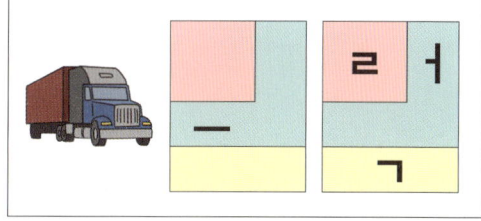

쓰기 연습을 해요

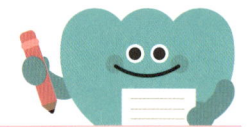

그림을 보고 이름을 말해 본 다음, 빠진 'ㅌ' 글자를 써서 낱말을 완성해 주세요.

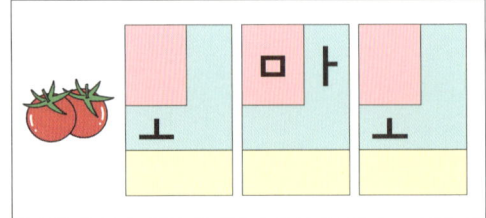
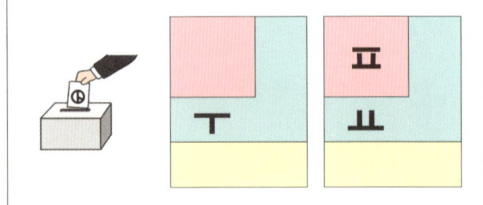
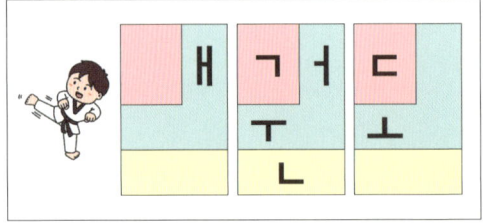
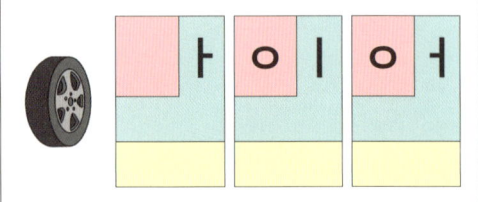
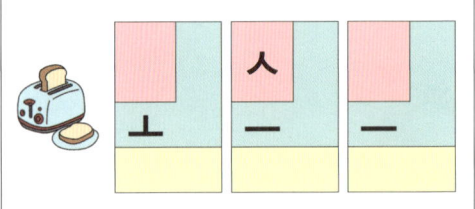
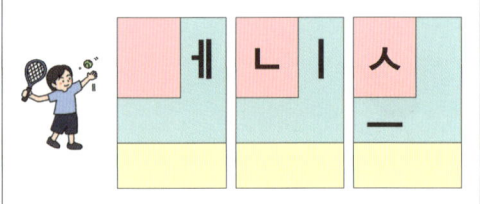
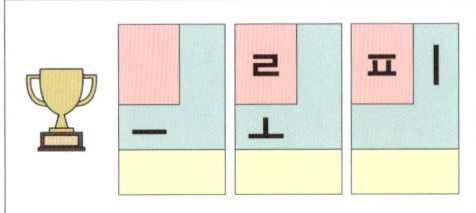
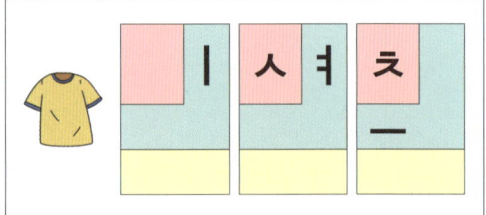
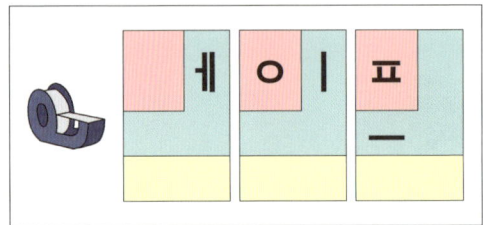
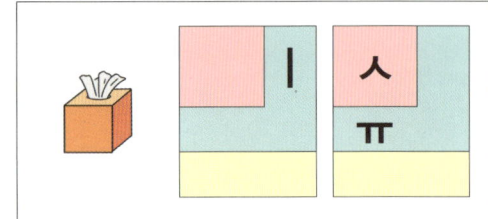

ㅌ 소리가 나는 그림을 색칠해 보세요

숨어있는 글자를 찾았나요? 아래 보기에서 골라보세요.

ㄸ　　ㅌ　　ㄷ

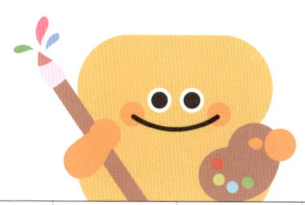

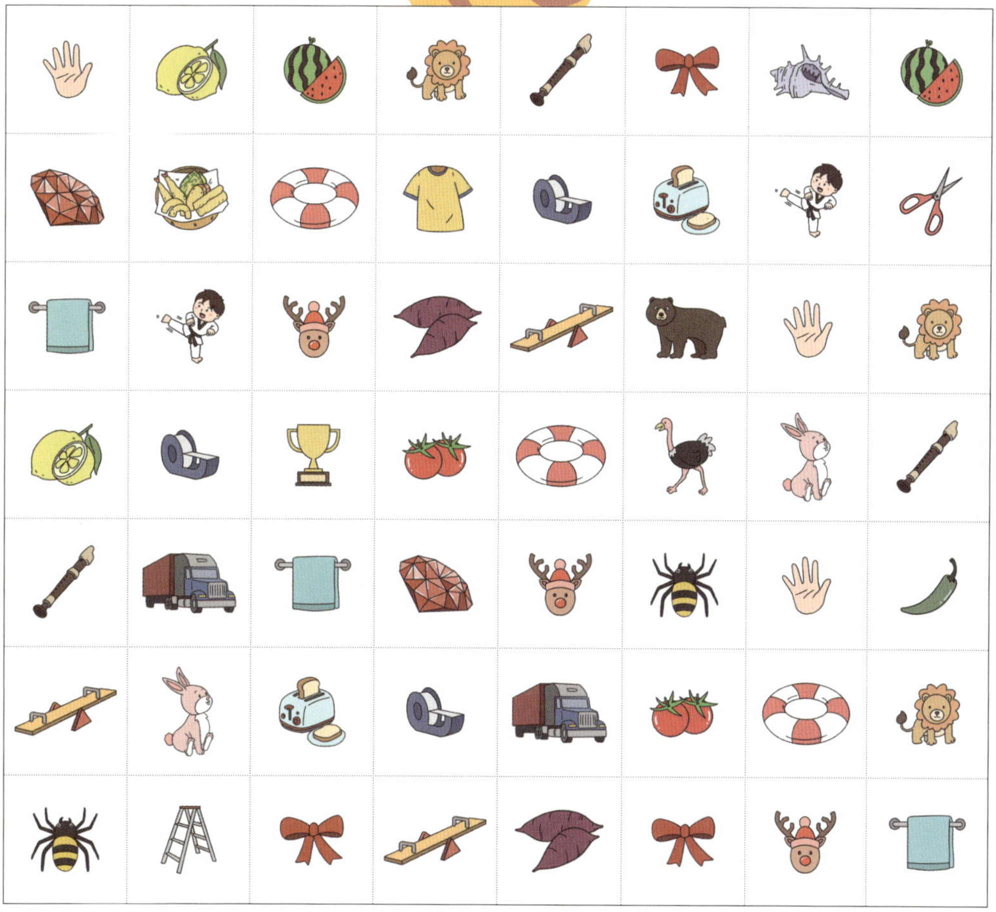

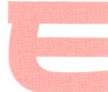

소리를 구별해요

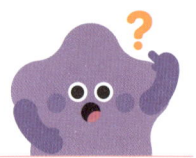

들려주는 두 개의 낱말을 듣고, 첫소리가 같으면 O, 다르면 X에 표시해요

1. O X

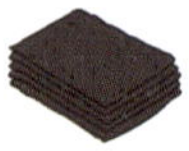

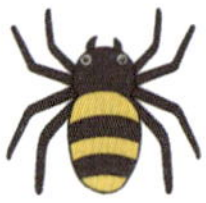

2. O X

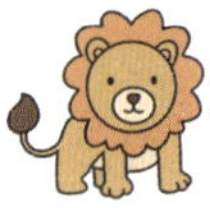

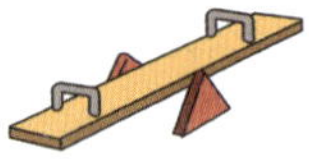

3. O X

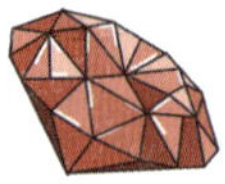

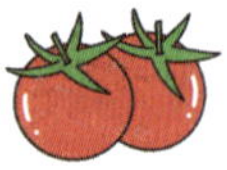

4. O X

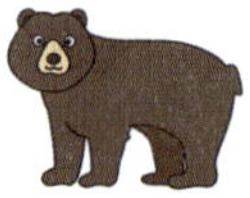

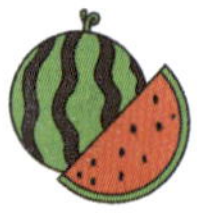

5. O X

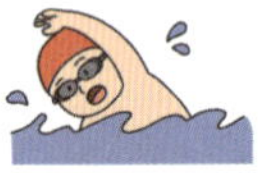

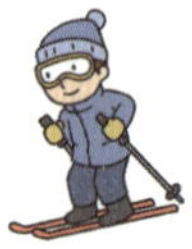

6. O X

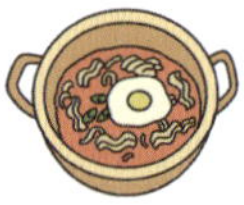

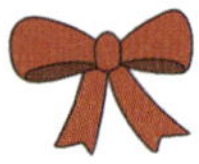

소리를 구별해요

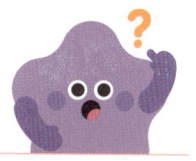

들려주는 두 개의 낱말을 듣고, 첫소리가 같으면 O, 다르면 X에 표시해요.

7 O X

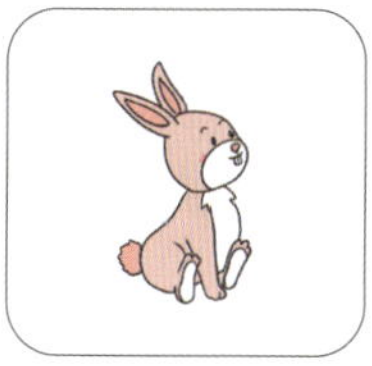

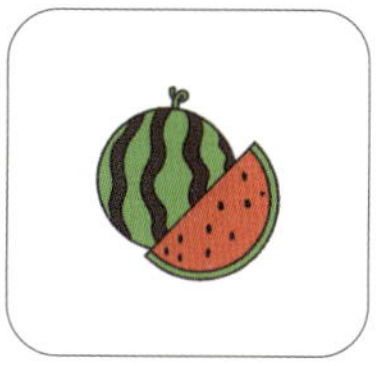

8 O X

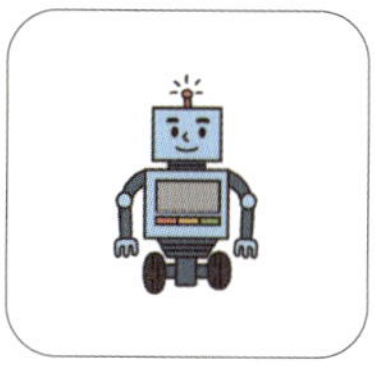

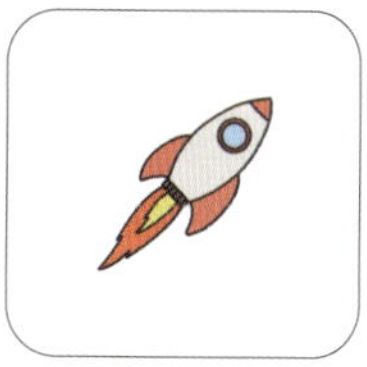

9 O X

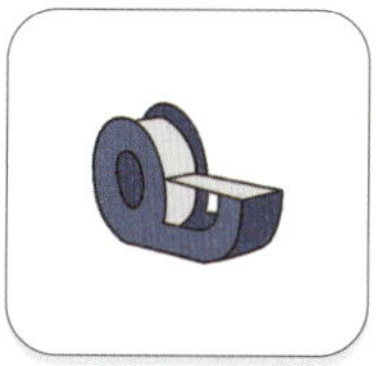

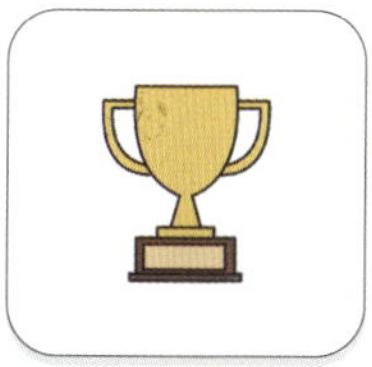

10 O X

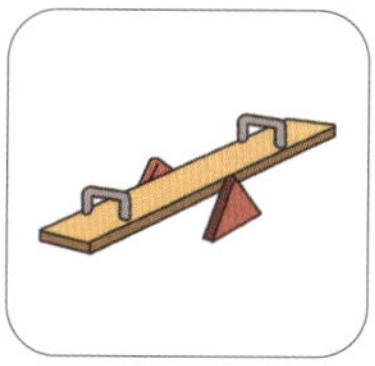

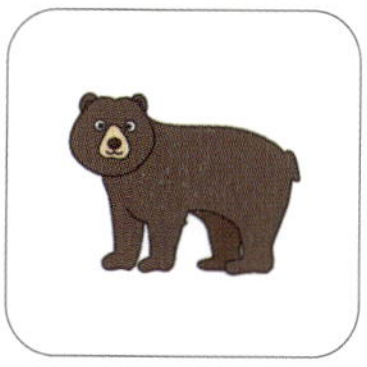

11 O X

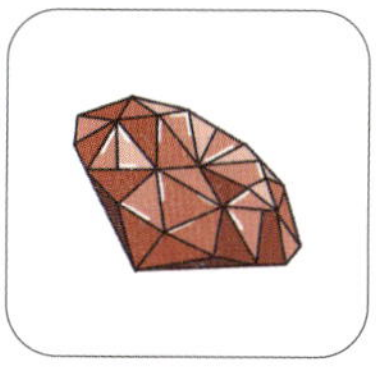

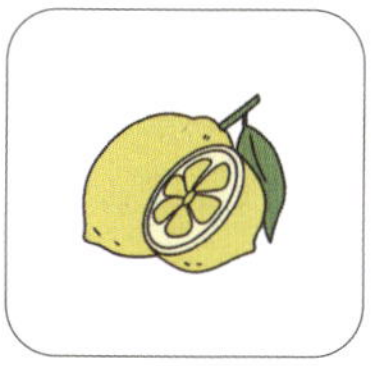

12 O X

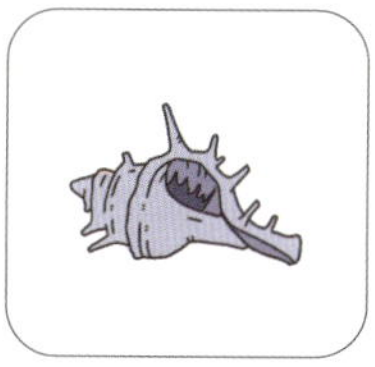

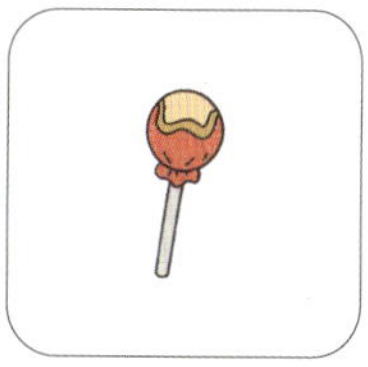

소리를 구별해요

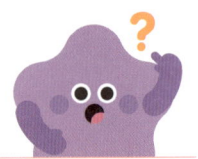

들려주는 두 개의 낱말을 듣고, 첫소리가 같으면 O, 다르면 X에 표시해요.

13 O X

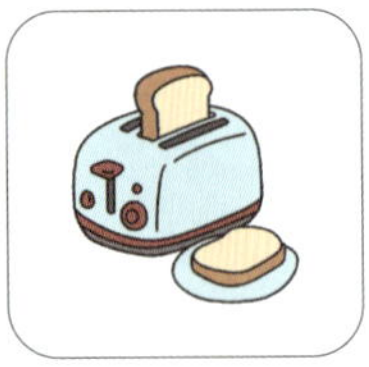

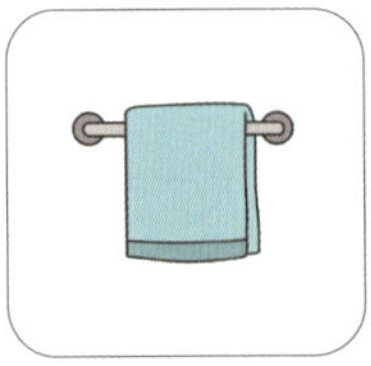

14 O X

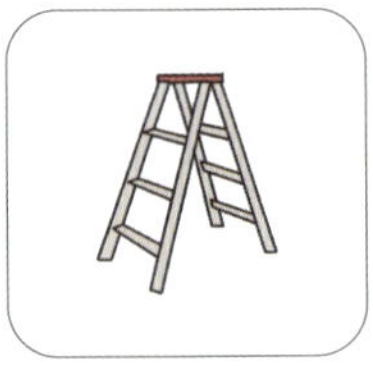

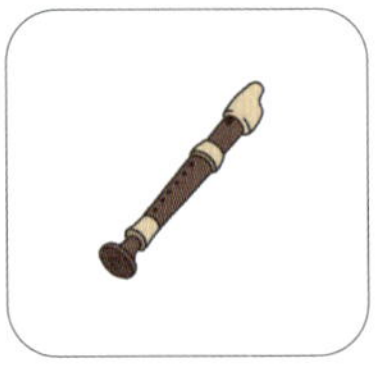

15 O X

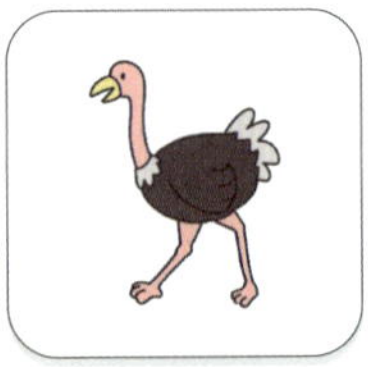

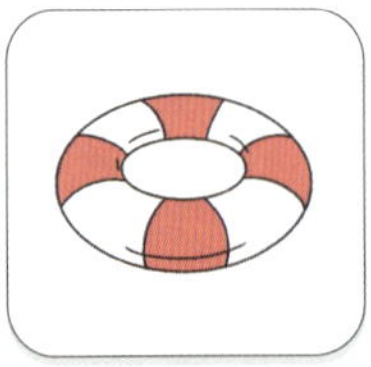

16 O X

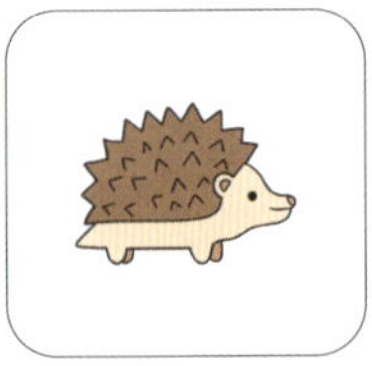

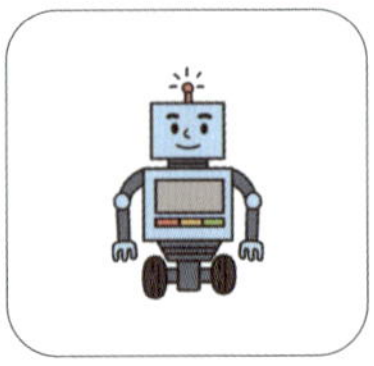

17 O X

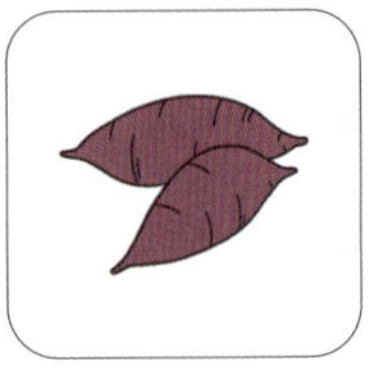

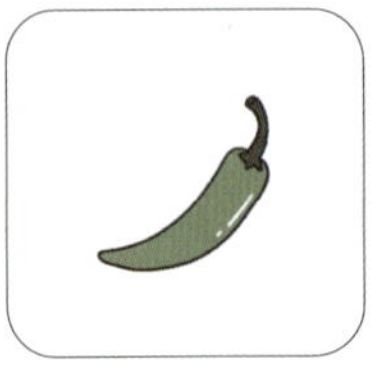

18 O X

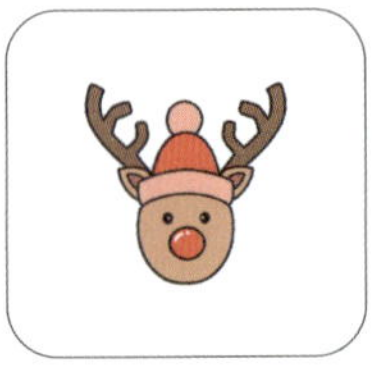

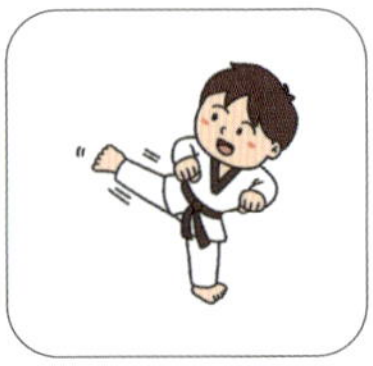

다른 소리를 찾아요

들려주는 낱말들 중 다른 소리로 시작하는 것을 찾아서 O 해요.
그리고 어떻게 다른지 이야기 나눠봐요.
빈칸에 어떤 소리로 시작하는지 찾아서 써봐도 좋아요.

1

2

3
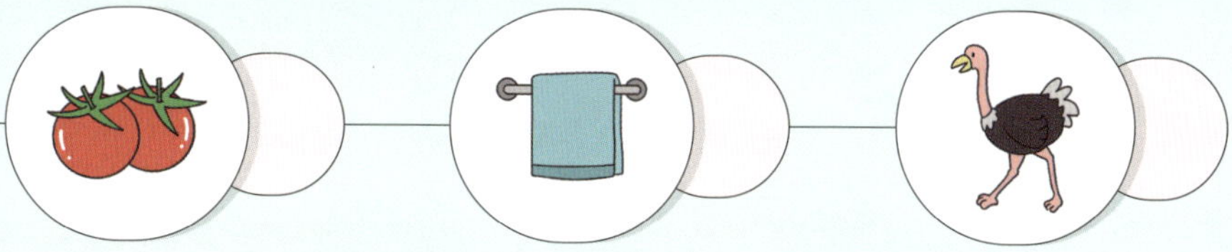

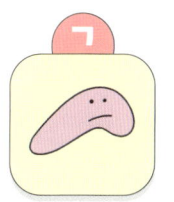

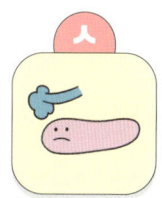

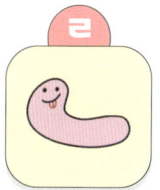

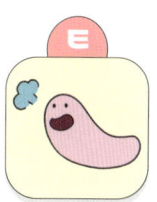

4

5

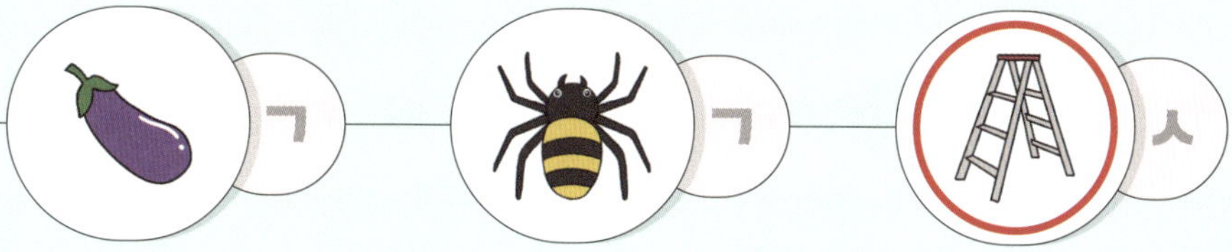

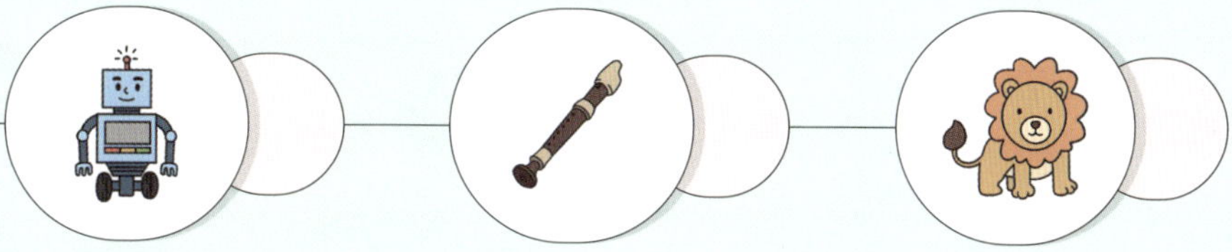

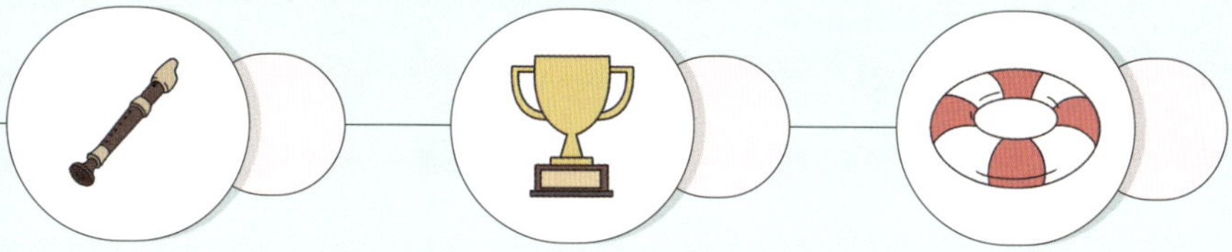

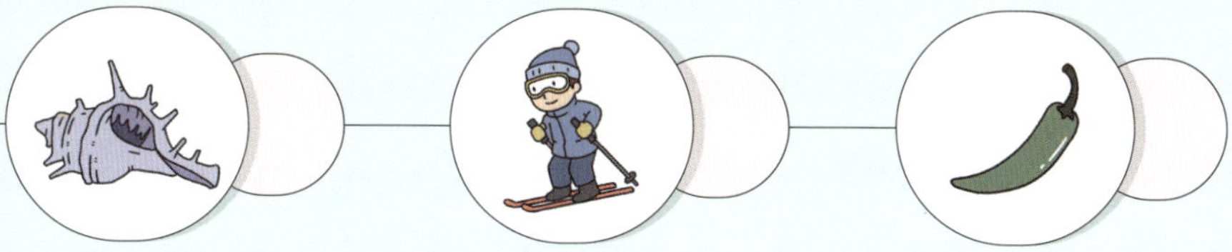

다른 소리를 찾아요

들려주는 낱말들 중 다른 소리로 시작하는 것을 찾아서 O 해요.
그리고 어떻게 다른지 이야기 나눠봐요.
빈칸에 어떤 소리로 시작하는지 찾아서 써봐도 좋아요.

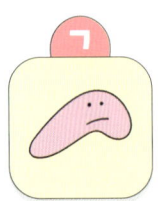 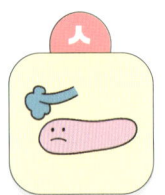 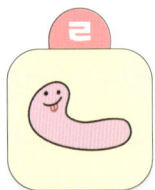 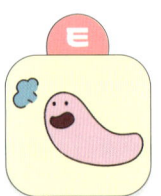

6 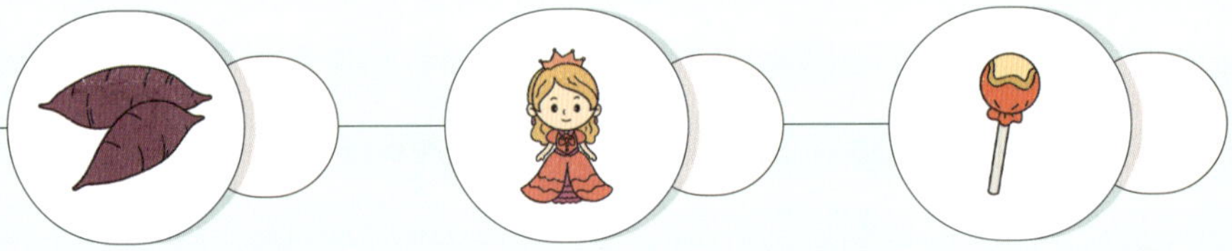
7 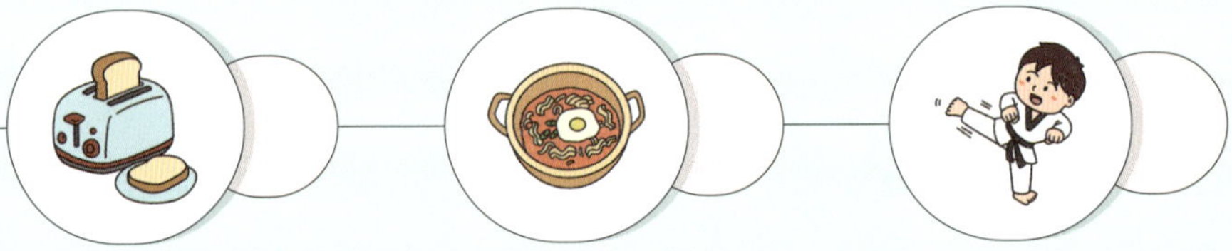
8 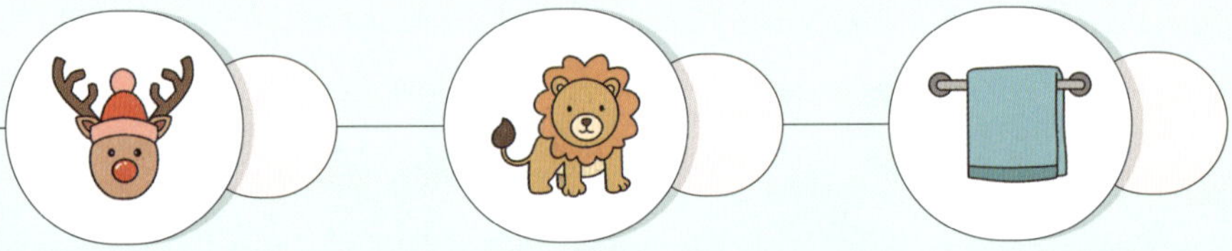
9 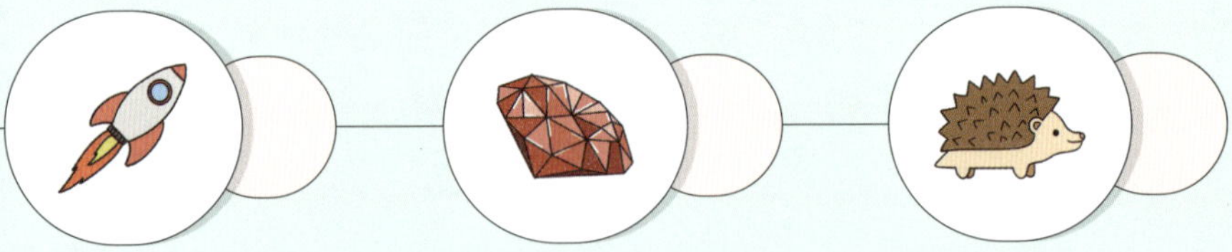
10

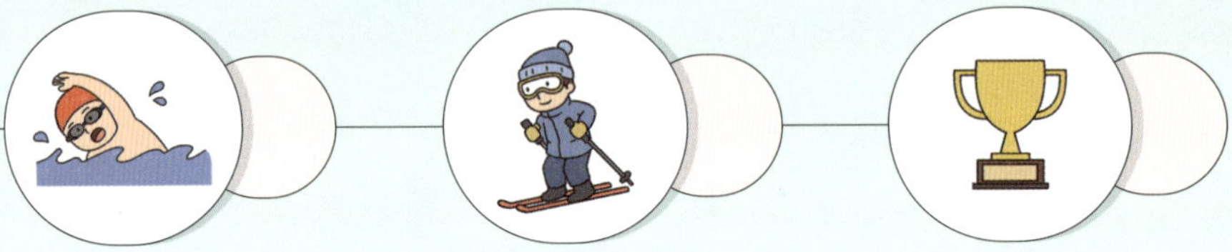

다른 소리를 찾아요

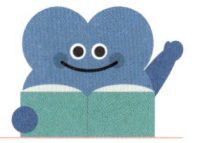

들려주는 낱말들 중 다른 소리로 시작하는 것을 찾아서 O 해요.
그리고 어떻게 다른지 이야기 나눠봐요.
빈칸에 어떤 소리로 시작하는지 찾아서 써봐도 좋아요.

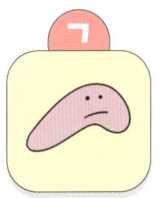 ㄱ
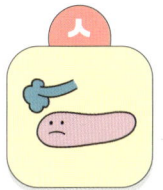 ㅅ
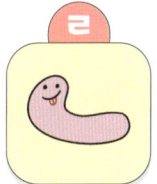 ㄹ
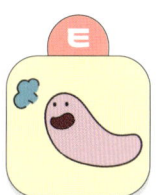 ㅌ

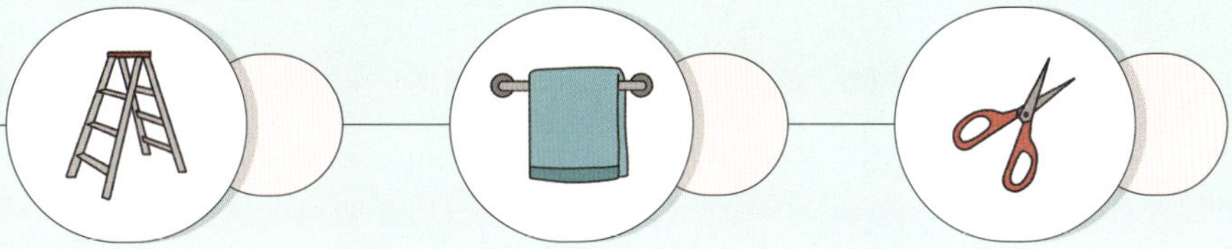

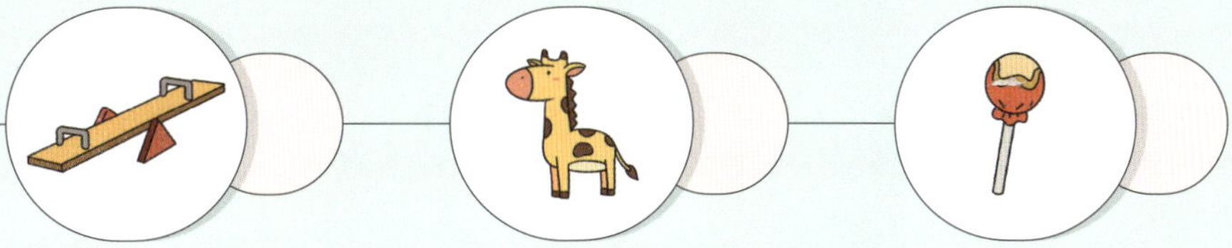

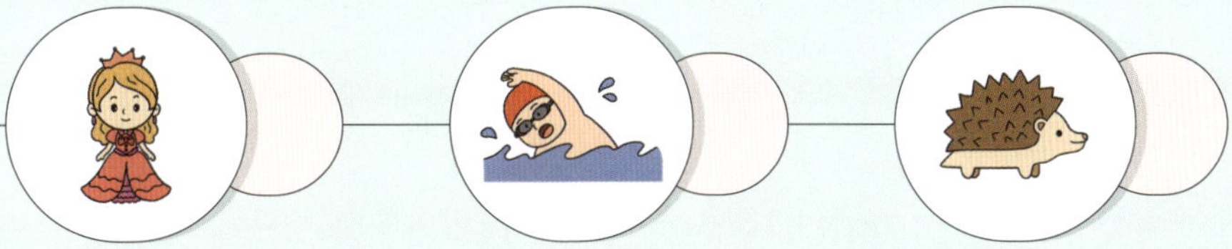

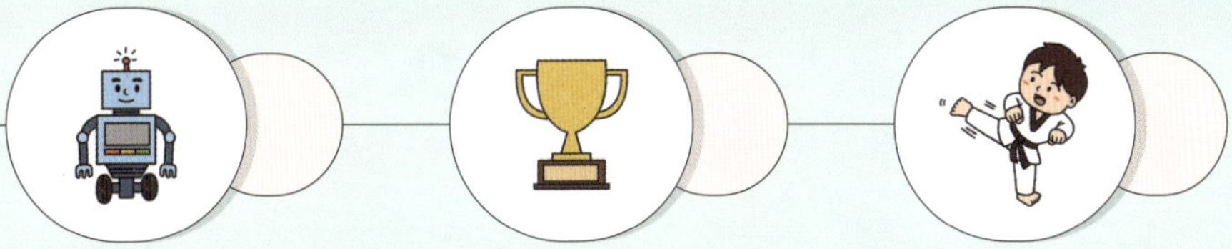

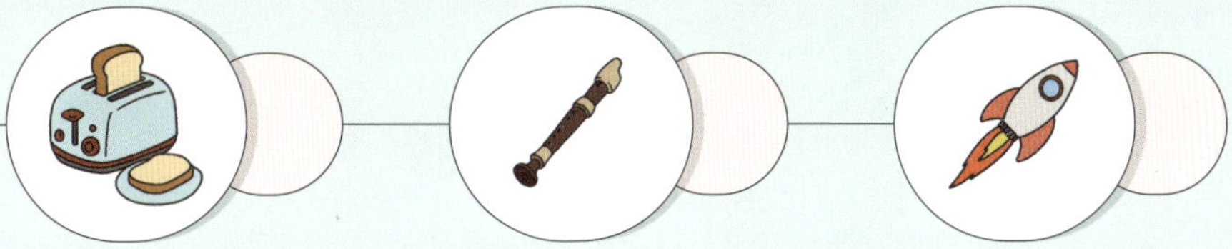

다른 소리를 찾아요

들려주는 낱말들 중 다른 소리로 시작하는 것을 찾아서 O 해요.
그리고 어떻게 다른지 이야기 나눠봐요.
빈칸에 어떤 소리로 시작하는지 찾아서 써봐도 좋아요.

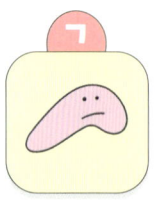 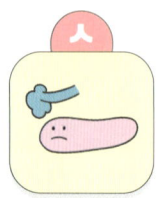 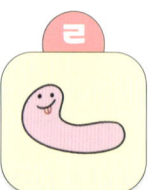 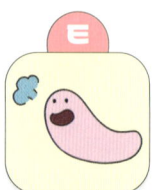

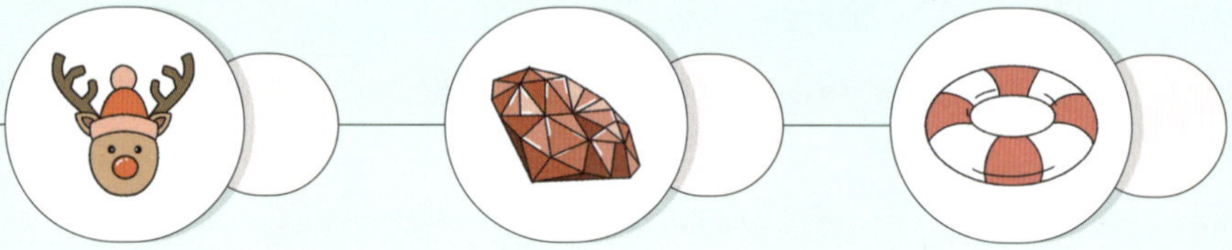

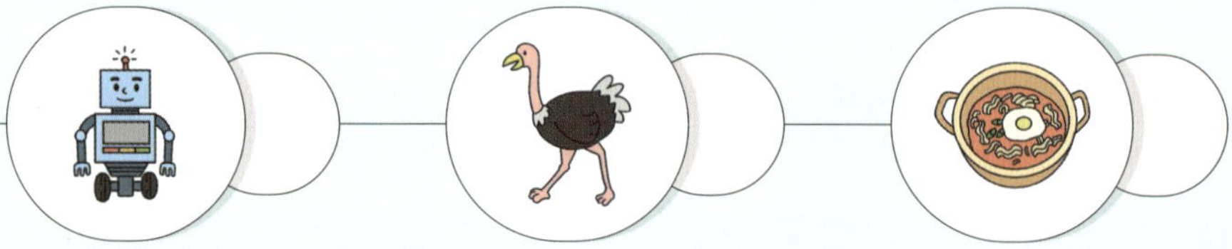

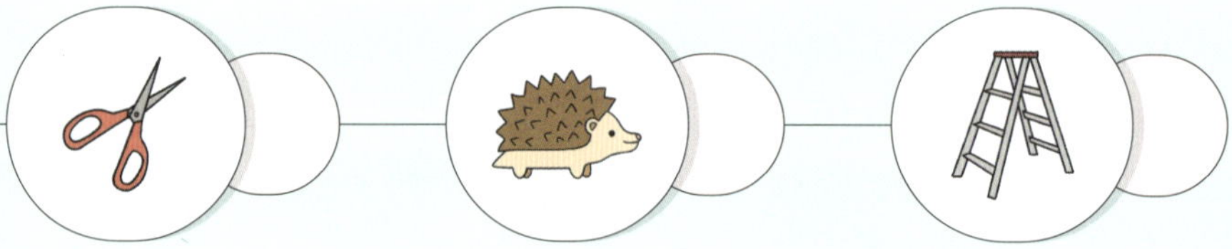

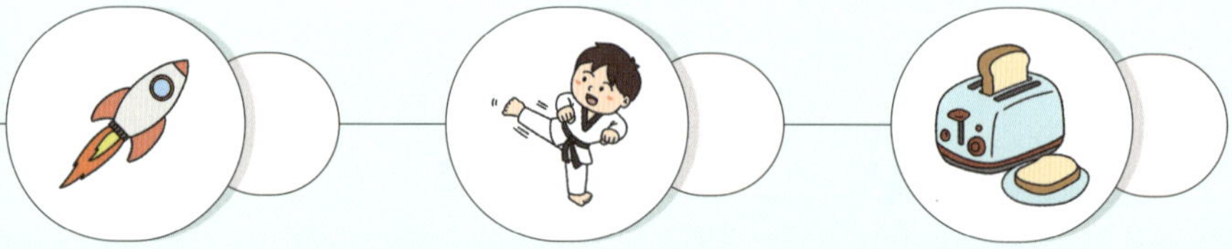

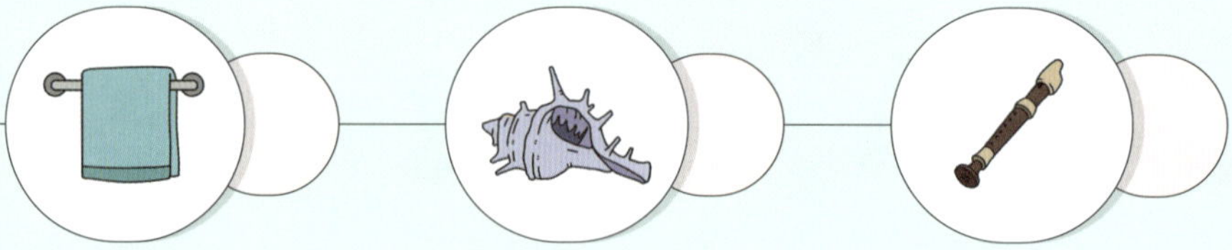

다른 소리를 찾아요

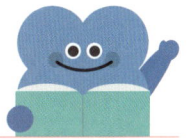

들려주는 낱말들 중 다른 소리로 시작하는 것을 찾아서 O 해요.
그리고 어떻게 다른지 이야기 나눠봐요.
빈칸에 어떤 소리로 시작하는지 찾아서 써봐도 좋아요.

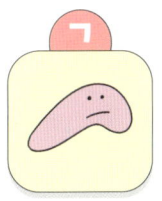 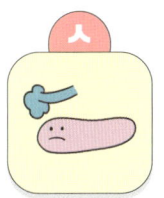 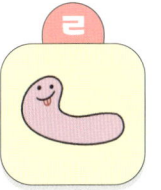 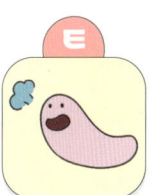

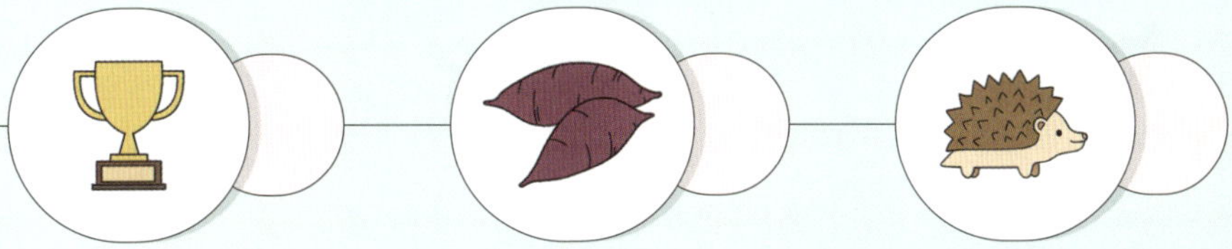

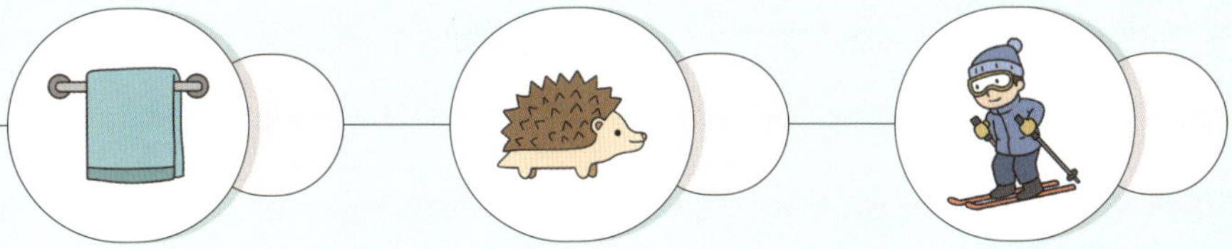

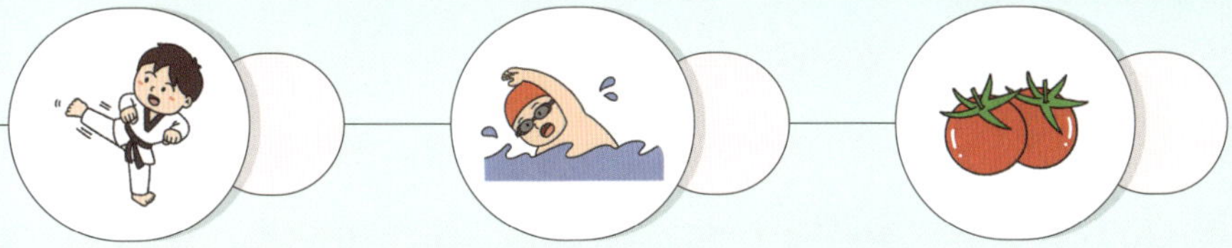

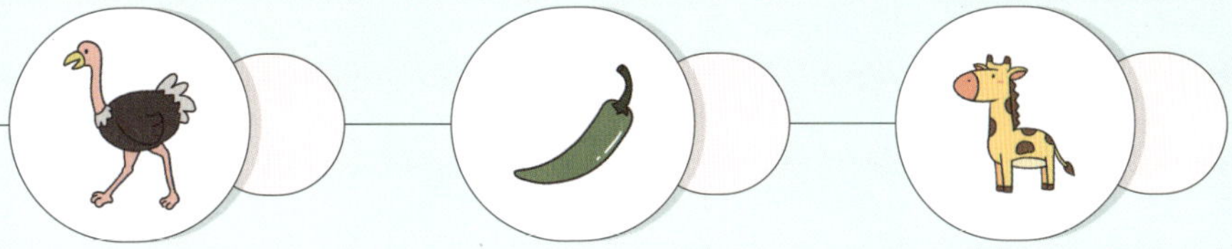

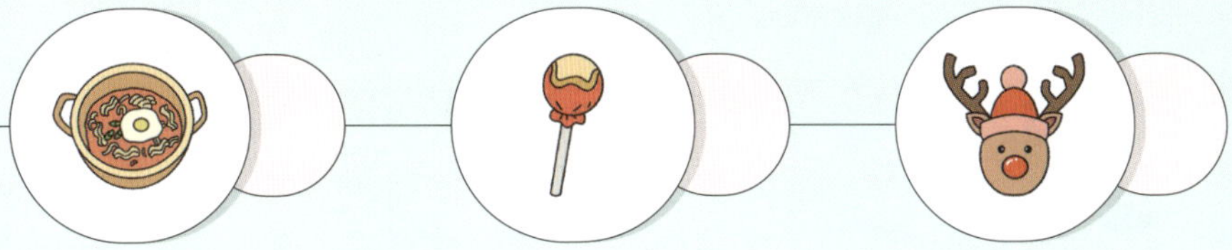

같은 소리와 글자를 연결해요

같은 소리로 시작하는 그림을 이은 뒤, 그 소리가 어떤 글자인지 찾아보세요.

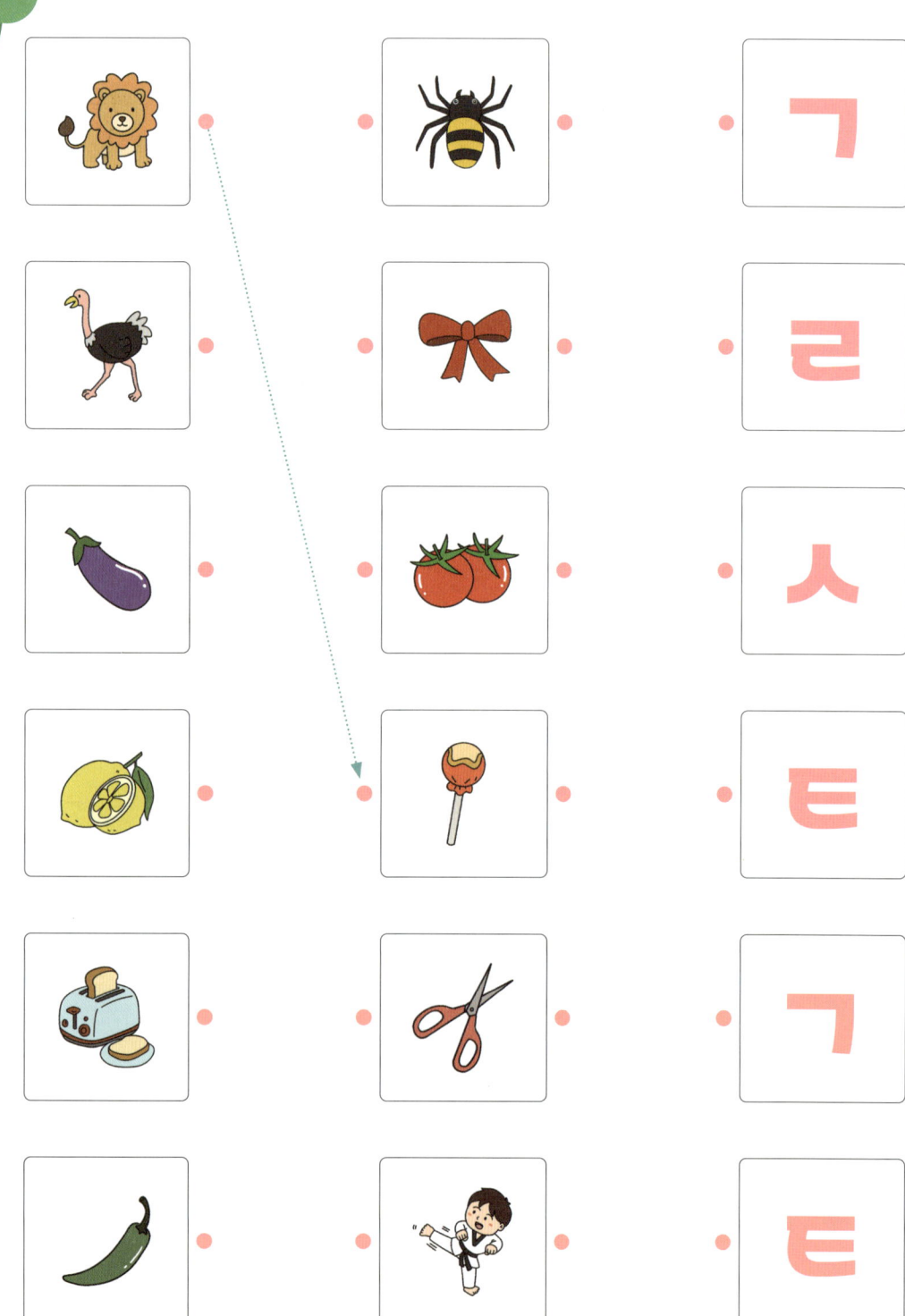

사후 활동

1. 들려주는 단어를 듣고 시작하는 소리가 같은지, 다른지 말해주세요.

맞춘 개수 / 10

단어	(O/X)	단어	(O/X)
곰 - 토마토		고구마 - 공주	
시소 - 루비		소라 - 사다리	
타조 - 테이프		거미 - 사탕	
소라 - 수건		소리 - 가수	
트로피 - 트럭		트로피 - 태권도	

2. 들려주는 단어를 듣고 시작하는 소리가 다른 단어 하나를 찾아서 말해주세요.

맞춘 개수 / 10

단어	(O/X)	단어	(O/X)
공주 - 트로피 - 태권도		타이어 - 리본 - 토마토	
고구마 - 루비 - 기린		라면 - 수건 - 수영	
스키 - 사탕 - 토스트		가지 - 사고 - 가방	
루돌프 - 소라 - 로켓		기린 - 스키 - 소리	
고구마 - 사다리 - 공주		로케트 - 가위 - 리코더	

3. 들려주는 단어를 듣고 공통으로 어떤 소리로 시작하는지 말해주세요.

맞춘 개수 / 10

단어	(O/X)	단어	(O/X)
가위 - 기린		리본 - 레몬	
레고 - 라면		가수 - 기타	
시소 - 수박		소리 - 시계	
테이프 - 타이어		라마 - 레이저	
고래 - 구름		트럭 - 투표	

Chapter 2
(ㄱ, ㅅ, ㄹ, ㅌ) 카드 활용 방법

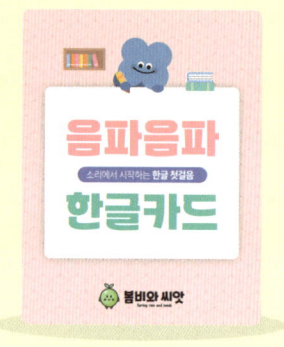

1. 사용 카드 목록   목표 소리   ㄱ, ㅅ, ㄹ, ㅌ

ㄱ	기호	교회	고구마	고슴도치	고추	구미호	그네	기도
ㅅ	사다리	스피커	사자	소나무	소리	시소	스키	스티커
ㄹ	로케트	루돌프	루비	리어카	리코더	라이터		
ㅌ	토마토	트로피	티셔츠	토스트	테이프	투표	튜브	

2. 카드 활용 방법

위 목록에 있는 카드들을 사용하여 아래와 같은 활동들을 할 수 있습니다.
이러한 활동을 통해 앞서 배운 소리들을 즐겁게 복습하며 익힐 수 있습니다.

1) 소리를 확인해요 (59, 66, 73, 80p)

- 선생님은 아동에게 위 목록의 그림 카드들을 하나씩 제시하며 목표 소리가 있는지 없는지 물어봅니다(예시 '가지' 카드를 보여주며 **"여기에 'ㄱ(그)' 소리 있어? 없어?"**).
- 아동이 바르게 말했을 경우 "맞아, 여기에 'ㄱ(그)' 소리 있네"라며 칭찬해 주세요.
- 아동이 틀리게 말했을 경우 소리를 강조해서 들려주며 다시 말해볼 수 있도록 합니다.
(예시 "다시 한번 말해줄게. 잘 듣고 **'ㄱ(그)' 소리가 있는지 없는지 찾아봐**").

2) 소리를 구별해요 (84~86p)

카드 두 쌍을 무작위로 제시하며 아동에게 카드 속 그림의 시작 소리가 같은지 다른지 말해 보도록 합니다.

- "선생님이 보여주는 카드를 보고, **시작하는 소리가 같은지 다른지 말해줘**"

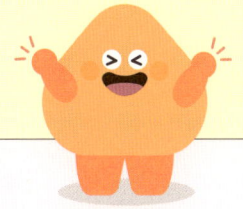
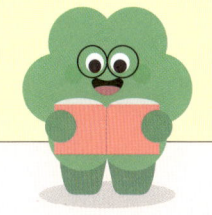

3) 다른 소리를 찾아요 (87~91p)

같은 소리로 시작하는 카드 두 장과 다른 소리로 시작하는 카드 한 장을 준비하여 아동에게 제시합니다(예시 **가지 - 고구마 - 사자**).

- "선생님이 보여주는 카드들 중에서 다른 소리로 시작하는 카드를 찾아봐"
- 아동이 맞게 대답할 경우 칭찬한 후 어떻게 다른지 얘기해 보도록 합니다.
- 아동이 틀리게 대답한 경우 카드의 시작 소리를 강조해서 들려준 후 다시 말해보도록 합니다.

4) 같은 소리와 글자를 연결해요 (92p)

같은 소리로 시작하는 카드 두 장과 다른 소리로 시작하는 카드 한 장을 준비하여 아동에게 제시합니다(예시 **사고 - 시소 - 루비**).

- "선생님이 보여주는 카드들 중에서 같은 소리로 시작하는 카드들을 찾아봐"
- 아동이 맞게 대답할 경우 칭찬한 후 어떻게 같은지 얘기해 보도록 합니다.
- 아동이 틀리게 대답한 경우 카드의 시작 소리를 강조해서 들려준 후 다시 말해보도록 합니다.
- 아동이 시작 소리를 잘 찾았다면, 시작 소리가 어떤 글자인지 음소카드에서 찾아보며 활동을 마무리 합니다.

게임하며 총정리하기1

위 목록의 카드를 섞어서 책상 위에 펼쳐놓습니다.
목표 소리를 정하고, 목표 자음으로 시작하는 카드를 가장 많이 가져오는 사람이 이깁니다.
목표 자음의 개수는 아이의 수준에 맞게 한 개, 혹은 두 개로 설정합니다.

- "선생님이랑 지금부터 'ㅅ(스)' 소리로 시작하는 카드를 찾아보는 거야.
  소리에 맞는 카드를 더 많이 모으는 사람이 이기는 거야"
- 카드를 다 모았으면 **맞게 고른 카드는 +1점, 틀리게 고른 카드는 -1점을 부여**하여 점수를 계산합니다.
- 점수가 높은 사람이 승리합니다.

게임하며 총정리하기2

위 목록의 카드를 섞어서 책상 위에 펼쳐놓습니다. **목표 소리(ㄱ, ㅅ, ㄹ, ㅌ)**의 카드 쌍을 가장 많이 모으는 사람이 승리합니다(예시 **그네 - 기도 / 사자 - 소리 / 리코더 - 라이터**).

- "선생님이랑 지금부터 같은 소리로 시작하는 카드들을 찾아보는 거야.
  더 많은 카드를 짝지어 주는 사람이 이기는 거야"
- 책상 위 카드가 모두 없어졌을 때 맞게 짝지은 카드는 +1점, 틀리게 짝지은 카드는 -1점을 부여하여 점수를 계산합니다.
- 점수가 높은 사람이 승리합니다.

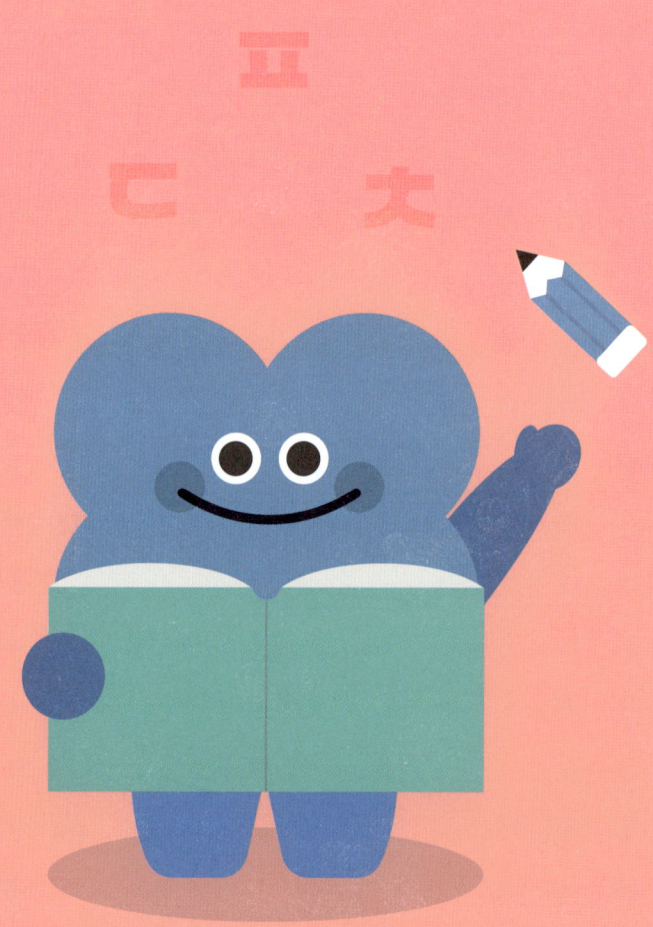

Chapter 2.
글자와 소리를 배워요

ㄷ ㅍ ㅊ

학습낱말	
ㄷ	두부, 당근, 돼지, 도끼, 도마, 드럼, 다리미, 다리, 독수리, 도토리, 다람쥐, 두더지, 도장
ㅊ	초코, 치마, 초밥, 치킨, 청소, 체리, 치타, 치즈, 책
ㅍ	파도, 피아노, 퍼즐, 판다, 피망, 풍선, 피자, 포크, 포도, 파리, 포크레인

활동 방법 및 유의사항

1) 소리를 배워요
글자의 모양과 소리를 익히는 단계입니다. 제시된 그림들의 이름을 말해보며 어디에 목표 소리가 들어있는지 찾아봅니다. 그리고 숨은그림찾기, 'ㄷ(드)' 소리 들어간 그림 찾기 등의 활동을 통해 목표 소리를 학습합니다.

2) 소리를 확인해요
들려주는 낱말을 듣고 **목표 소리가 있으면 O, 없으면 X 표시**합니다.

3) 소리를 구별해요
들려주는 두 개의 낱말을 듣고, **첫소리가 같으면 O, 다르면 X에 표시**합니다.
- **예시** "선생님이 들려주는 낱말을 잘 듣고 **시작 소리가 같으면 O, 다르면 X에 표시해 줘.** '**두부-다리미**'의 첫소리가 같아?, 달라?"

4) 다른 소리를 찾아요
들려주는 낱말을 듣고 **다른 소리로 시작하는 그림을 찾아봅니다.**
- **예시** "선생님이 들려주는 낱말을 듣고, **다른 소리로 시작하는 그림을 찾아서 동그라미 해줘.** 그리고 시작하는 소리의 글자를 적어줘. '**두더지-도장-초코**' 중 첫소리가 다른 하나는 뭐야?"

5) 쓰기 연습을 해요
들려주는 낱말을 듣고, **첫소리를 분리해 낸 뒤, 적어봅니다.**
- **예시** "선생님이 들려주는 낱말을 듣고 방금 배운 소리가 어디 있는지 찾아서 **엘코닌 상자에 적어보자**"

6) 같은 소리와 글자를 연결해요
소리와 글자를 연결하는 과정을 통해 학습을 마무리합니다.

사전 활동 (도입)

선생님이 같은 소리로 시작하는 단어 두 개를 들려줄 거예요. 잘 듣고 어떤 소리로 시작하는지 아래 박스에서 골라볼까요?

 "돼지, 두부는 'ㄷ(드)'로 시작할까? 'ㄴ(느)'로 시작할까?"

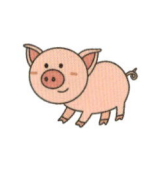 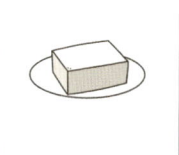 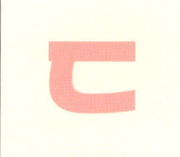 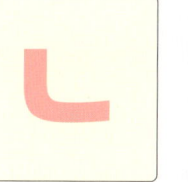

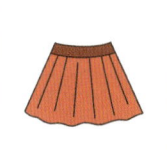 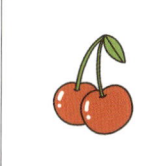 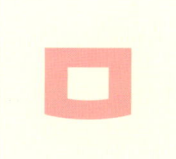 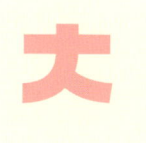

   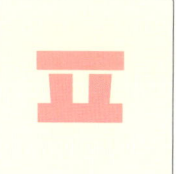

단어	정/오 반응 체크 (O/X)
돼지 – 두부	
치마 – 체리	
피망 – 풍선	

ㄷ 디귿 소리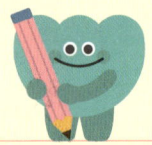

**짧은 이야기를 듣고 오늘 배울 글자가 어떤 글자인지,
어떤 소리를 가졌는지 이야기 나눠볼까요?**

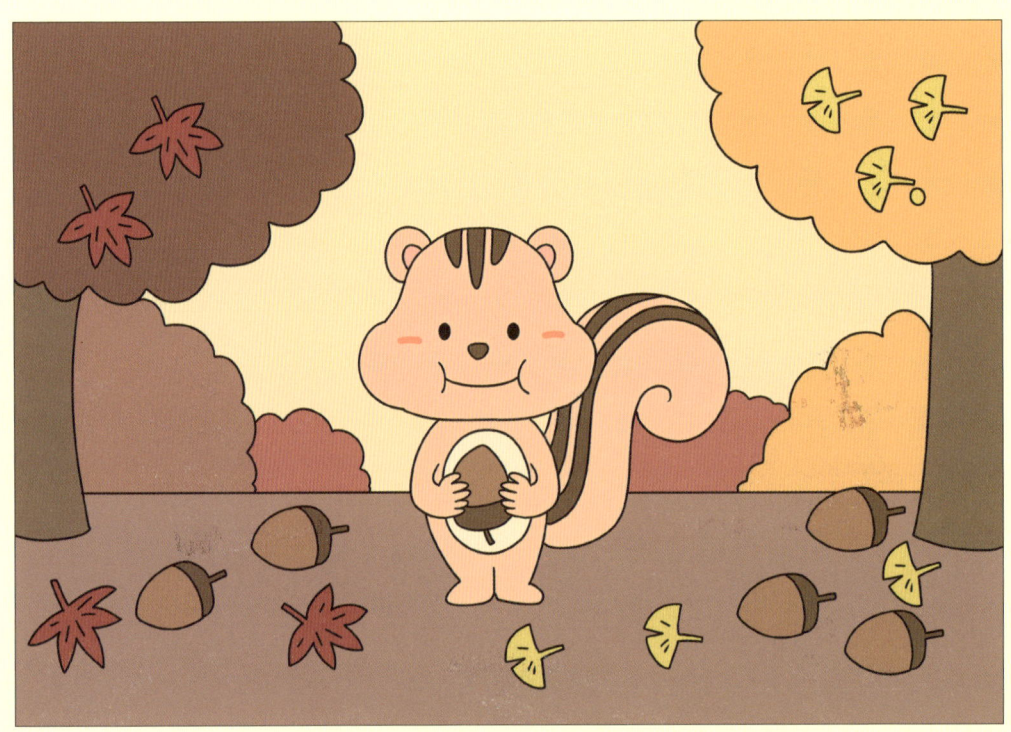

단풍나무에 알록달록 물이 들었어요.
다람쥐 한 마리가 도토리를 모으러 나왔어요.
도토리 한 개, 도토리 두 개,
도토리를 많이 주운 다람쥐는 행복했어요.

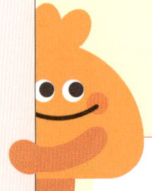

아동에게 이야기를 들려줄 때, 분홍색으로 표시된 글자는 강조해서 들려주세요.
띄어읽기, 억양을 높이기, 늘이기 무엇이든 좋습니다.

아동이 목표 소리를 잘 찾았다면,
우리 주변에 같은 소리를 가진 낱말이 무엇이 있는지 이야기 나눠볼까요?

ㄷ 디귿 소리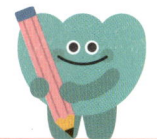

남자 친구가 여자 친구를 만나러 가요.
'ㄷ' 소리를 가진 그림을 따라 친구에게 가주세요!

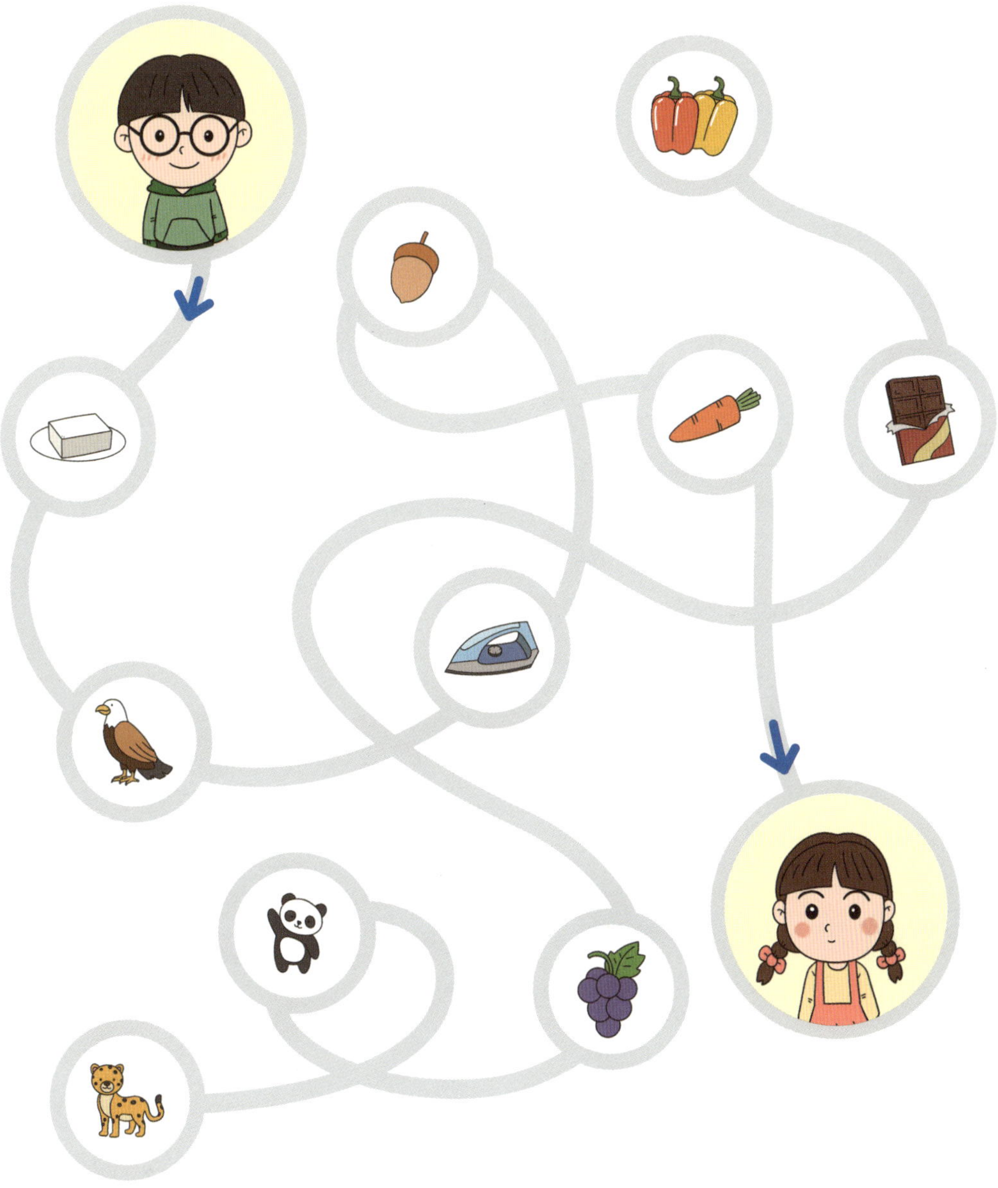

아동이 낱말을 모르거나 발음하지 못한다면 들려주세요.
이때, 'ㄷ(드)' 소리를 강조해서 들려주시고 'ㅡ(으)' 소리는 숨어있는 것처럼 짧게
들려주시면 됩니다.

ㄷ 소리를 배워요

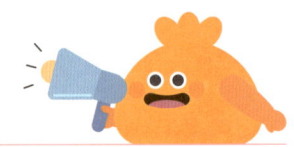

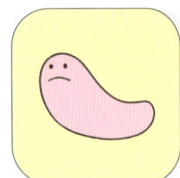
'ㄷ(디귿)'은 혀의 앞부분을 입천장 앞쪽에 붙였다 떼면서 만드는 소리예요. 이때 'ㅡ(으)' 소리는 없다고 생각하고 짧게 '드!' '드!' 소리를 만들어보세요.
그리고 아래 그림의 이름을 말하면서 'ㄷ(드)' 소리를 찾아봐요.

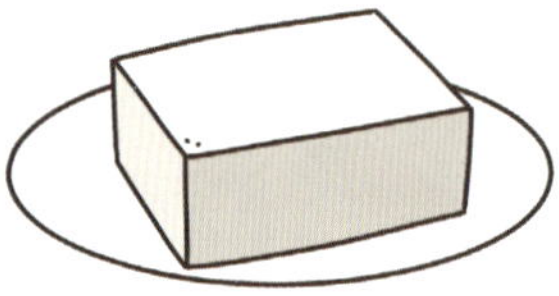

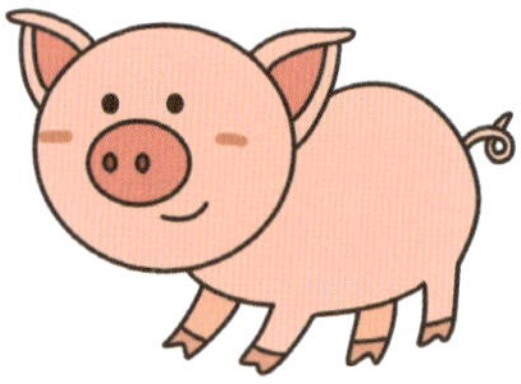

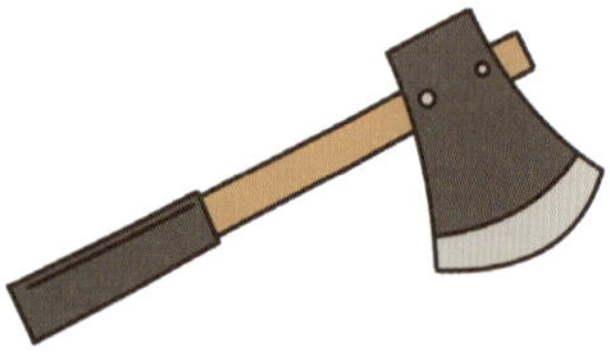

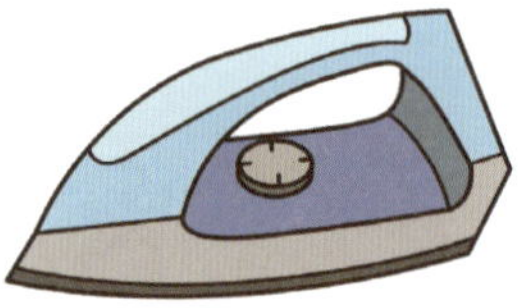

아동이 낱말을 모르거나 발음하지 못한다면 들려주세요.
이때, 'ㄷ(드)' 소리를 강조해서 들려주시고 'ㅡ(으)' 소리는 숨어있는 것처럼 짧게 들려주시면 됩니다.

ㄷ 소리를 확인해요

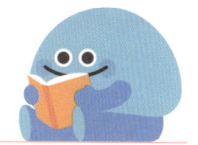

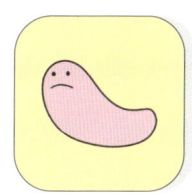
들려주는 낱말을 듣고, 방금 배운 'ㄷ(드)' 소리가 들리면 O, 들리지 않으면 X 표시해요.

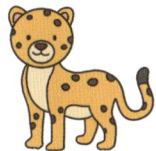 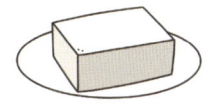 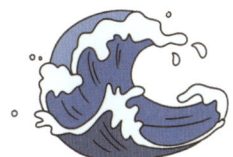

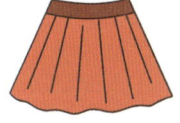  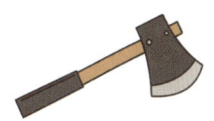

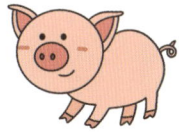 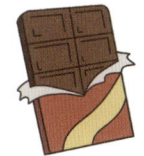 

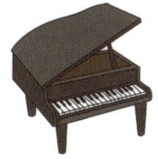 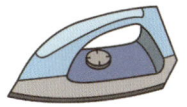 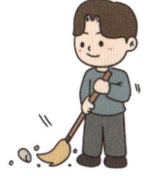

쓰기 연습을 해요

아동과 함께 'ㄷ(드)' 소리를 내며 글자를 써 봅시다.
이때 'ㅡ(으)' 소리는 없는 것처럼 짧게 발음해 주세요.

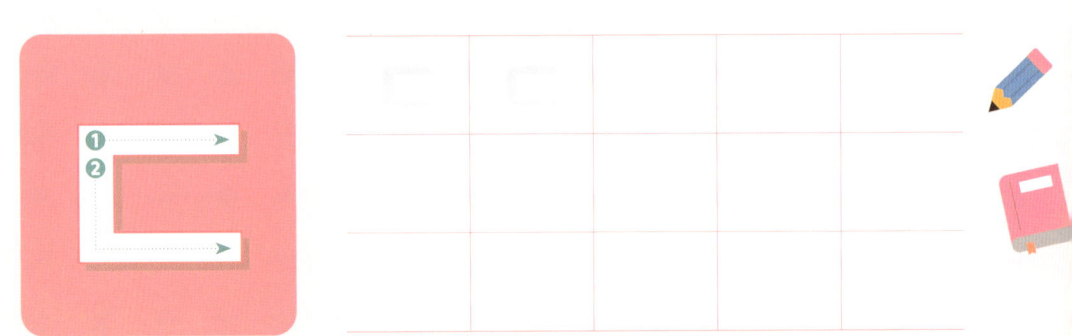

그림을 보고 이름을 말해 본 다음, 빠진 'ㄷ' 글자를 써서 낱말을 완성해 주세요.

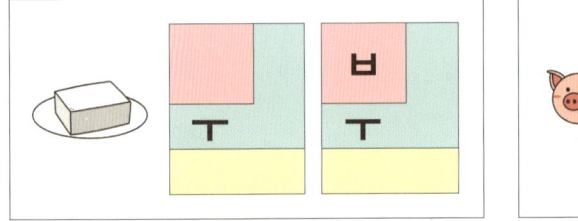
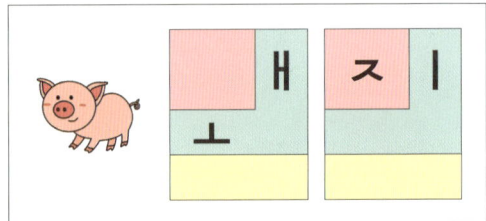
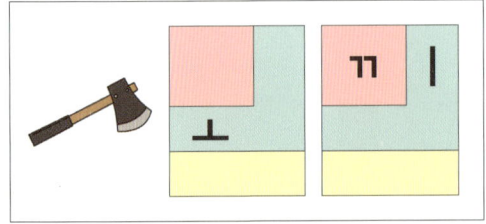
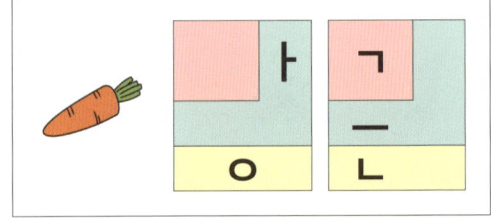
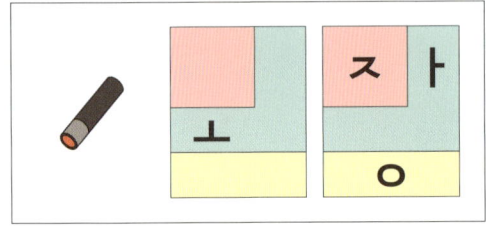
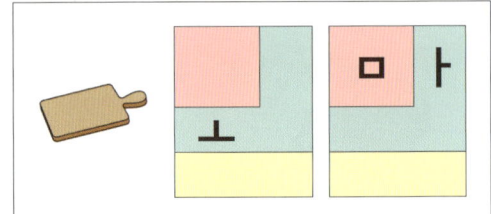

쓰기 연습을 해요

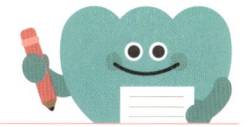

그림을 보고 이름을 말해 본 다음, 빠진 'ㄷ' 글자를 써서 낱말을 완성해 주세요.

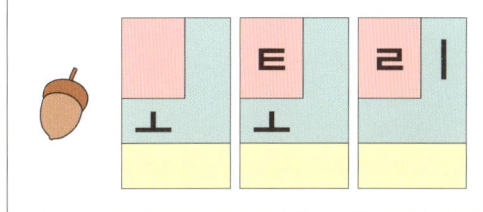
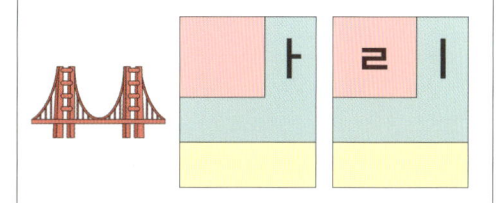
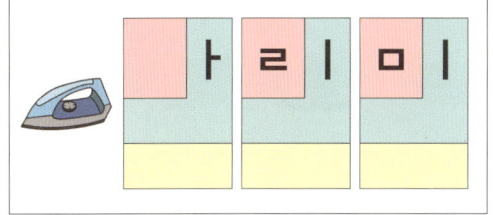
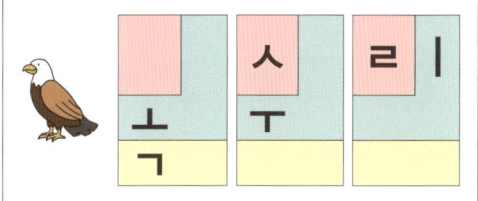
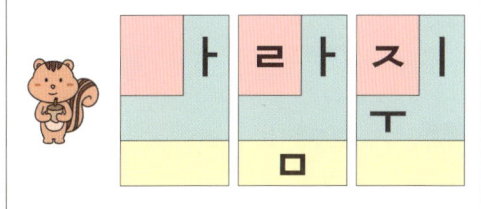
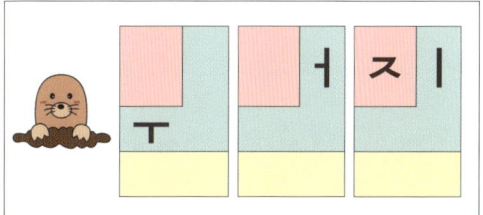
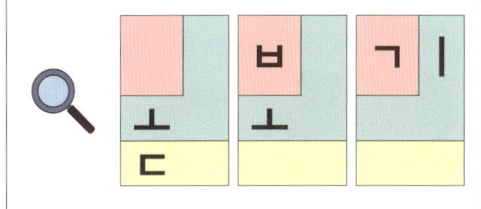
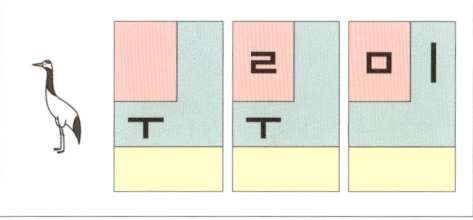
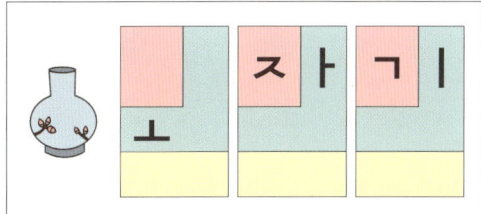
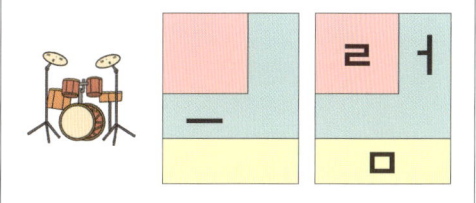

ㄷ 소리가 나는 그림을 색칠해 보세요

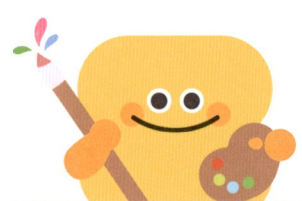

숨어있는 글자를 찾았나요? 아래 보기에서 골라보세요.

ㅌ   ㄷ   ㄸ

ㅍ 피읖 소리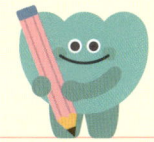

짧은 이야기를 듣고 오늘 배울 글자가 어떤 글자인지,
어떤 소리를 가졌는지 이야기 나눠볼까요?

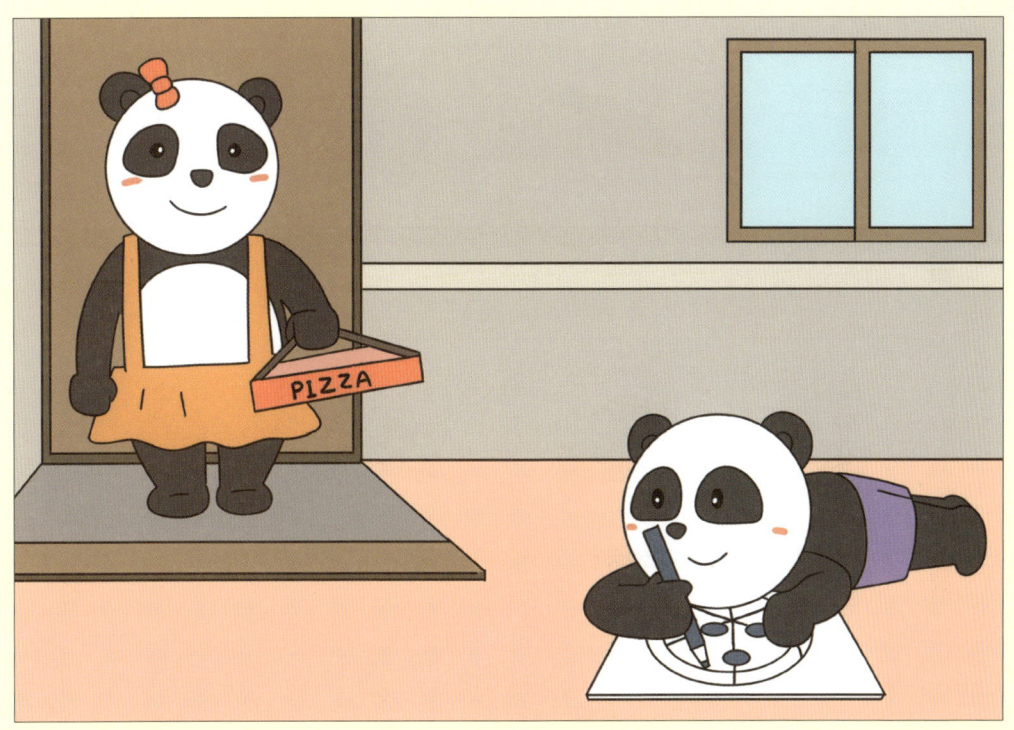

아기 **판다**가 **파란색** 색연필로 **피자**를 그리고 있어요.
그런데 엄마 **판다**가 **피자**를 사 왔어요.
판다는 신이 나서 **폴짝폴짝** 뛰었어요.

아동에게 이야기를 들려줄 때, **분홍색으로 표시된 글자는 강조해서** 들려주세요.
띄어읽기, 억양을 높이기, 늘이기 무엇이든 좋습니다.

아동이 목표 소리를 잘 찾았다면,
우리 주변에 같은 소리를 가진 낱말이 무엇이 있는지 이야기 나눠볼까요?

ㅍ 피읖 소리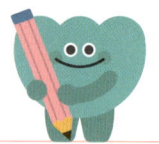

아기 판다가 'ㅍ' 소리로 시작하는 물건을 사러 갔어요~
'ㅍ' 소리를 가진 물건들만 찾아 O 해주세요!

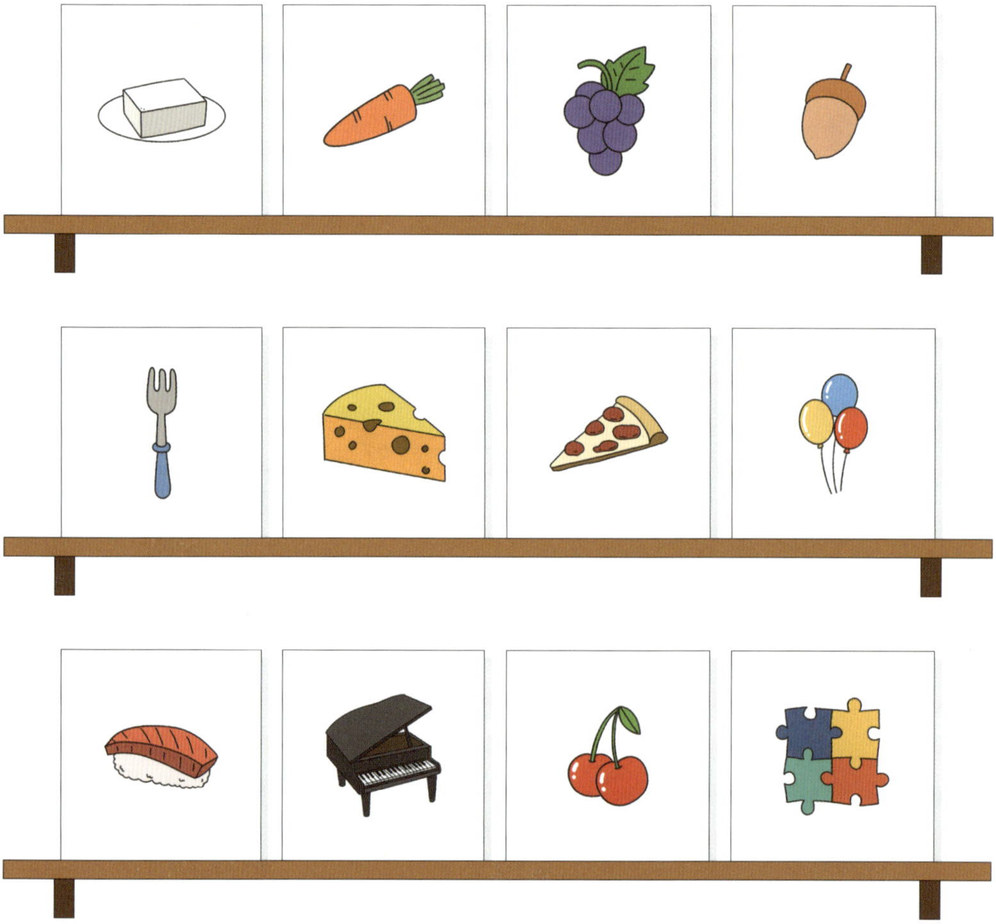

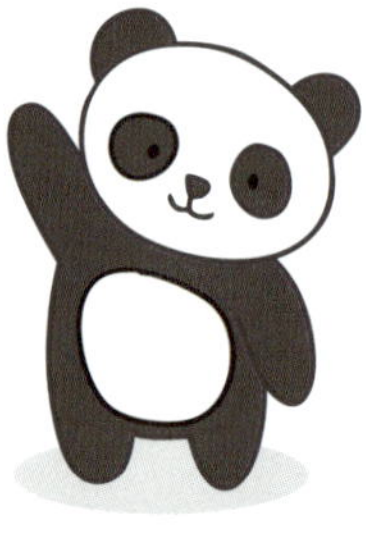

아동이 낱말을 모르거나 발음하지 못한다면 들려주세요.
이때, 'ㅍ(프)' 소리를 강조해서 들려주시고 'ㅡ(으)' 소리는 숨어있는 것처럼 짧게 들려주시면 됩니다.

ㅍ 소리를 배워요

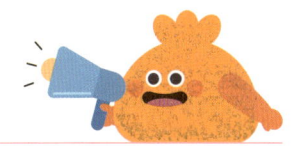

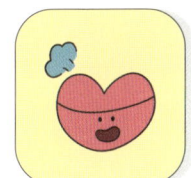
'ㅍ(피읖)'은 입술을 붙였다 떼면서 바람을 세게 내보내며 만드는 소리예요. 이때 'ㅡ(으)' 소리는 없다고 생각하고 짧게 '프!' '프!' 소리를 만들어보세요. 그리고 아래 그림의 이름을 말하면서 'ㅍ(프)' 소리를 찾아봐요.

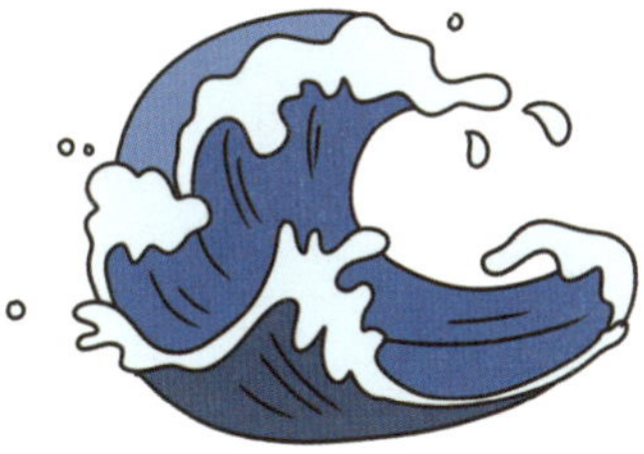

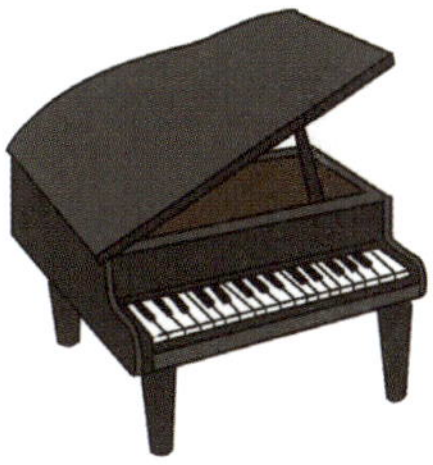

ㅍ

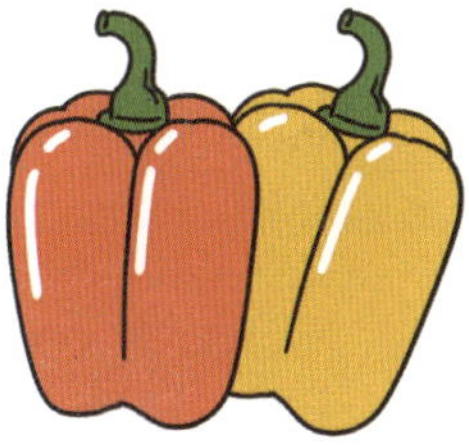

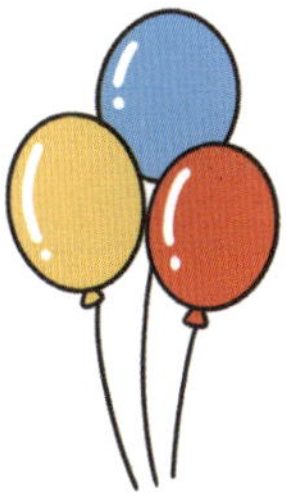

아동이 낱말을 모르거나 발음하지 못한다면 들려주세요.
이때, 'ㅍ(피읖)' 소리를 강조해서 들려주시고 'ㅡ(으)' 소리는 숨어있는 것처럼 짧게
들려주시면 됩니다.

ㅍ 소리를 확인해요

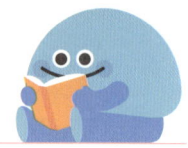

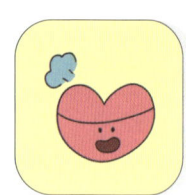
들려주는 낱말을 듣고, 방금 배운 'ㅍ(프)' 소리가 들리면 O, 들리지 않으면 X 표시해요.

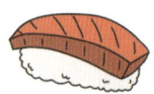 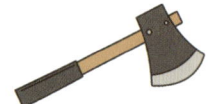 

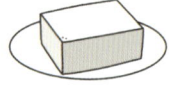 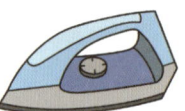 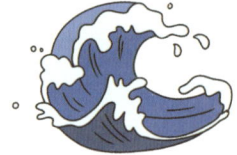

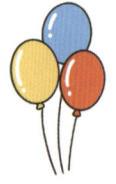 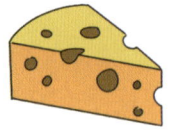 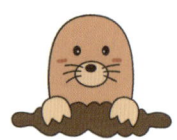

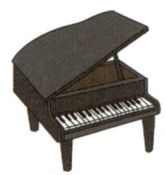 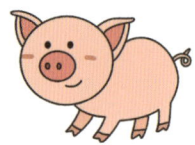 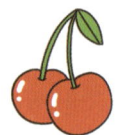

쓰기 연습을 해요

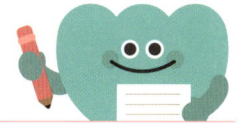

아동과 함께 'ㅍ(프)' 소리를 내며 글자를 써 봅시다.
이때 'ㅡ(으)' 소리는 없는 것처럼 짧게 발음해 주세요.

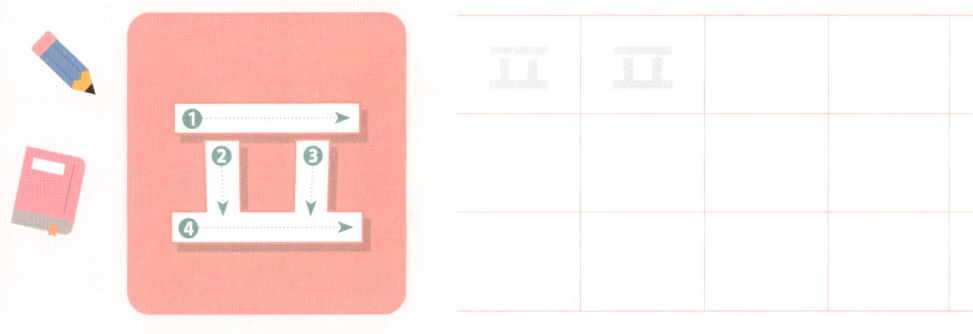

그림을 보고 이름을 말해 본 다음, 빠진 'ㅍ' 글자를 써서 낱말을 완성해 주세요.

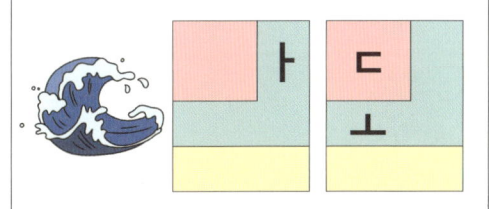
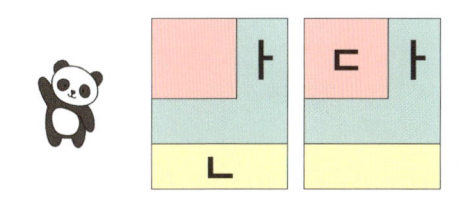

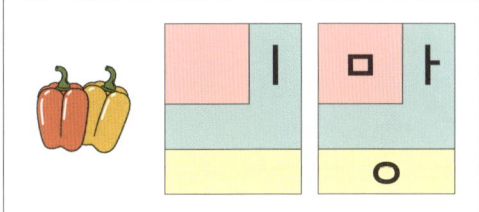
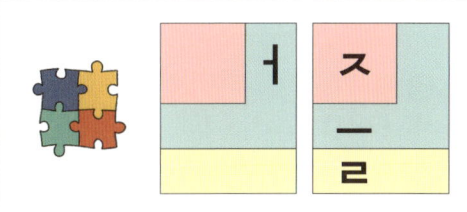

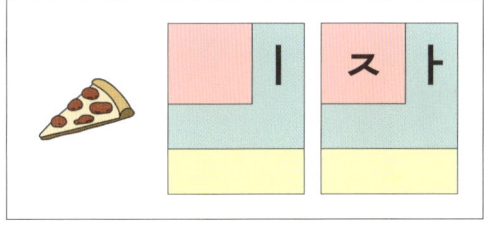
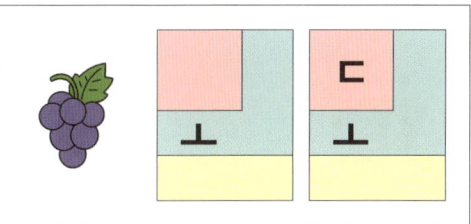

쓰기 연습을 해요

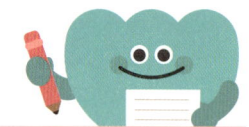

그림을 보고 이름을 말해 본 다음, 빠진 'ㅠ' 글자를 써서 낱말을 완성해 주세요.

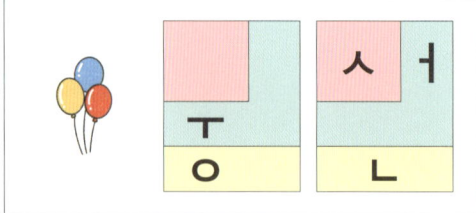
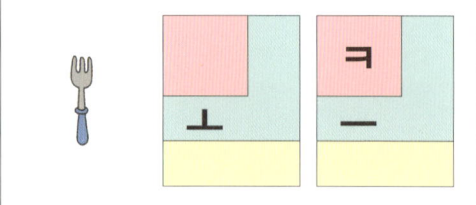
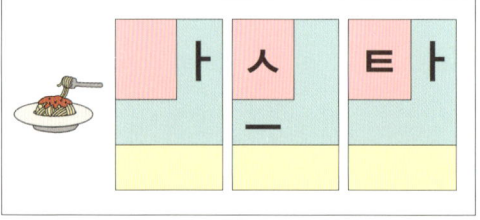
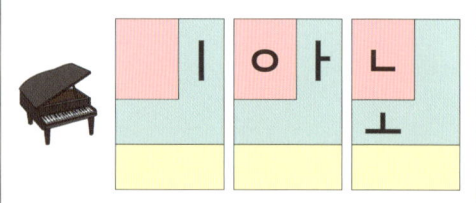
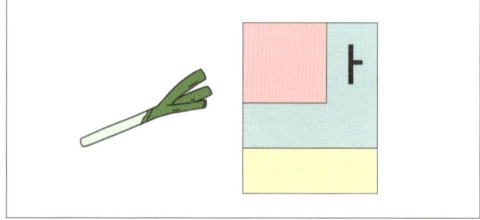
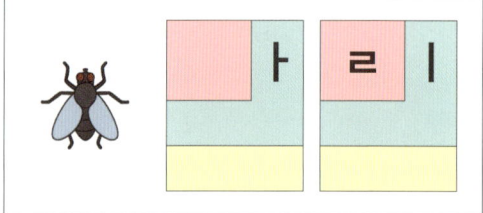
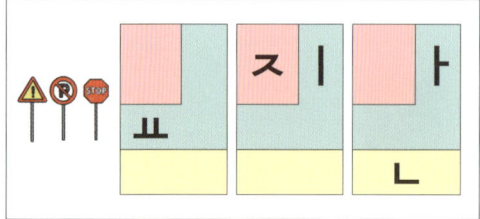
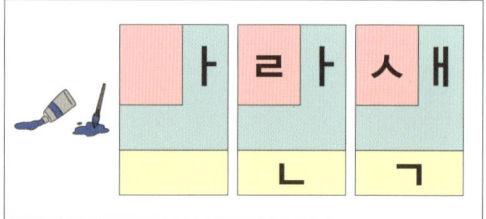
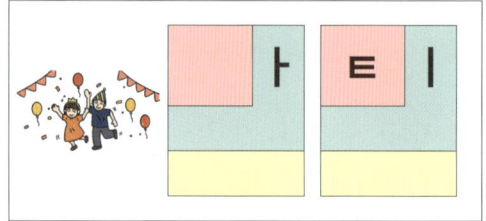
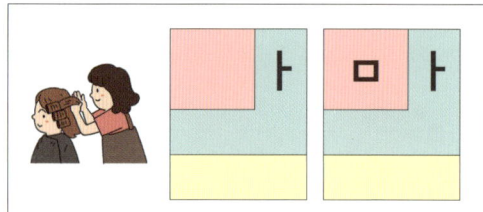

ㅍ 소리가 나는 그림을 색칠해 보세요

숨어있는 글자를 찾았나요? 아래 보기에서 골라보세요.

ㅁ ㅂ ㅍ

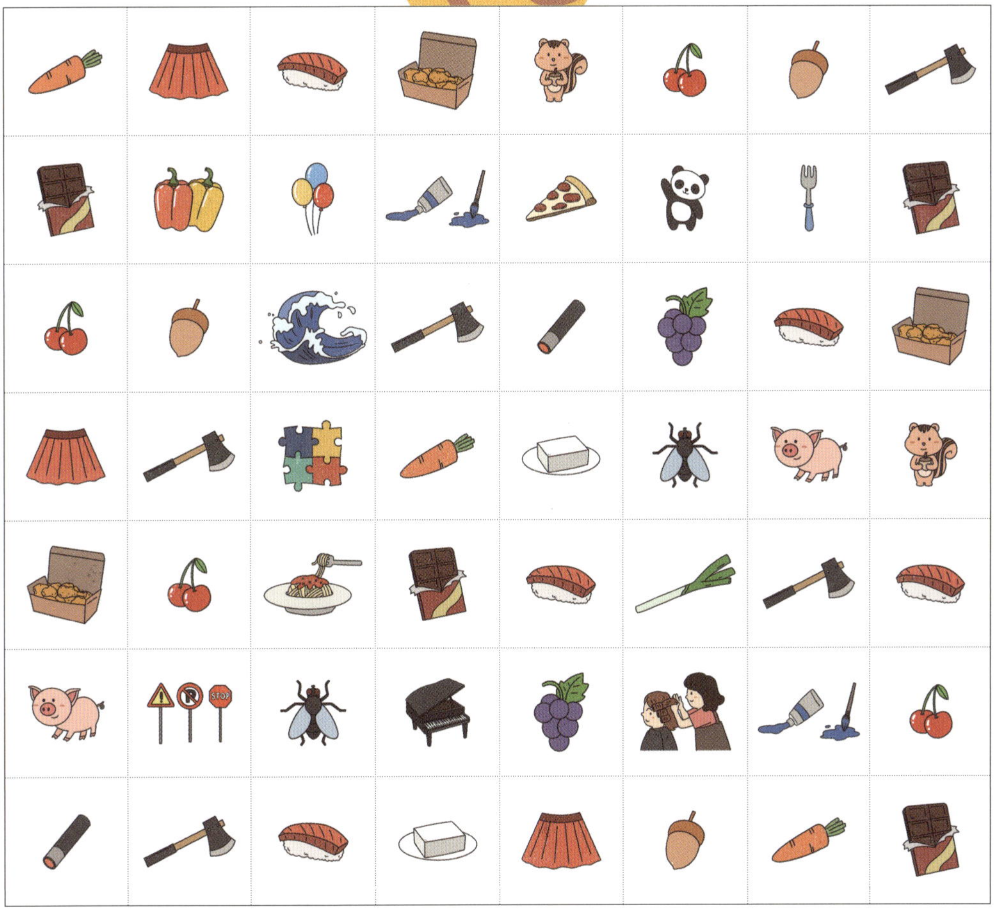

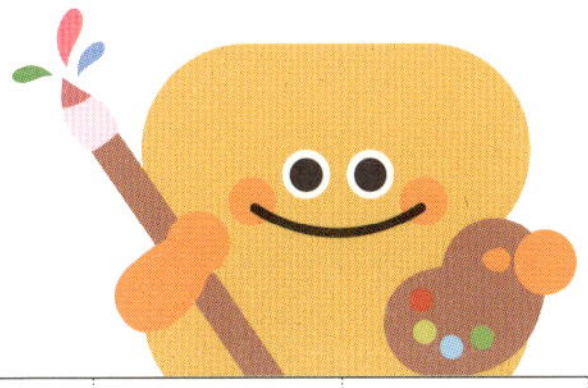

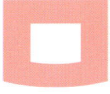

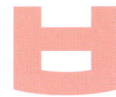

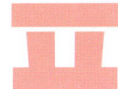

ㅊ 치읓 소리

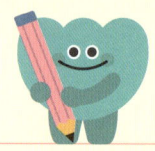

짧은 이야기를 듣고 오늘 배울 글자가 어떤 글자인지,
어떤 소리를 가졌는지 이야기 나눠볼까요?

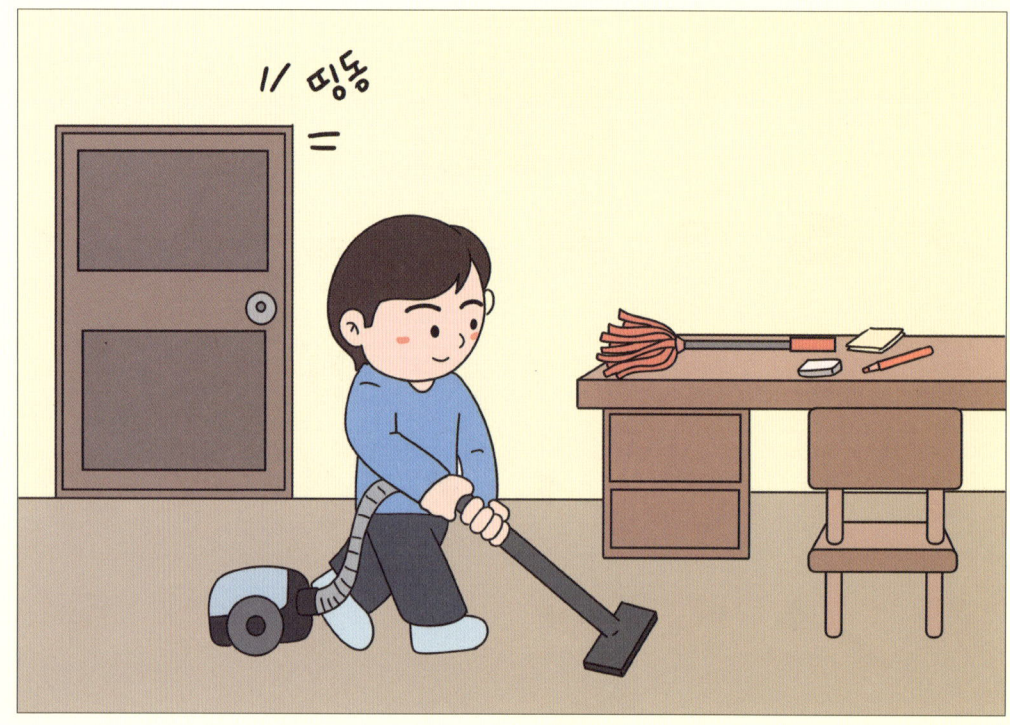

철수네 집에 **친구**들이 놀러 오기로 했어요.
철수는 **청소기**로 **청소**를 해요.
책상과 **책장** 위에 쌓인 먼지도 **청소**했어요.
띵동! 그때 **치킨** 배달이 도착했어요.

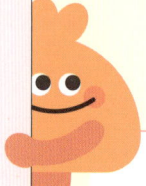

아동에게 이야기를 들려줄 때, 분홍색으로 표시된 글자는 강조해서 들려주세요.
띄어읽기, 억양을 높이기, 늘이기 무엇이든 좋습니다.

아동이 목표 소리를 잘 찾았다면,
우리 주변에 같은 소리를 가진 낱말이 무엇이 있는지 이야기 나눠볼까요?

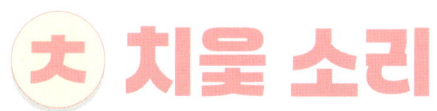 치읓 소리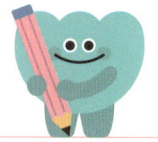

치타가 'ㅊ'로 시작하는 음식을 찾고 있어요!
'ㅊ' 소리를 가진 음식을 찾아 O 해주세요!

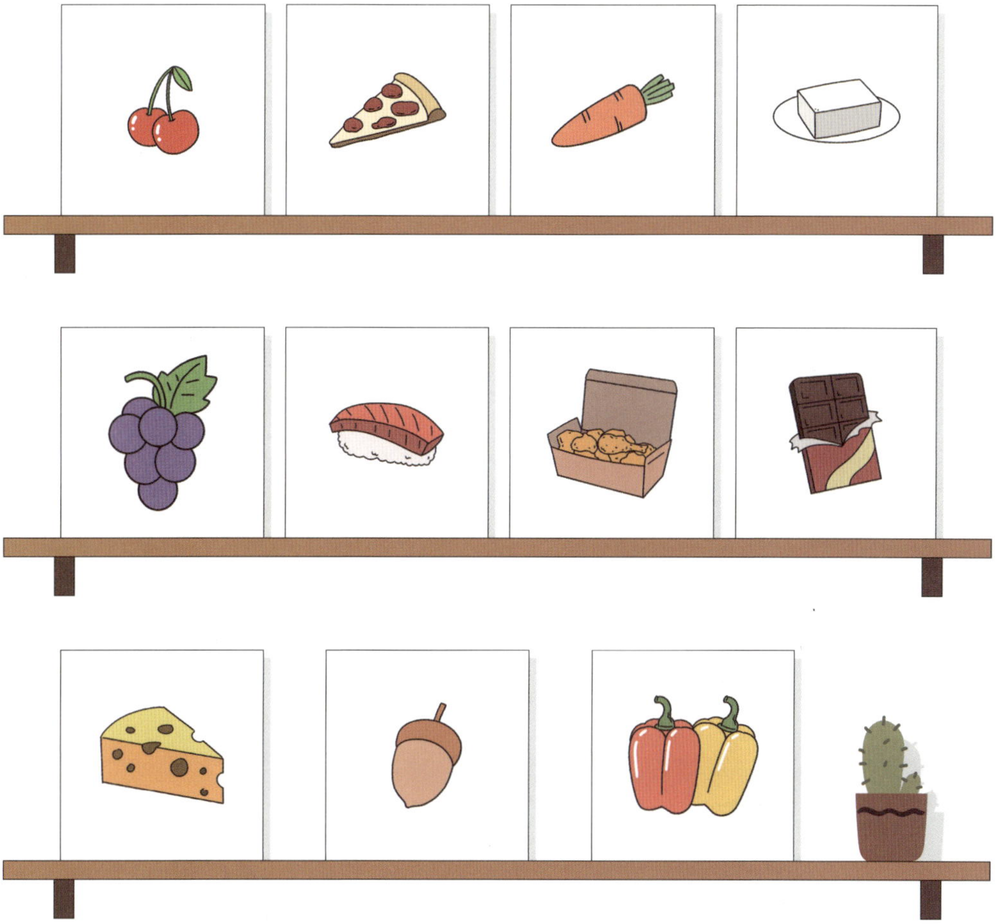

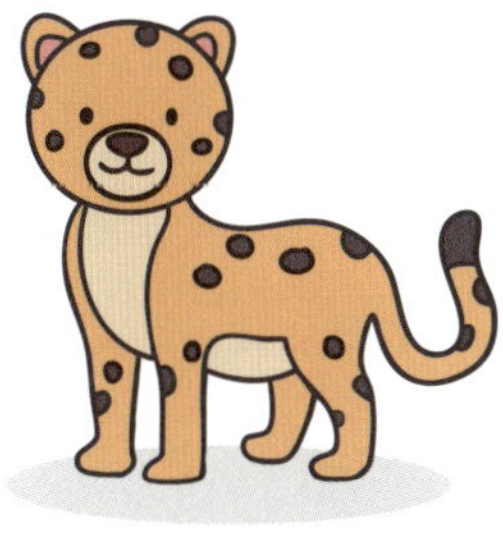

아동이 낱말을 모르거나 발음하지 못한다면 들려주세요.
이때, **'ㅊ(츠)' 소리를 강조해서** 들려주시고 **'ㅡ(으)' 소리는 숨어있는 것처럼 짧게**
들려주시면 됩니다.

ㅊ 소리를 배워요

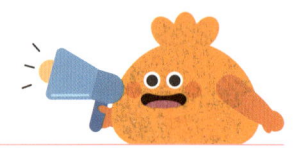

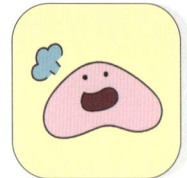

'ㅊ(치읓)'은 혀를 가운데 입천장에 붙였다 떼면서 바람을 세게 내보내며 만드는 소리예요. 이때 'ㅡ(으)' 소리는 없다고 생각하고 짧게 '츠!' '츠!' 소리를 만들어보세요. 그리고 아래 그림의 이름을 말하면서 'ㅊ(츠)' 소리를 찾아봐요.

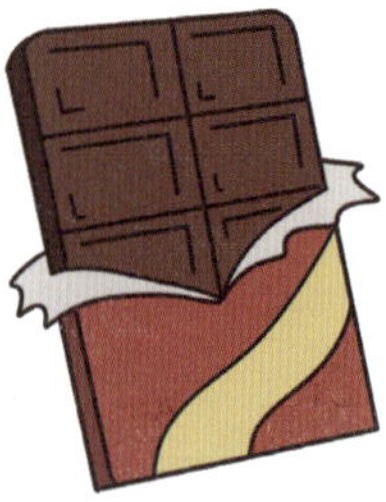

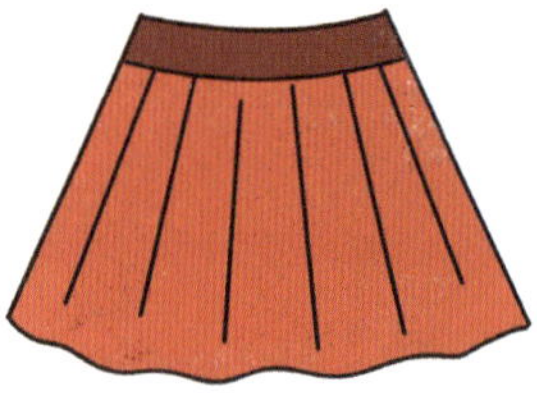

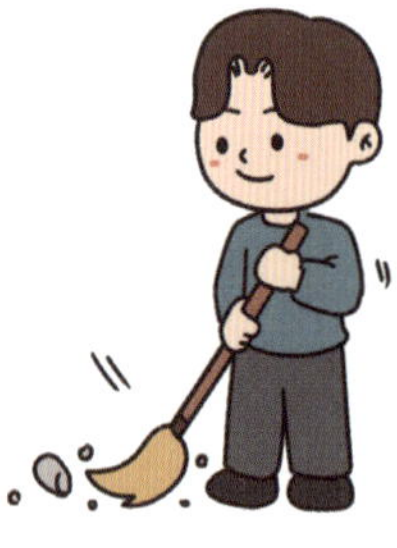

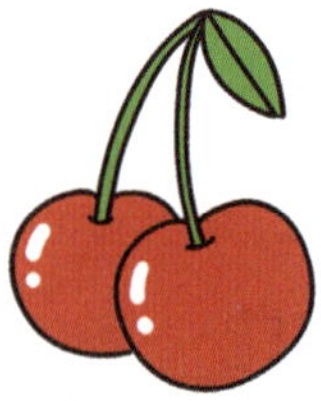

아동이 낱말을 모르거나 발음하지 못한다면 들려주세요.
이때, 'ㅊ(치읓)' 소리를 강조해서 들려주시고 'ㅡ(으)' 소리는 숨어있는 것처럼 짧게 들려주시면 됩니다.

ㅊ 소리를 확인해요

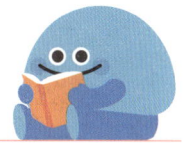

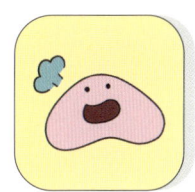 들려주는 낱말을 듣고, 방금 배운 'ㅊ(츠)' 소리가 들리면 O, 들리지 않으면 X 표시해요.

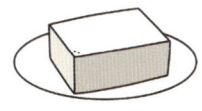  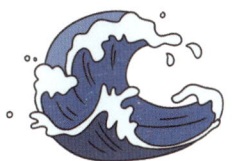

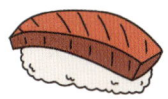 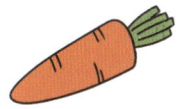 

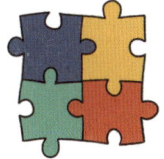 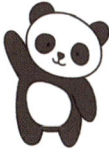 

 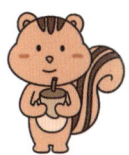 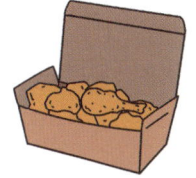

쓰기 연습을 해요

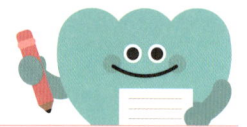

아동과 함께 'ㅊ(츠)' 소리를 내며 글자를 써 봅시다.
이때 'ㅡ(으)' 소리는 없는 것처럼 짧게 발음해 주세요.

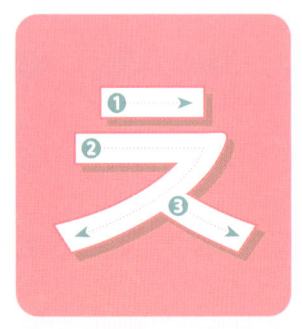

그림을 보고 이름을 말해 본 다음, 빠진 'ㅊ' 글자를 써서 낱말을 완성해 주세요.

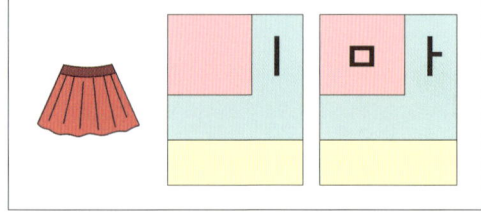
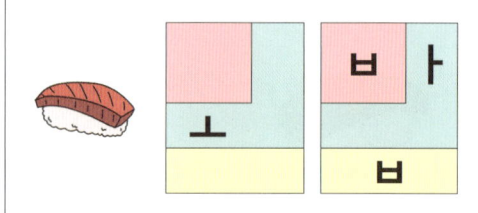

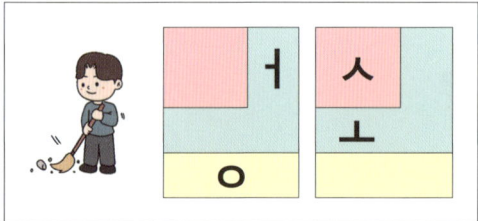
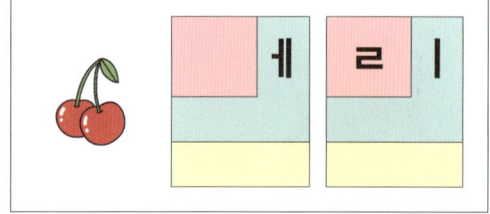

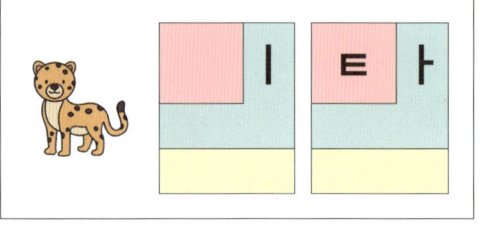
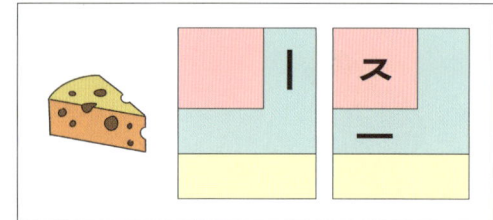

쓰기 연습을 해요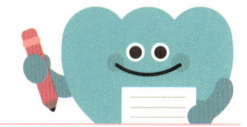

그림을 보고 이름을 말해 본 다음, 빠진 'ㅊ' 글자를 써서 낱말을 완성해 주세요.

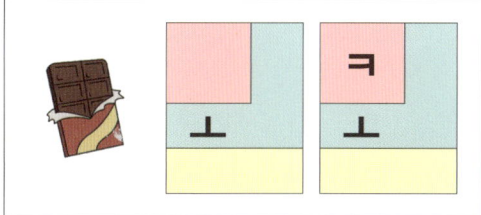 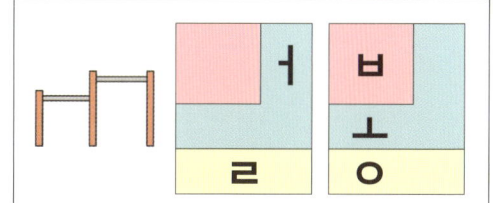

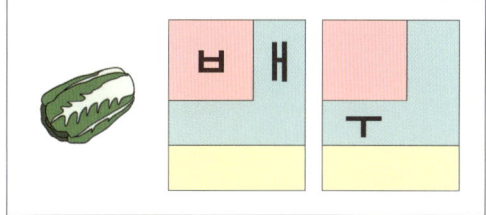 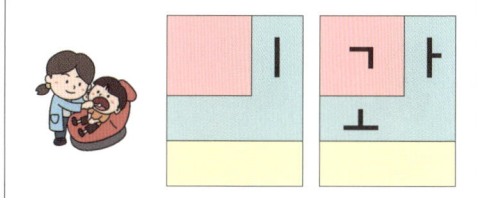

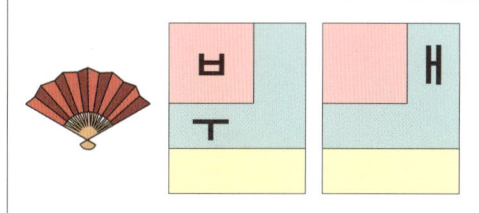 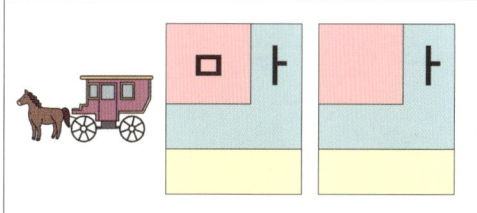

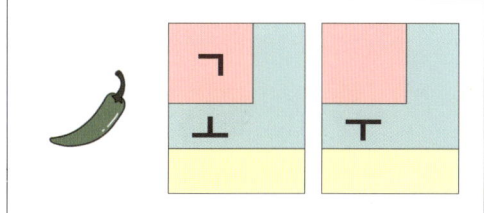 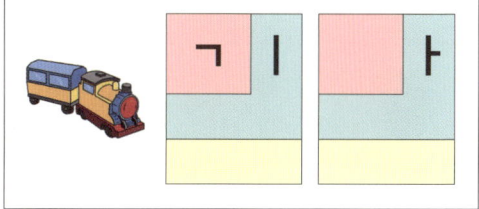

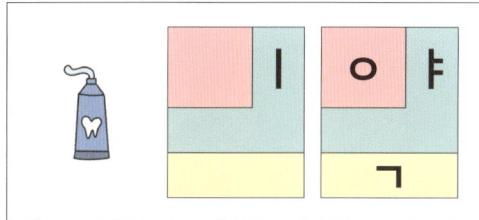 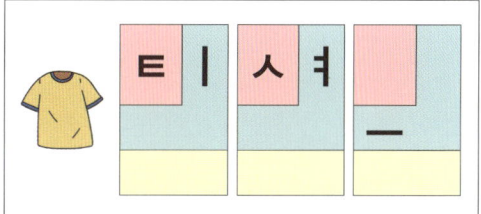

ㅊ 소리가 나는 그림을 색칠해 보세요

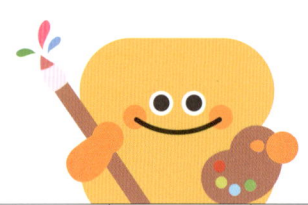

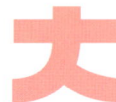 

숨어있는 글자를 찾았나요? 아래 보기에서 골라보세요.

ㅈ   ㅊ   ㅅ

소리를 구별해요

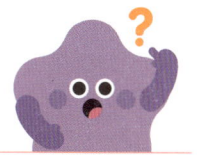

들려주는 두 개의 낱말을 듣고, 첫소리가 같으면 O, 다르면 X에 표시해요.

1 O X

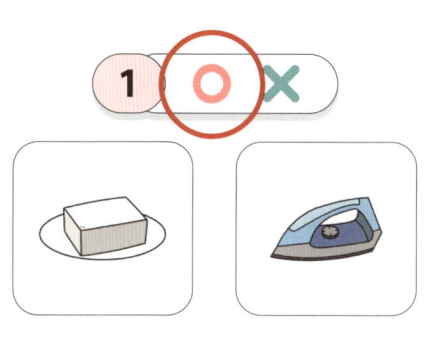

2 O X

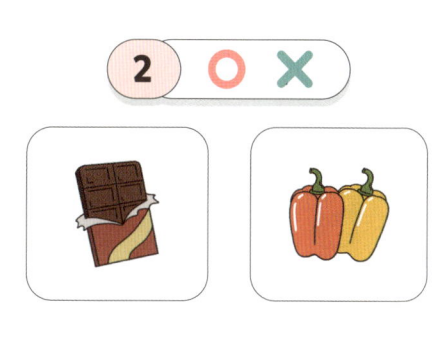

3 O X

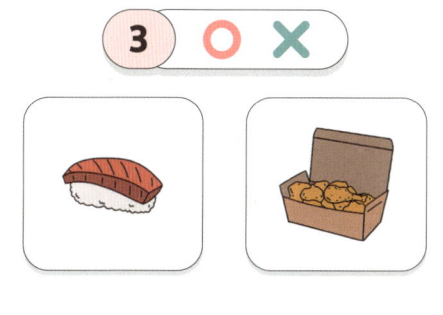

4 O X

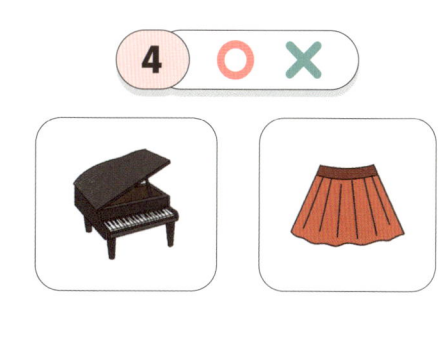

5 O X

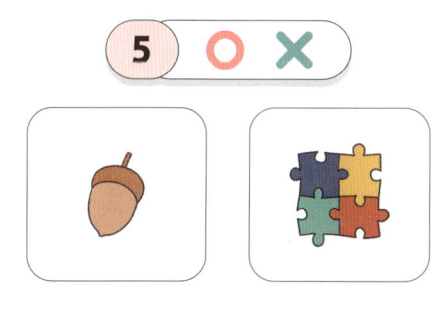

6 O X

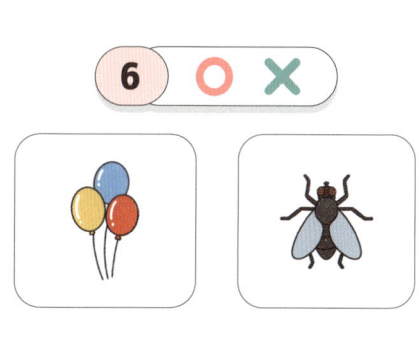

소리를 구별해요

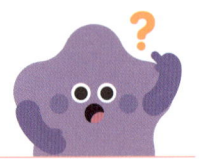

들려주는 두 개의 낱말을 듣고, 첫소리가 같으면 O, 다르면 X에 표시해요.

7 O X

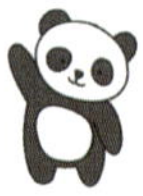

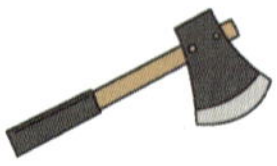

8 O X

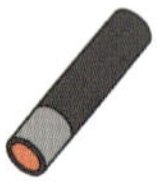

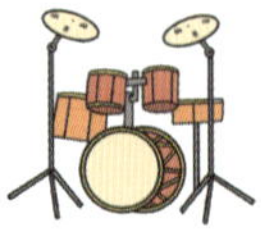

9 O X

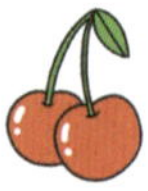

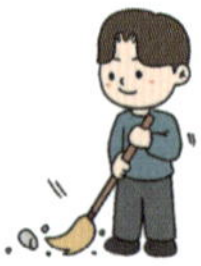

10 O X

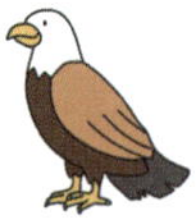

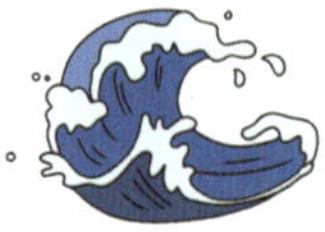

11 O X

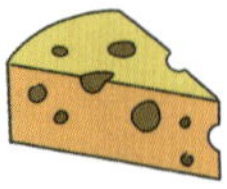

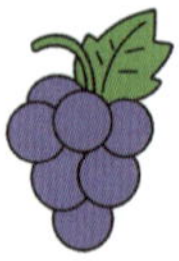

12 O X

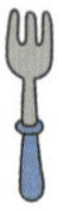

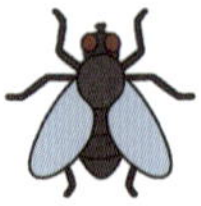

소리를 구별해요

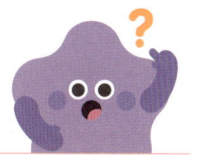

들려주는 두 개의 낱말을 듣고, 첫소리가 같으면 O, 다르면 X에 표시해요.

13 O X
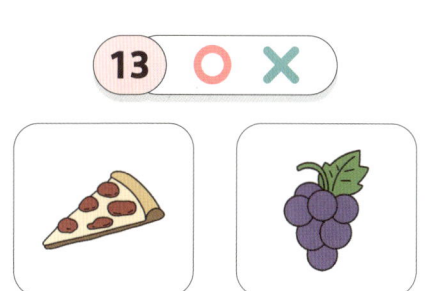

14 O X
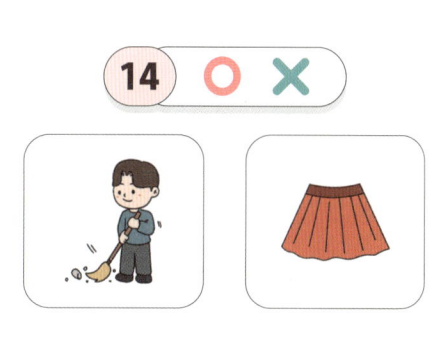

15 O X
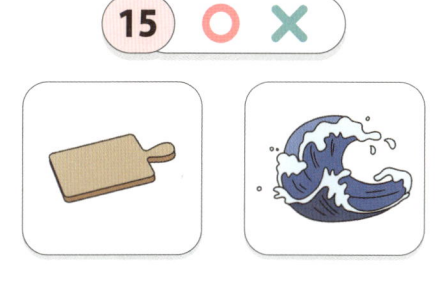

16 O X
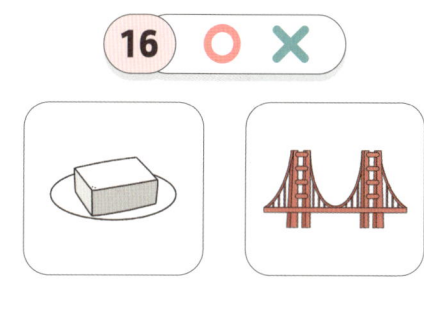

17 O X
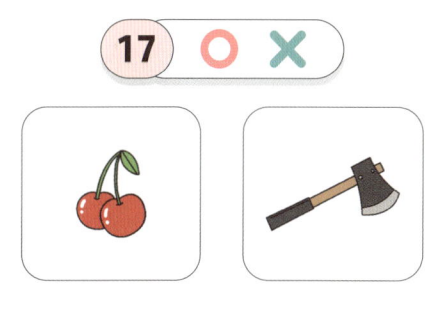

18 O X
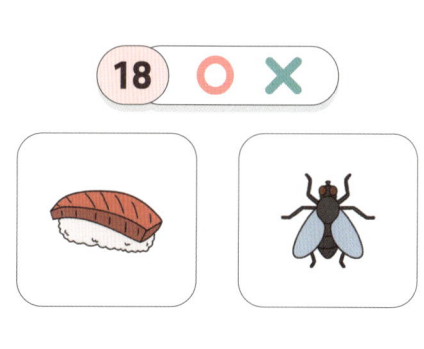

다른 소리를 찾아요

들려주는 낱말들 중 다른 소리로 시작하는 것을 찾아서 O 해요.
그리고 어떻게 다른지 이야기 나눠봐요.
빈칸에 어떤 소리로 시작하는지 찾아서 써봐도 좋아요.

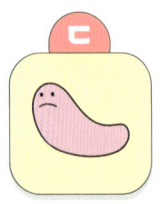 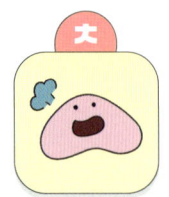 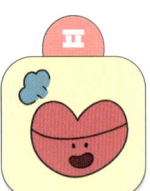

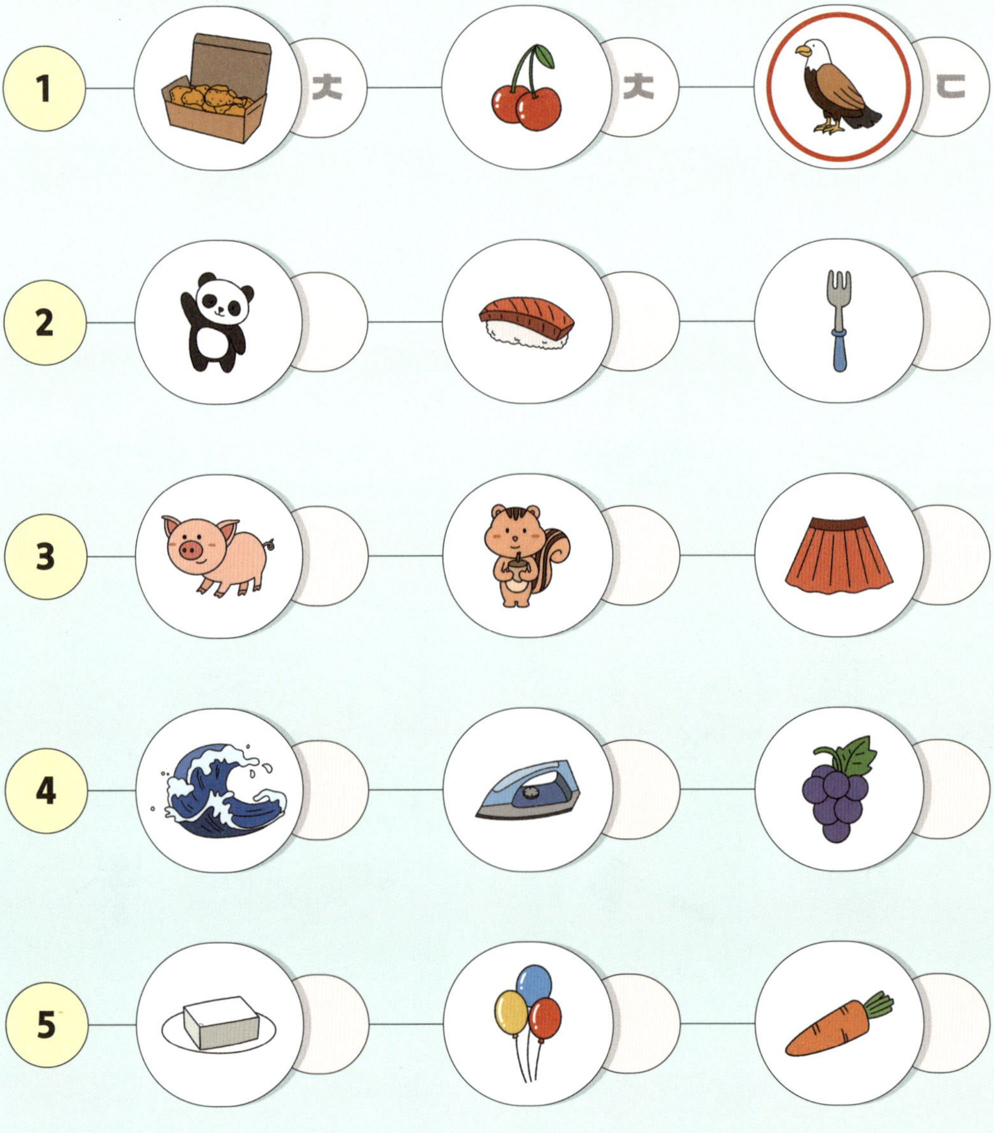

1. 　ㅊ　　ㅊ　　(ㄷ)
2.
3.
4.
5.

다른 소리를 찾아요

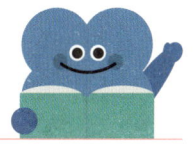

들려주는 낱말들 중 **다른 소리로 시작하는 것**을 찾아서 O 해요.
그리고 어떻게 다른지 이야기 나눠봐요.
빈칸에 어떤 소리로 시작하는지 찾아서 써봐도 좋아요.

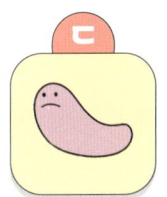
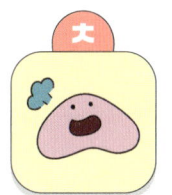
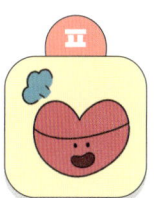

6. 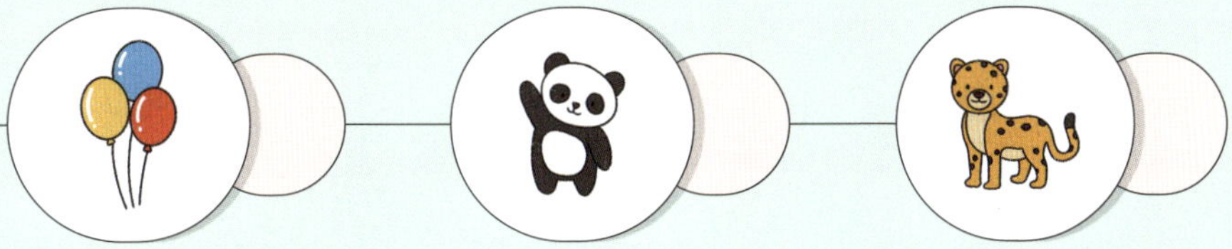
7. 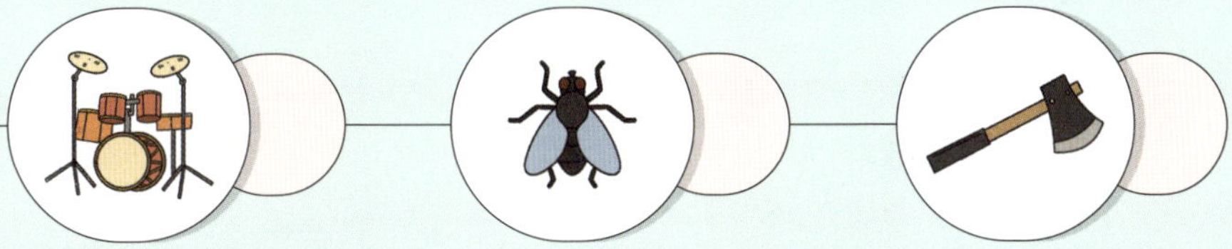
8. 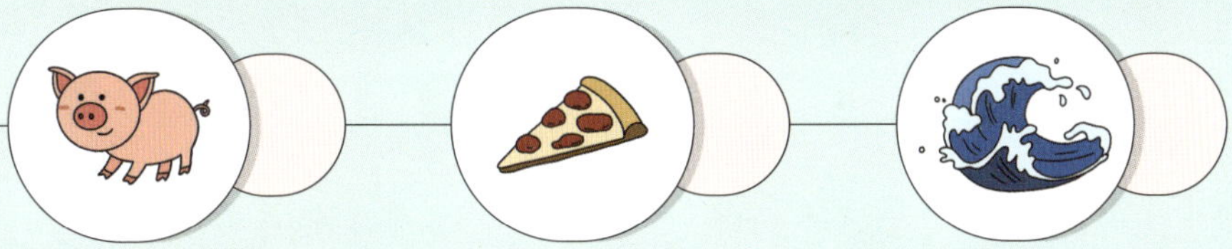
9. 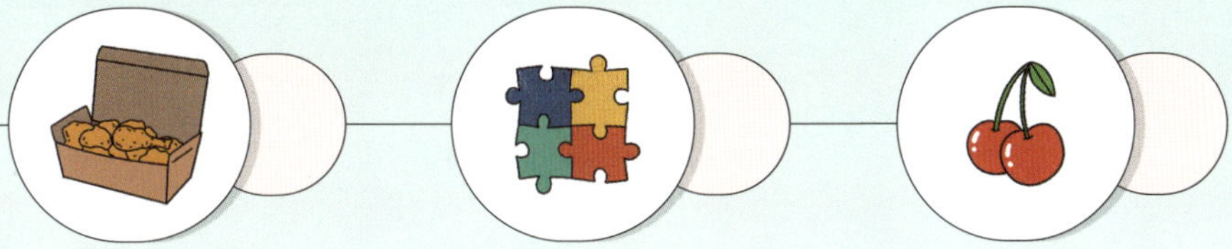
10.

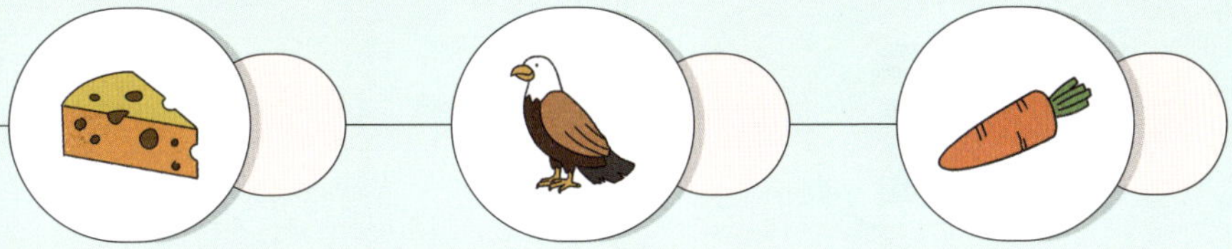

다른 소리를 찾아요

들려주는 낱말들 중 다른 소리로 시작하는 것을 찾아서 O 해요.
그리고 어떻게 다른지 이야기 나눠봐요.
빈칸에 어떤 소리로 시작하는지 찾아서 써봐도 좋아요.

11

12

13

14

15

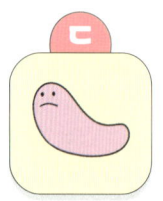

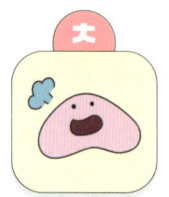

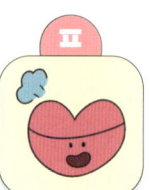

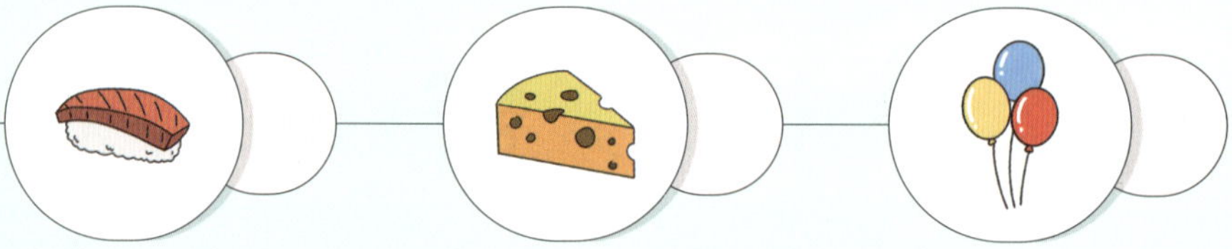

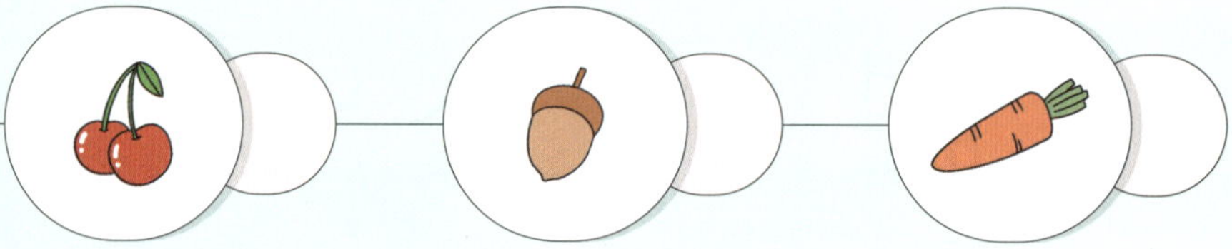

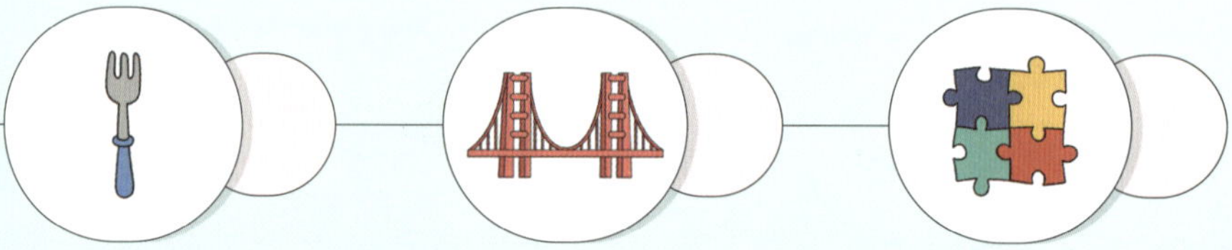

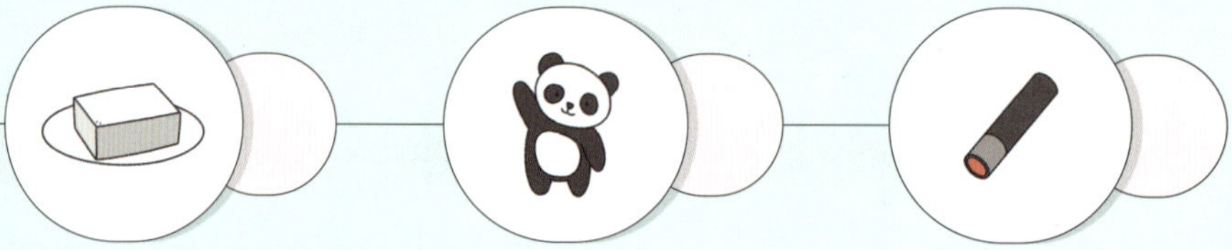

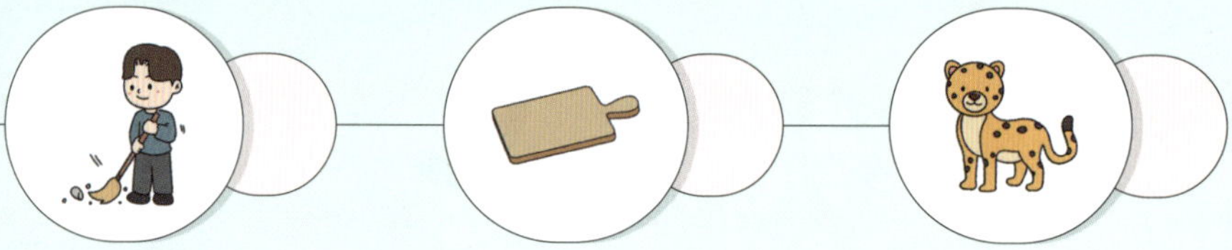

다른 소리를 찾아요

들려주는 낱말들 중 다른 소리로 시작하는 것을 찾아서 O 해요.
그리고 어떻게 다른지 이야기 나눠봐요.
빈칸에 어떤 소리로 시작하는지 찾아서 써봐도 좋아요.

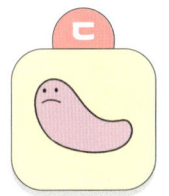 ㄷ 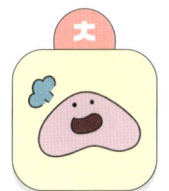 ㅊ 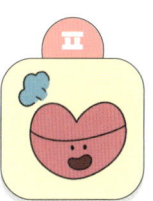 ㅍ

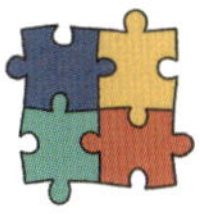

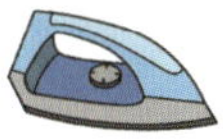

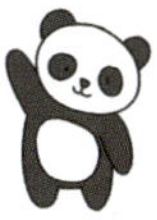

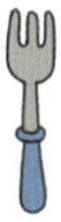

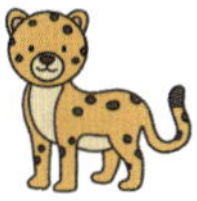

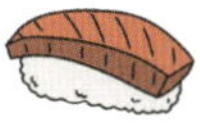

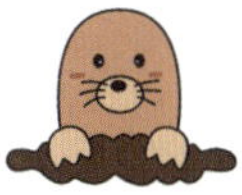

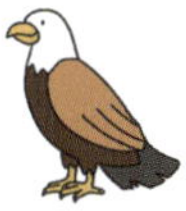

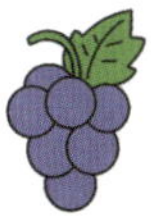

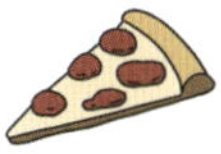

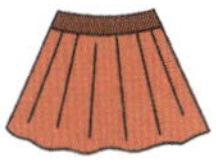

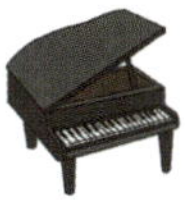

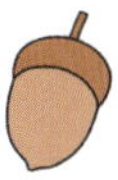

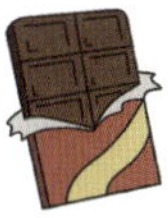

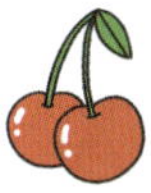

같은 소리와 글자를 연결해요

같은 소리로 시작하는 그림을 이은 뒤, 그 소리가 어떤 글자인지 찾아보세요.

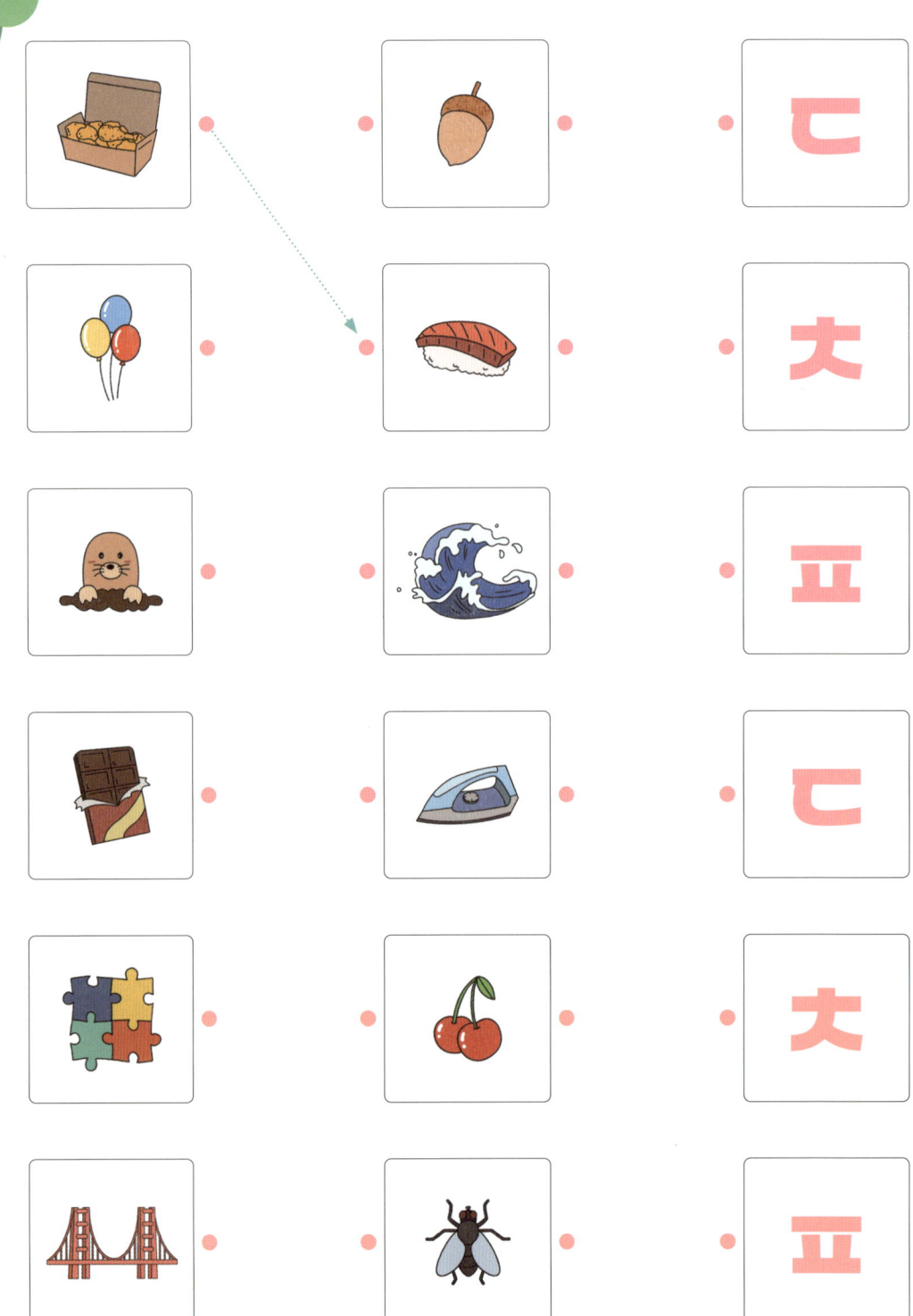

사후 활동

1. 들려주는 단어를 듣고 시작하는 소리가 같은지, 다른지 말해주세요.

맞춘 개수   / 10

단어	(O/X)	단어	(O/X)
체리 – 최고		더위 – 추위	
대나무 – 판다		치약 – 닭	
두꺼비 – 도자기		대화 – 등대	
파마 – 표지판		철봉 – 파스타	
치과 – 동전		표지판 – 피리	

2. 들려주는 단어를 듣고 시작하는 소리가 다른 단어 하나를 찾아서 말해주세요.

맞춘 개수   / 10

단어	(O/X)	단어	(O/X)
창문 – 대나무 – 초코		다리 – 대화 – 최고	
파마 – 파스타 – 추위		치약 – 도시락 – 철봉	
표지판 – 피리 – 둥지		치과 – 파란색 – 표지판	
달걀 – 더위 – 파마		파스타 – 두꺼비 – 둥지	
체리 – 파티 – 체리		파리 – 달걀 – 파스타	

3. 들려주는 단어를 듣고 공통으로 어떤 소리로 시작하는지 말해주세요.

맞춘 개수   / 10

단어	(O/X)	단어	(O/X)
창문 – 최고		도시락 – 대나무	
대나무 – 둥지		파마 – 표지판	
파티 – 피리		추위 – 철봉	
치약 – 초코		파스타 – 판다	
등대 – 두꺼비		동전 – 대화	

Chapter 2

(ㄷ, ㅍ, ㅊ) 카드 활용 방법

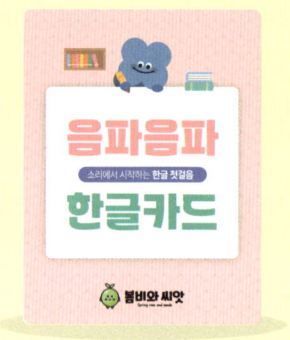

1. 사용 카드 목록   목표 소리   ㄷ, ㅍ, ㅊ

ㄷ	다리미	다이아몬드	대포	도깨비	두부	도미노	두꺼비	두더지	대화
ㅍ	파도	파티	포도	포크	피아노	피자	피라미드	파리	
ㅊ	초코	체포	치마	치즈	치타	채소	체리		

2. 카드 활용 방법

위 목록에 있는 카드들을 사용하여 아래와 같은 활동들을 할 수 있습니다.
이러한 활동을 통해 앞서 배운 소리들을 즐겁게 복습하며 익힐 수 있습니다.

1) 소리를 확인해요 (103, 110, 117p)

- 선생님은 아동에게 위 목록의 그림 카드들을 하나씩 제시하며 목표 소리가 있는지 없는지 물어봅니다(예시 '다리미' 카드를 보여주며 **"여기에 'ㄷ(드)' 소리 있어? 없어?"**).
- 아동이 바르게 말했을 경우 "맞아, 여기에 'ㄷ(드)' 소리 있네"라며 칭찬해 주세요.
- 아동이 틀리게 말했을 경우 소리를 강조해서 들려주며 다시 말해볼 수 있도록 합니다.
(예시 "다시 한번 말해줄게. 잘 듣고 **'ㄷ(드)' 소리가 있는지 없는지 찾아봐**").

2) 소리를 구별해요 (121~123p)

카드 두 쌍을 무작위로 제시하며 아동에게 카드 속 그림의 시작 소리가 같은지 다른지 말해 보도록 합니다.
- "선생님이 보여주는 카드를 보고, **시작하는 소리가 같은지 다른지** 말해줘"

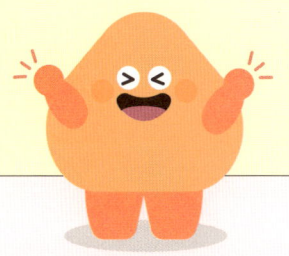
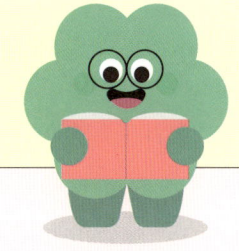

3) 다른 소리를 찾아요 (124~127p)

같은 소리로 시작하는 카드 두 장과 다른 소리로 시작하는 카드 한 장을 준비하여 아동에게 제시합니다 (예시) **다리미 - 대포 - 파도**).
- "선생님이 보여주는 카드들 중에서 다른 소리로 시작하는 카드를 찾아봐"
- 아동이 맞게 대답할 경우 칭찬한 후 어떻게 다른지 얘기해 보도록 합니다.
- 아동이 틀리게 대답한 경우 카드의 시작 소리를 강조해서 들려준 후 다시 말해보도록 합니다.

4) 같은 소리와 글자를 연결해요 (128p)

같은 소리로 시작하는 카드 두 장과 다른 소리로 시작하는 카드 한 장을 준비하여 아동에게 제시합니다 (예시) **파도 - 초코 - 포크**).
- "선생님이 보여주는 카드들 중에서 같은 소리로 시작하는 카드들을 찾아봐"
- 아동이 맞게 대답할 경우 칭찬한 후 어떻게 같은지 얘기해 보도록 합니다.
- 아동이 틀리게 대답한 경우 카드의 시작 소리를 강조해서 들려준 후 다시 말해보도록 합니다.
- 아동이 시작 소리를 잘 찾았다면, 시작 소리가 어떤 글자인지 음소카드에서 찾아보며 활동을 마무리 합니다.

게임하며 총정리하기1

위 목록의 카드를 섞어서 책상 위에 펼쳐놓습니다.
목표 소리를 정하고, 목표 자음으로 시작하는 카드를 가장 많이 가져오는 사람이 이깁니다.
목표 자음의 개수는 아이의 수준에 맞게 한 개, 혹은 두 개로 설정합니다.

- "선생님이랑 지금부터 'ㅊ(츠)' 소리로 시작하는 카드를 찾아보는 거야.
  소리에 맞는 카드를 더 많이 모으는 사람이 이기는 거야"
- 카드를 다 모았으면 **맞게 고른 카드는 +1점, 틀리게 고른 카드는 -1점을 부여**하여 점수를 계산합니다.
- 점수가 높은 사람이 승리합니다.

게임하며 총정리하기2

위 목록의 카드를 섞어서 책상 위에 펼쳐놓습니다. **목표 소리(ㄷ, ㅍ, ㅊ)**의 카드 쌍을 가장 많이 모으는 사람이 승리합니다 (예시) **다리미 - 도깨비 / 파도 - 포도 / 초코 - 차표**).

- "선생님이랑 지금부터 같은 소리로 시작하는 카드들을 찾아보는 거야.
  더 많은 카드를 짝지어 주는 사람이 이기는 거야"
- 책상 위 카드가 모두 없어졌을 때 맞게 짝지은 카드는 +1점, 틀리게 짝지은 카드는 -1점을 부여하여 점수를 계산합니다.
- 점수가 높은 사람이 승리합니다.

쓰기 연습을 해요

보기 글자 ㄱ, ㄷ, ㄹ, ㅅ, ㅌ, ㅊ, ㅍ

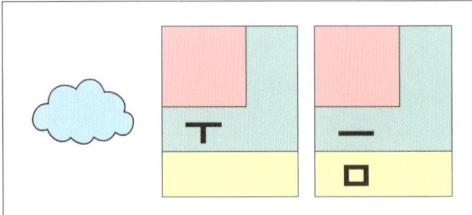 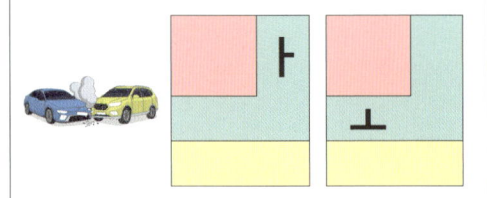

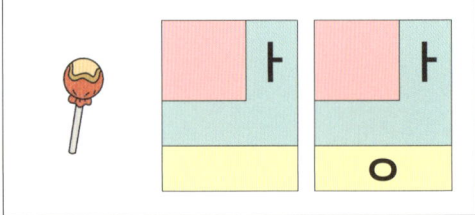 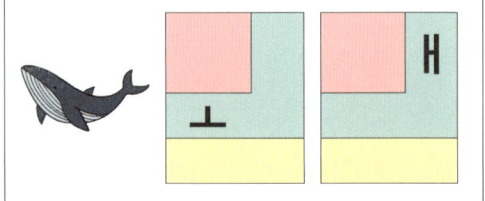

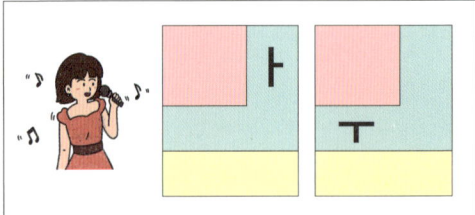 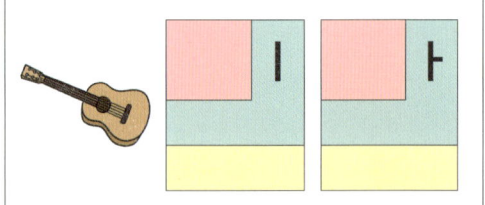

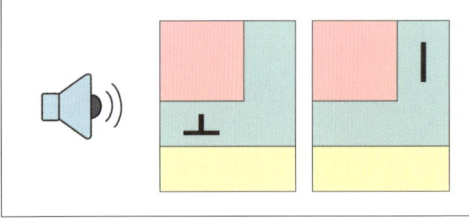 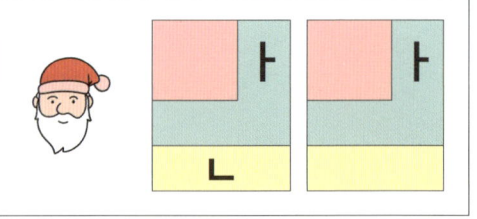

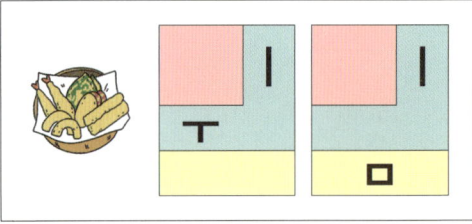 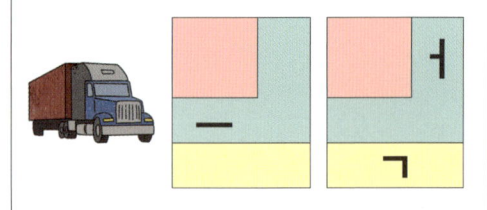

쓰기 연습을 해요

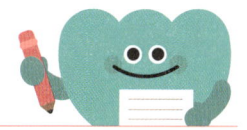

보기 글자　ㄱ, ㄷ, ㄹ, ㅅ, ㅌ, ㅊ, ㅍ

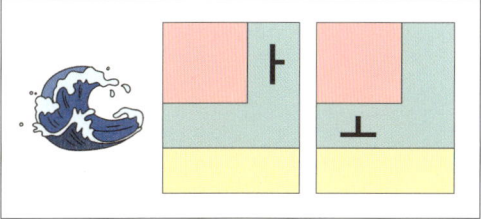
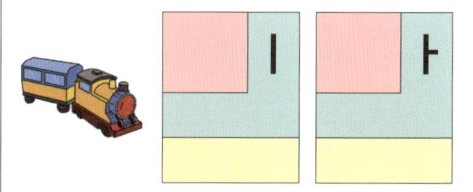
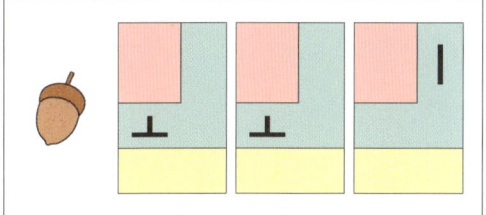
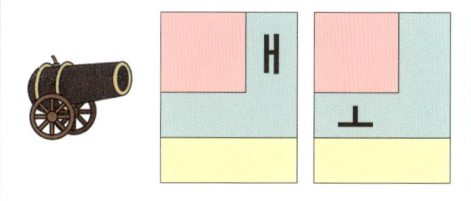
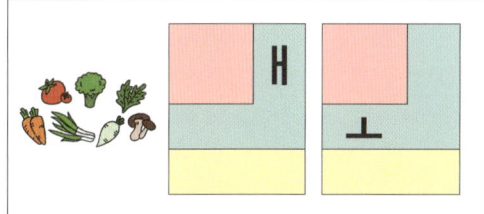
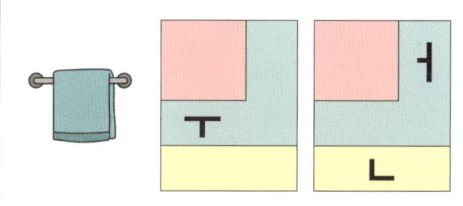
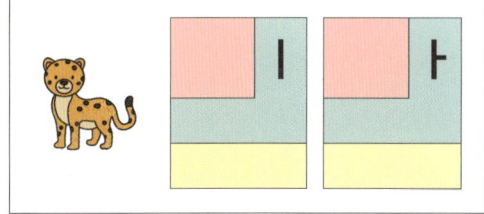
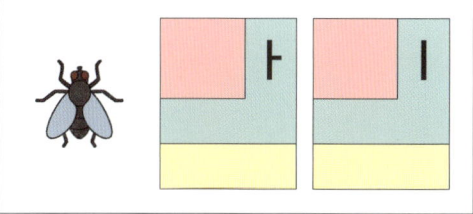
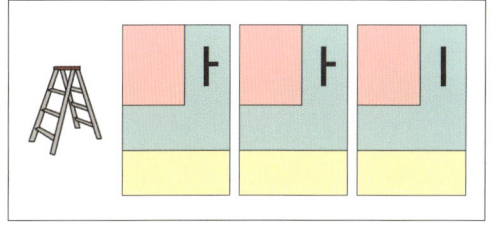
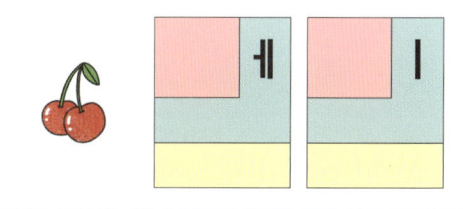

전문가와 함께하는 음운인식 파닉스 **음파음파 한글**

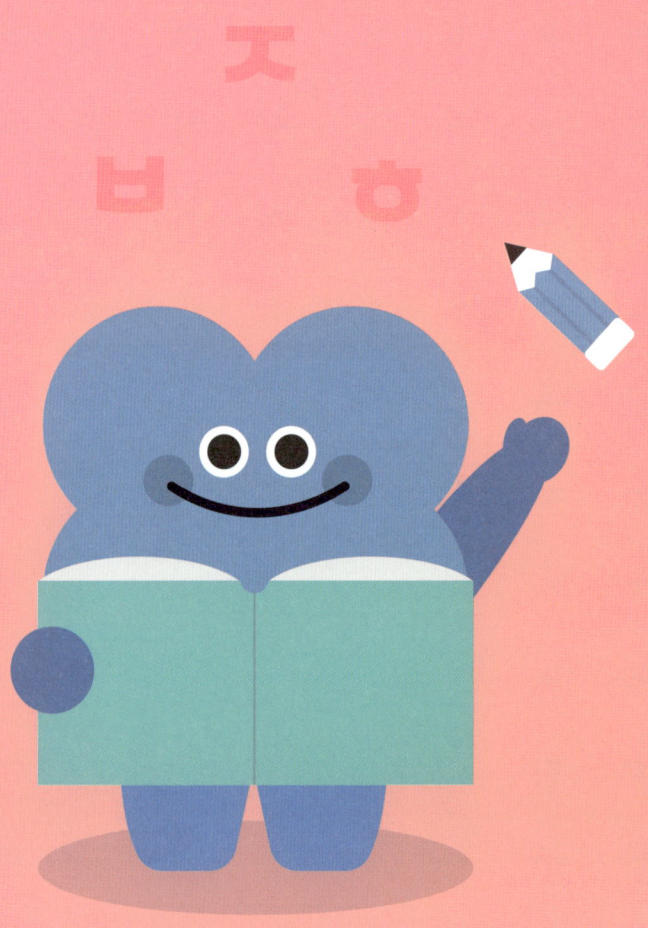

Chapter 2.
글자와 소리를 배워요

ㅂ ㅈ ㅎ

학습낱말	
ㅂ	버스, 보물, 비둘기, 부자, 바나나, 비행기, 부채, 배추, 바구니, 비빔밥, 버섯, 비누, 바지
ㅈ	조개, 자전거, 지구, 자두, 주사, 지우개, 주사위, 제비, 자, 주전자, 쥐
ㅎ	하마, 허수아비, 하트, 해마, 해파리, 휴지, 호두, 해바라기, 화가, 하프, 호수

활동 방법 및 유의사항

1). 소리를 배워요
글자의 모양과 소리를 익히는 단계입니다. 제시된 그림들의 이름을 말해보며 어디에 목표 소리가 들어있는지 찾아봅니다. 그리고 숨은그림찾기, 'ㅂ(브)' 소리 들어간 그림 찾기 등의 활동을 통해 목표 소리를 학습합니다.

2). 소리를 확인해요
들려주는 낱말을 듣고 **목표 소리가 있으면 O, 없으면 X 표시**합니다.

3). 소리를 구별해요
들려주는 두 개의 낱말을 듣고, **첫소리가 같으면 O, 다르면 X에 표시**합니다.
- 예시 "선생님이 들려주는 낱말을 잘 듣고 **시작 소리가 같으면 O, 다르면 X에 표시해 줘.**
  '**버스 - 보물**'의 첫소리가 같아?, 달라?"

4). 다른 소리를 찾아요
들려주는 낱말을 듣고 **다른 소리로 시작하는 그림을 찾아봅니다.**
- 예시 "선생님이 들려주는 낱말을 듣고, **다른 소리로 시작하는 그림을 찾아서 동그라미 해줘.**
  그리고 시작하는 소리의 글자를 적어줘.
  '**바지-허수아비-버스**' 중 첫소리가 다른 하나는 뭐야?"

5) 쓰기 연습을 해요
들려주는 낱말을 듣고, **첫소리를 분리해 낸 뒤, 적어봅니다.**
- 예시 "선생님이 들려주는 낱말을 듣고 방금 배운 소리가 어디 있는지 찾아서 **엘코닌 상자에 적어보자.**"

6) 같은 소리와 글자를 연결해요
소리와 글자를 연결하는 과정을 통해 학습을 마무리합니다.

사전 활동 (도입)

선생님이 같은 소리로 시작하는 단어 두 개를 들려줄 거예요. 잘 듣고 어떤 소리로 시작하는지 아래 박스에서 골라볼까요?

 바지, 버스는 'ㅂ(브)'로 시작할까? 'ㄱ(그)'로 시작할까?

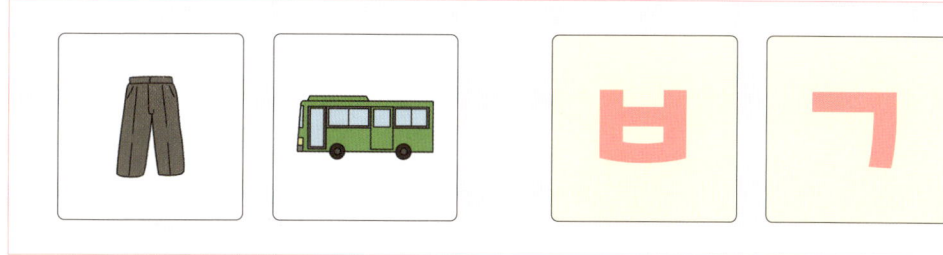

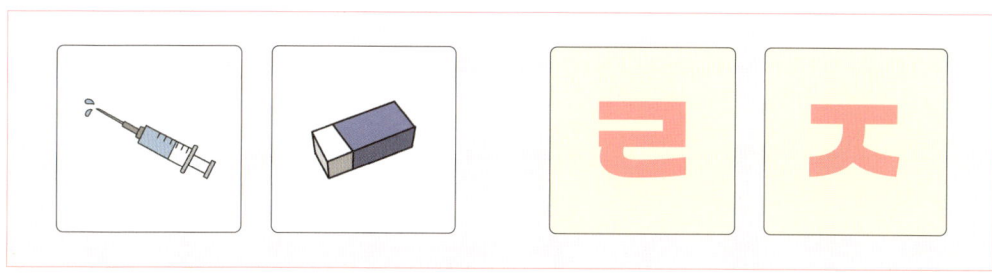

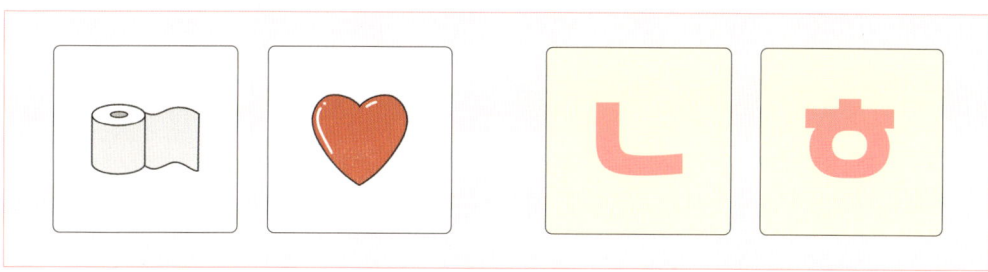

단어	정/오 반응 체크 (O/X)
바지 – 버스	
주사 – 지우개	
휴지 – 하트	

ㅂ 비읍 소리

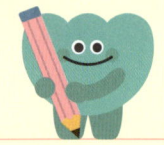

짧은 이야기를 듣고 오늘 배울 글자가 어떤 글자인지,
어떤 소리를 가졌는지 이야기 나눠볼까요?

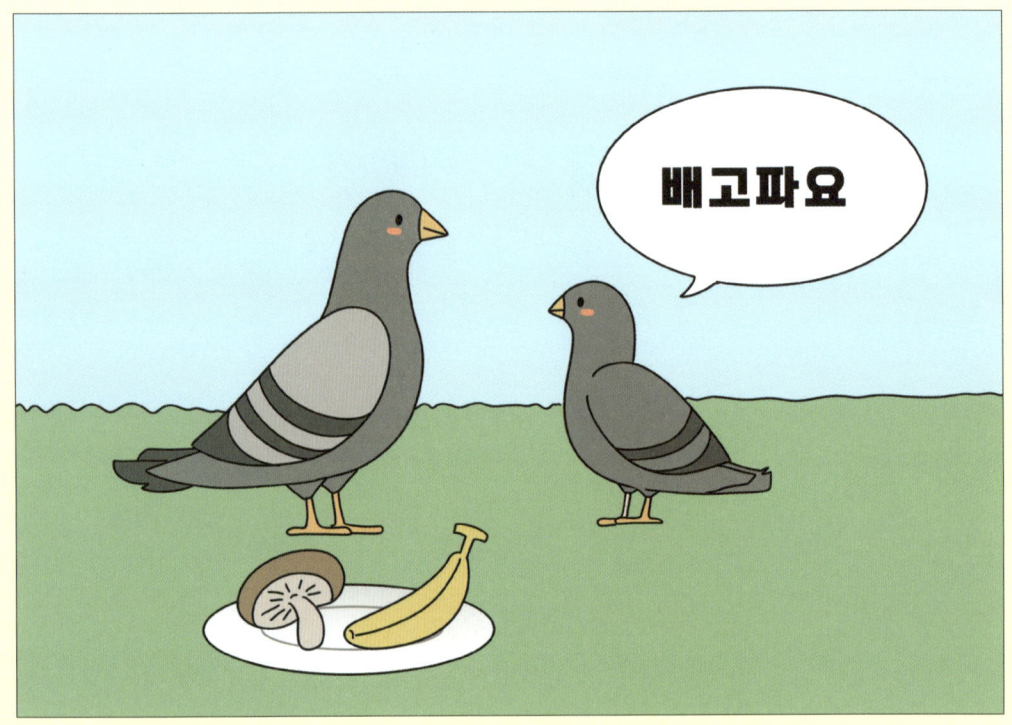

아기 **비둘기**는 **배**가 고파요.
그래서 엄마 **비둘기**에게 **배**가 고프다고 말했어요.
그러자 엄마 **비둘기**가 **버섯**과 **바나나**를 주었어요.

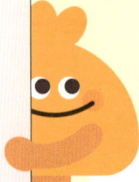

아동에게 이야기를 들려줄 때, 분홍색으로 표시된 글자는 강조해서 들려주세요.
띄어읽기, 억양을 높이기, 늘이기 무엇이든 좋습니다.

아동이 목표 소리를 잘 찾았다면,
우리 주변에 같은 소리를 가진 낱말이 무엇이 있는지 이야기 나눠볼까요?

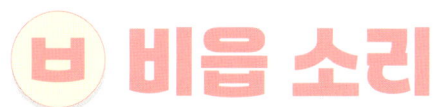 비읍 소리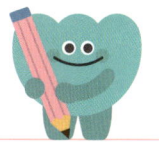

엄마가 가방에 'ㅂ' 소리가 나는 물건을 챙기고 있어요!
'ㅂ' 소리를 가진 물건들만 찾아 O 해주세요!

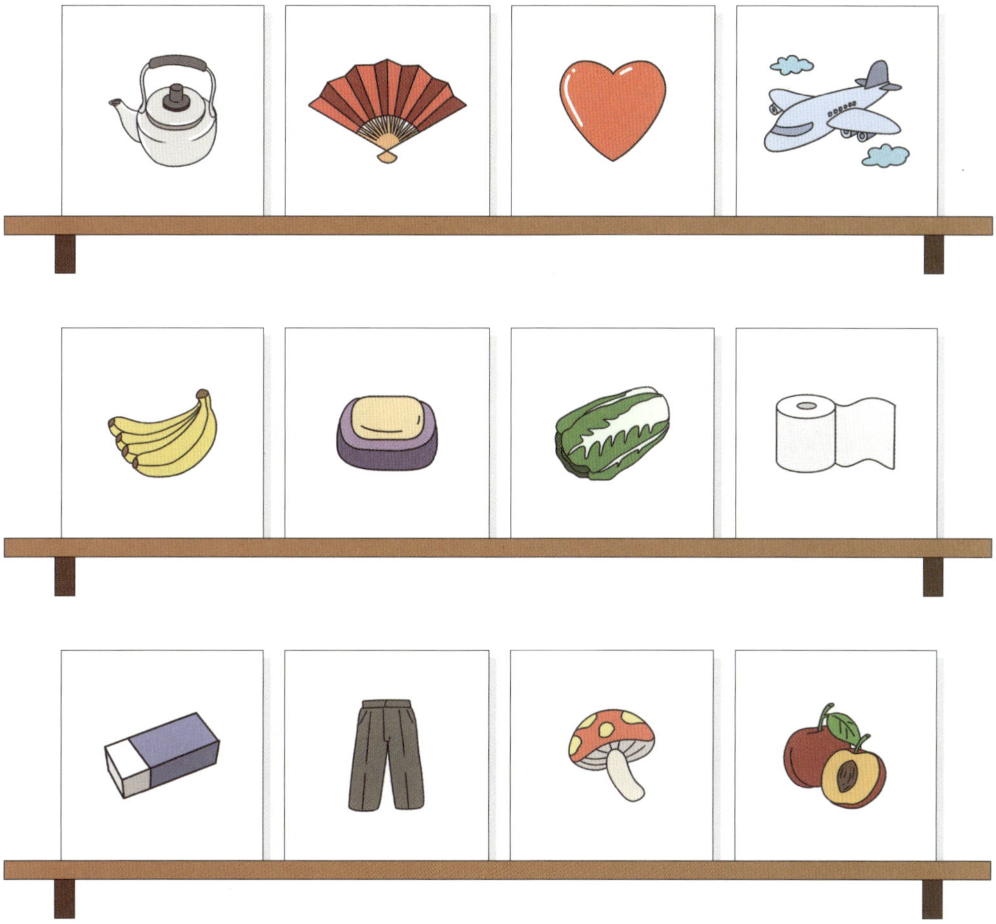

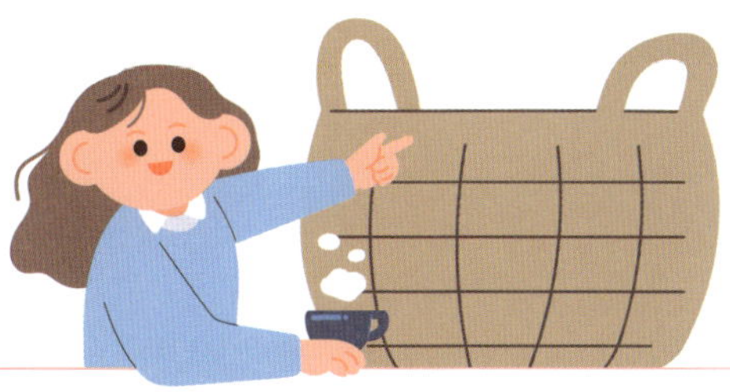

아동이 낱말을 모르거나 발음하지 못한다면 들려주세요.
이때, 'ㅂ(브)' 소리를 강조해서 들려주시고 'ㅡ(으)' 소리는 숨어있는 것처럼 짧게
들려주시면 됩니다.

ㅂ 소리를 배워요

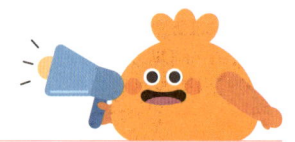

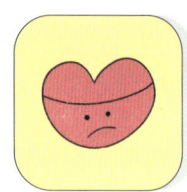

'ㅂ(비읍)'은 입술을 붙였다 떼면서 만드는 소리예요. 이때 'ㅡ(으)' 소리는 없다고 생각하고 짧게 '브!' '브!' 소리를 만들어보세요. 그리고 아래 그림의 이름을 말하면서 'ㅂ(브)' 소리를 찾아봐요.

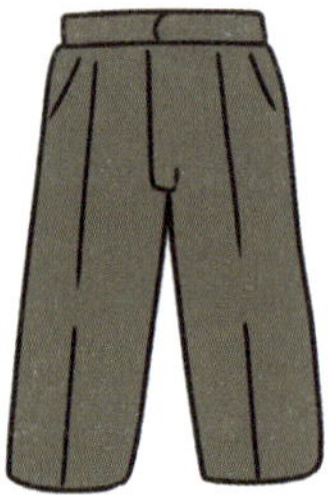

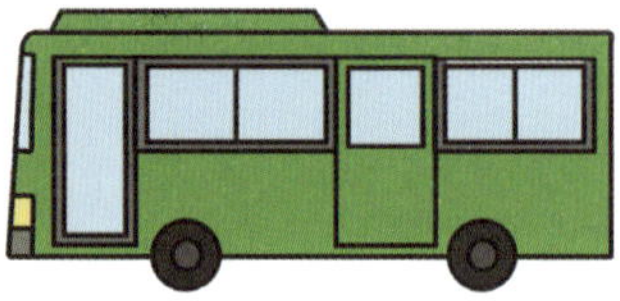

ㅂ

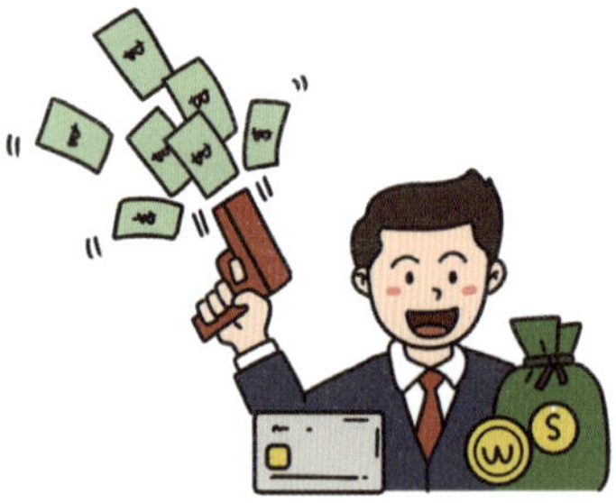

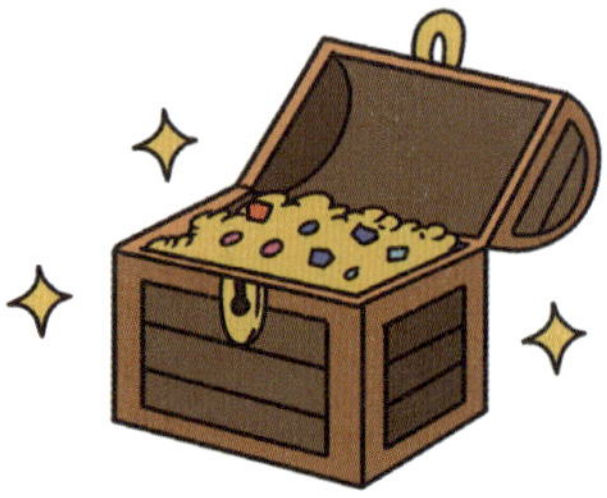

아동이 낱말을 모르거나 발음하지 못한다면 들려주세요. 이때, 'ㅂ(브)' 소리를 강조해서 들려주시고 'ㅡ(으)' 소리는 숨어있는 것처럼 짧게 들려주시면 됩니다.

ㅂ 소리를 확인해요

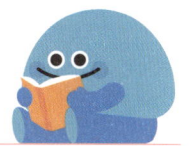

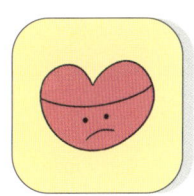 들려주는 낱말을 듣고, 방금 배운 'ㅂ(브)' 소리가 들리면 O, 들리지 않으면 X 표시해요.

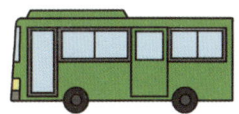 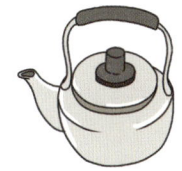 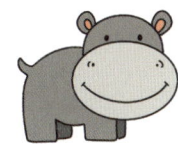

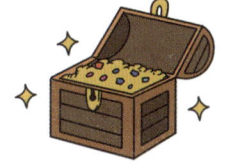 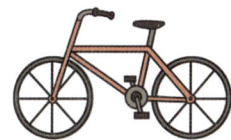 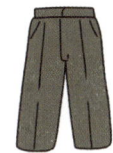

 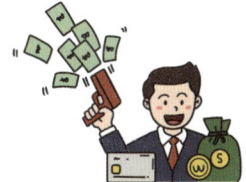 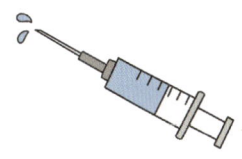

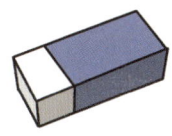 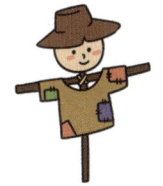 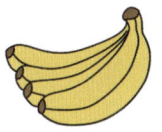

쓰기 연습을 해요

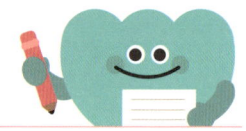

아동과 함께 'ㅂ(브)' 소리를 내며 글자를 써 봅시다.
이때 'ㅡ(으)' 소리는 없는 것처럼 짧게 발음해 주세요.

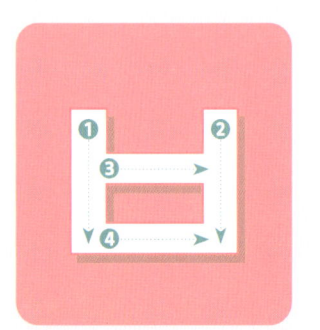
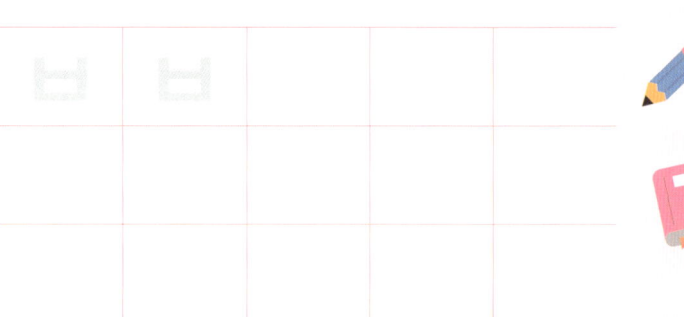

그림을 보고 이름을 말해 본 다음, 빠진 'ㅂ' 글자를 써서 낱말을 완성해 주세요.

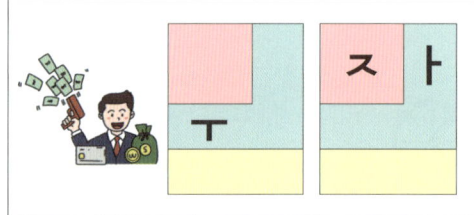
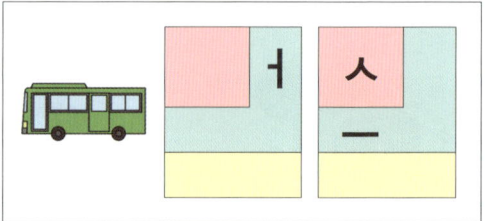
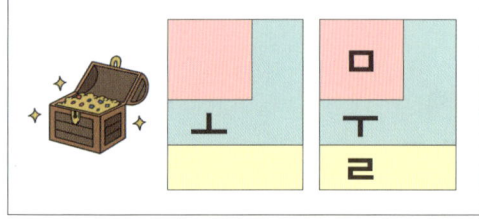
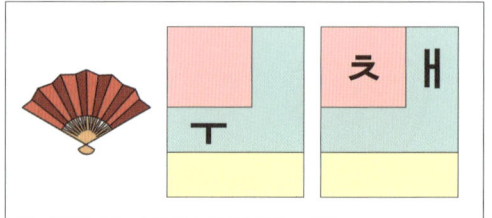
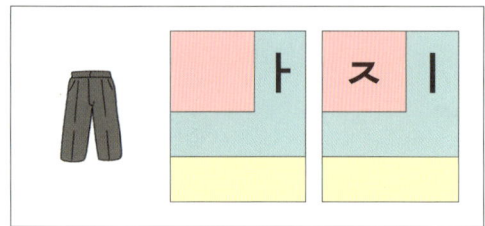
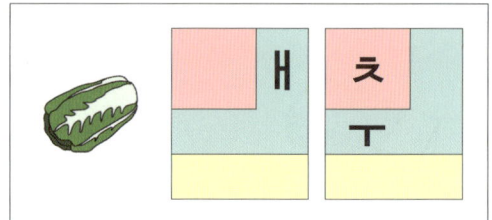

쓰기 연습을 해요

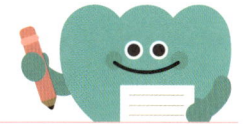

그림을 보고 이름을 말해 본 다음, 빠진 'ㅂ' 글자를 써서 낱말을 완성해 주세요.

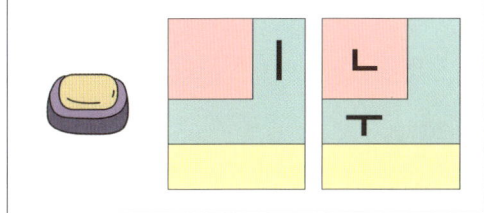
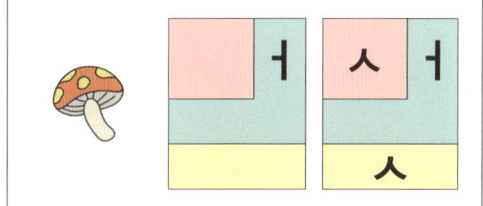
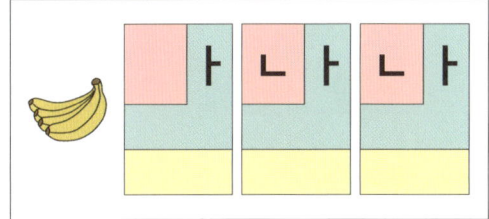
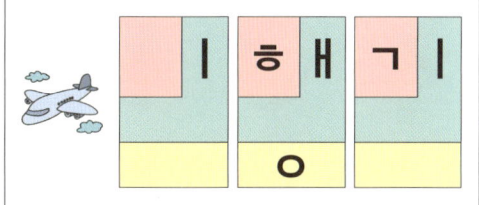
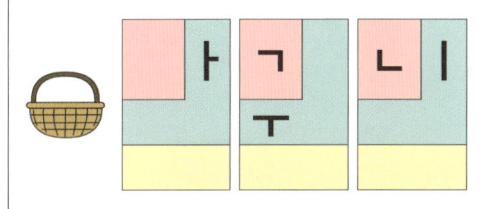
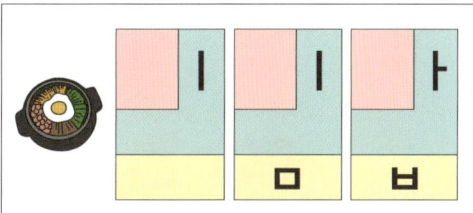
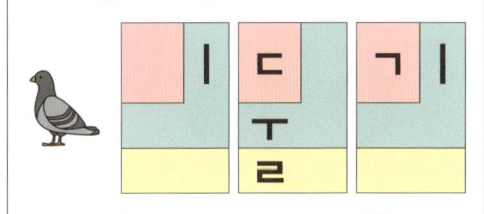
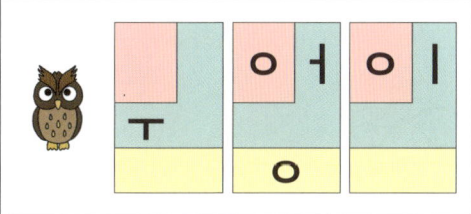
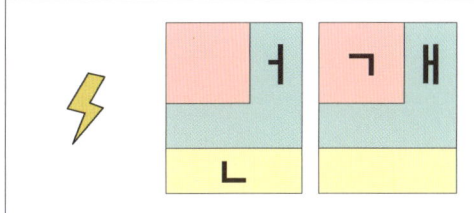
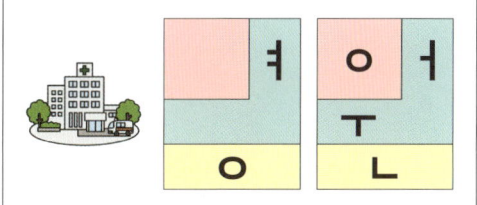

ㅂ 소리가 나는 그림을 색칠해 보세요

숨어있는 글자를 찾았나요? 아래 보기에서 골라보세요.

ㅁ ㅍ ㅂ

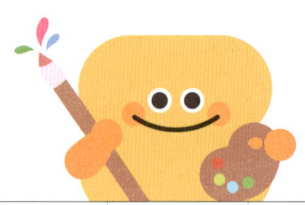

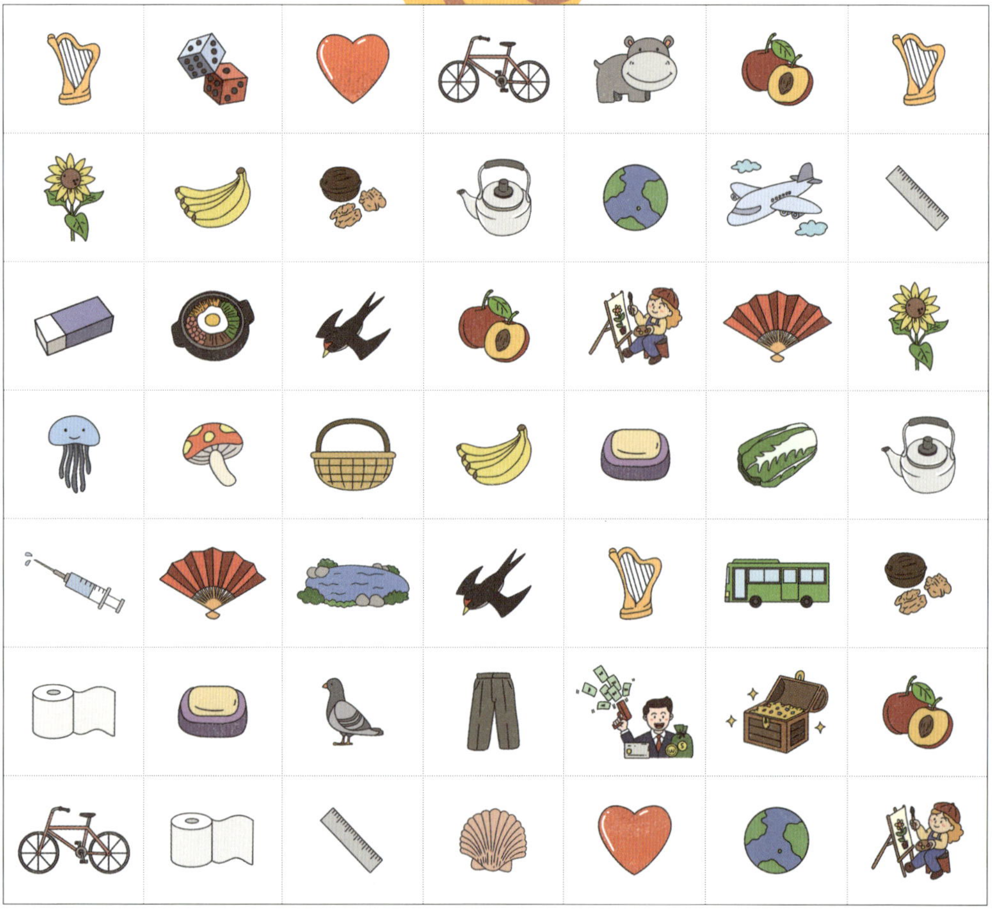

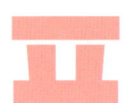

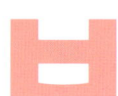

ㅈ 지읒 소리

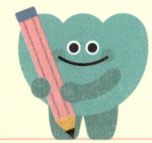

**짧은 이야기를 듣고 오늘 배울 글자가 어떤 글자인지,
어떤 소리를 가졌는지 이야기 나눠볼까요?**

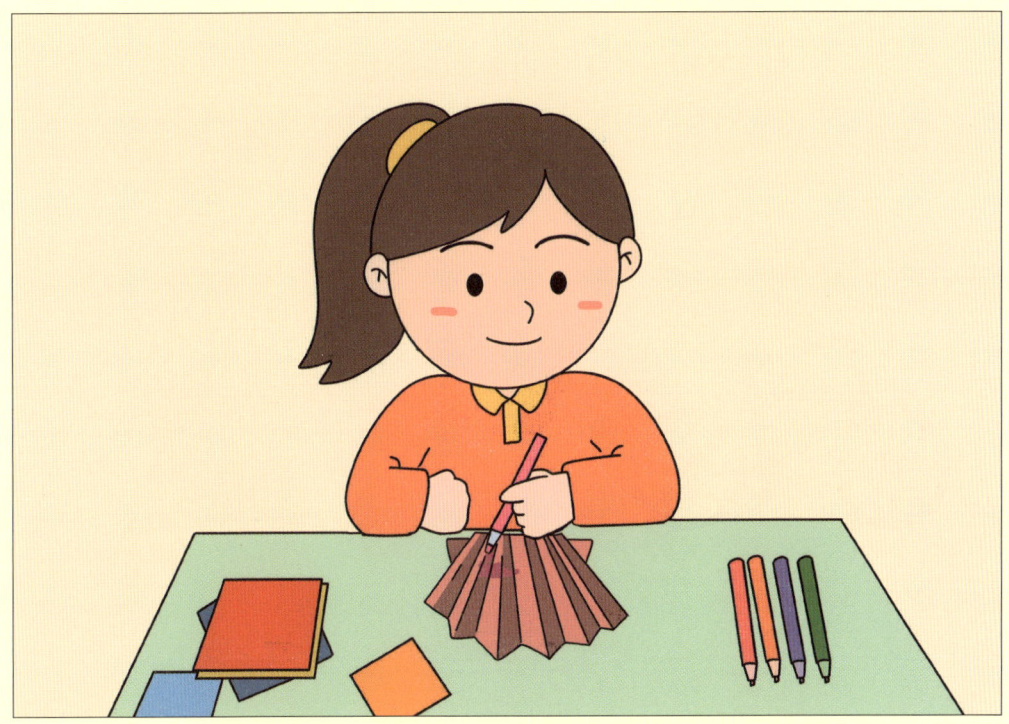

주영이가 **주황색** 색종이로 **조개**를 접어요.
그리고 **자주색** 사인펜으로 **조개**를 꾸며주었어요.
'다음에는 **주전자**를 접어볼까?'
종이접기는 너무 재미있어요.

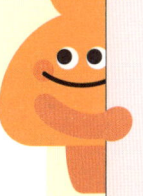

아동에게 이야기를 들려줄 때, **분홍색으로 표시된 글자는 강조해서** 들려주세요.
띄어읽기, 억양을 높이기, 늘이기 무엇이든 좋습니다.

아동이 목표 소리를 잘 찾았다면,
우리 주변에 같은 소리를 가진 낱말이 무엇이 있는지 이야기 나눠볼까요?

ㅈ 소리를 배워요

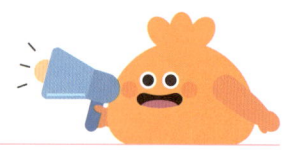

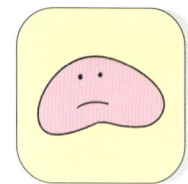
'ㅈ(지읒)'은 혀를 가운데 입천장에 붙였다 떼고 바람을 내보내면서 만드는 소리예요. 이때 'ㅡ(으)' 소리는 없다고 생각하고 짧게 '즈!' '즈!' 소리를 만들어보세요. 그리고 아래 그림의 이름을 말하면서 'ㅈ(즈)' 소리를 찾아봐요.

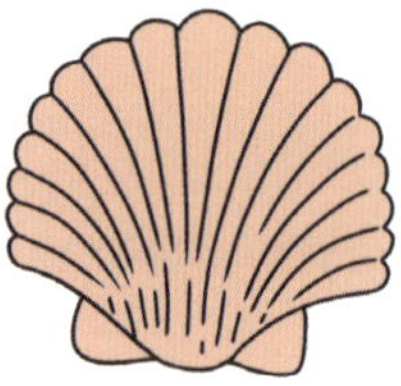

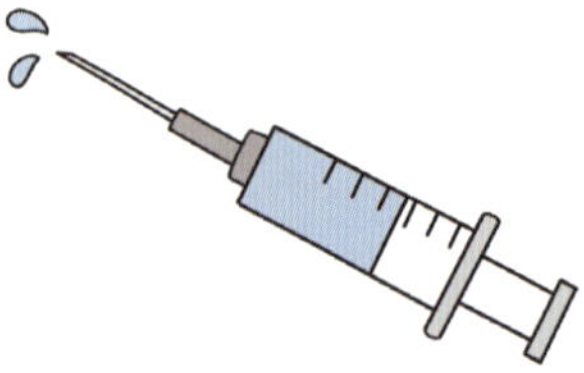

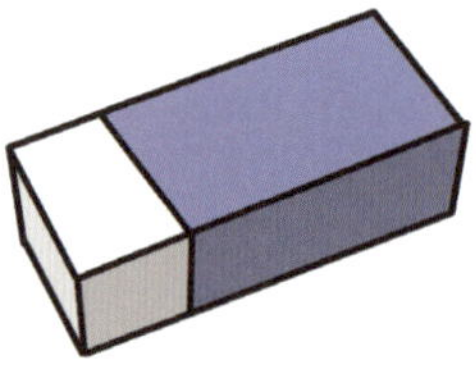

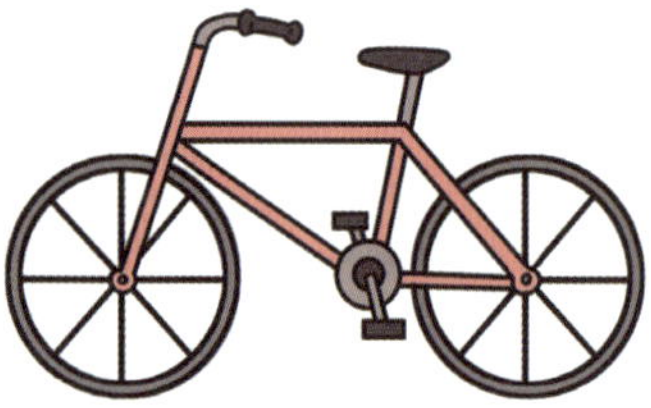

아동이 낱말을 모르거나 발음하지 못한다면 들려주세요.
이때, **'ㅈ(즈)' 소리를 강조해서** 들려주시고 **'ㅡ(으)' 소리는 숨어있는 것처럼 짧게** 들려주시면 됩니다.

ㅈ 소리를 확인해요

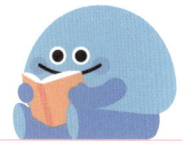

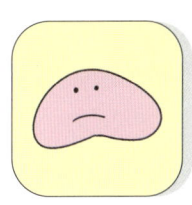 들려주는 낱말을 듣고, 방금 배운 'ㅈ(즈)' 소리가 들리면 O, 들리지 않으면 X 표시해요.

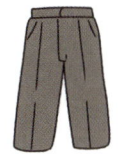   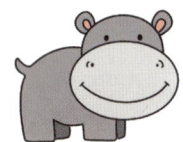   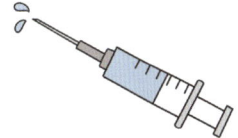

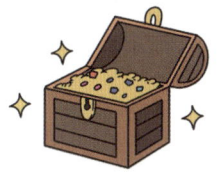   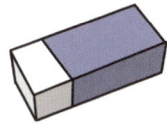   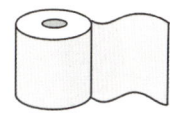

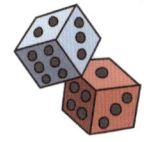   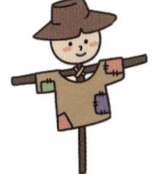   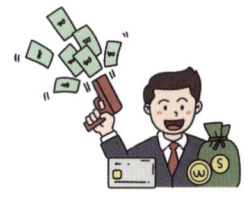

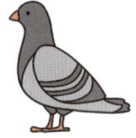   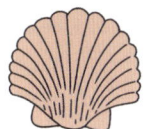   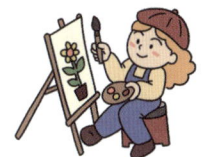

ㅈ 지읒 소리

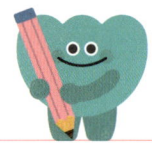

**개미가 무사히 친구 집으로 들어갈 수 있도록
'ㅈ' 소리가 나는 그림을 따라가요!**

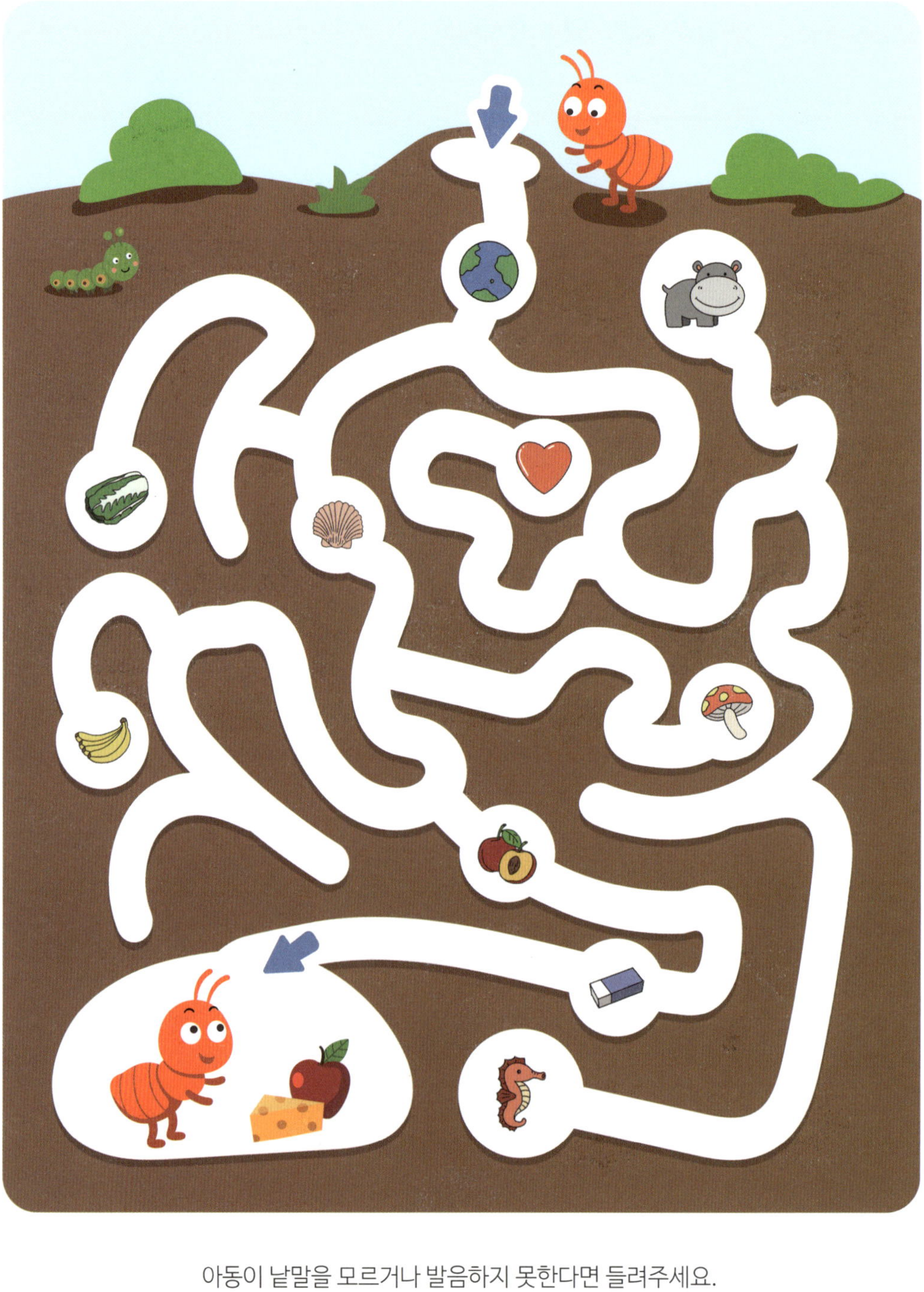

아동이 낱말을 모르거나 발음하지 못한다면 들려주세요.
이때, **'ㅈ(즈)' 소리를 강조해서** 들려주시고 **'ㅡ(으)' 소리는 숨어있는 것처럼 짧게**
들려주시면 됩니다.

쓰기 연습을 해요

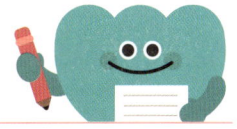

아동과 함께 'ㅈ(즈)' 소리를 내며 글자를 써 봅시다.
이때 'ㅡ(으)' 소리는 없는 것처럼 짧게 발음해 주세요.

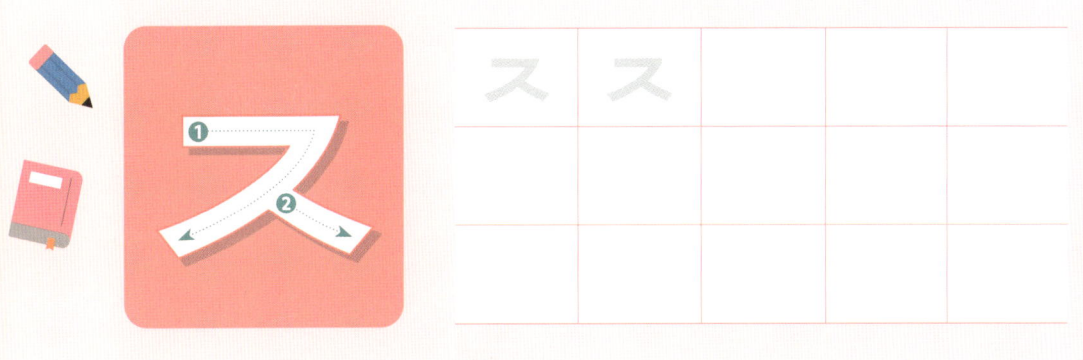

그림을 보고 이름을 말해 본 다음, 빠진 'ㅈ' 글자를 써서 낱말을 완성해 주세요.

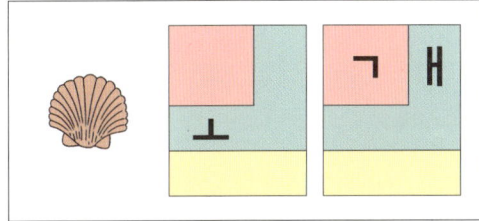
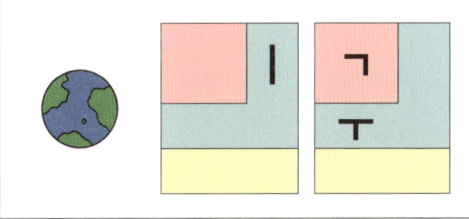
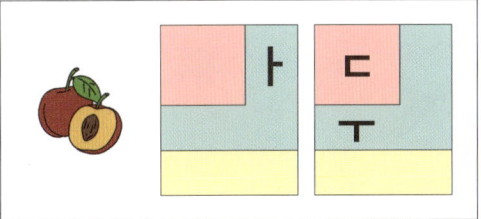
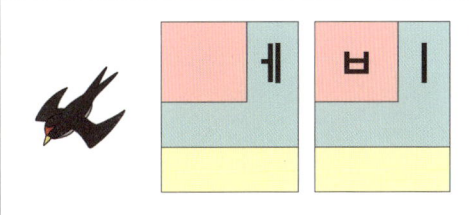
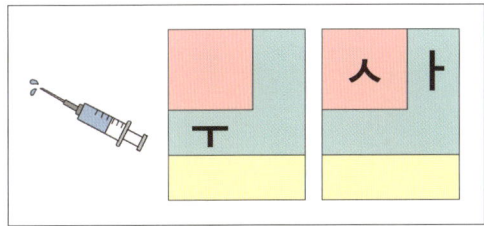
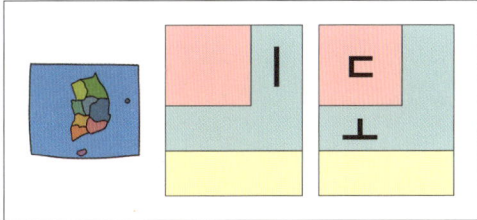

쓰기 연습을 해요

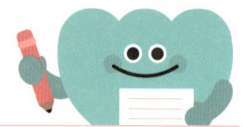

그림을 보고 이름을 말해 본 다음, 빠진 'ㅈ' 글자를 써서 낱말을 완성해 주세요.

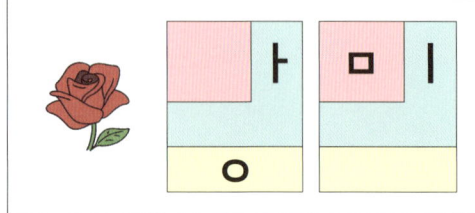
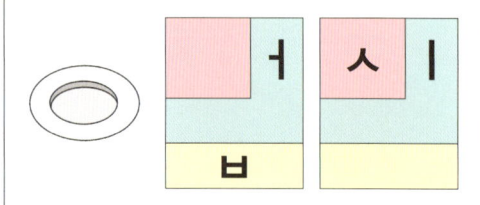
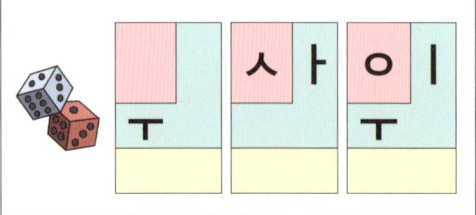
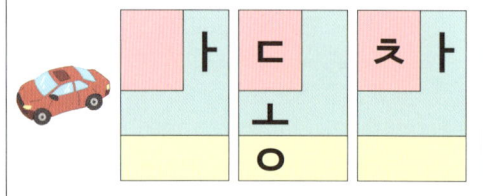
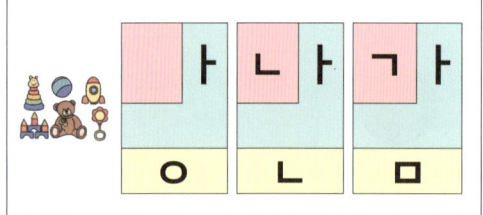
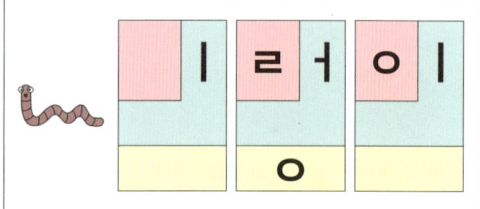
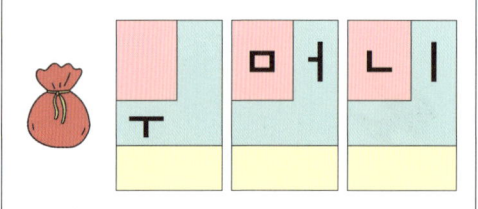
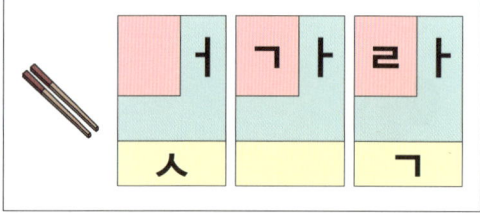
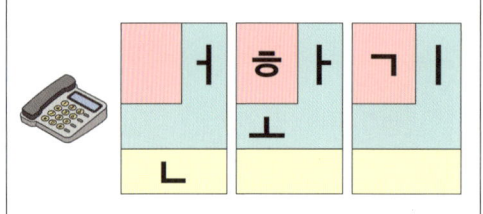
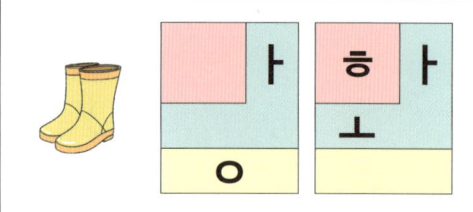

ㅈ 소리가 나는 그림을 색칠해 보세요

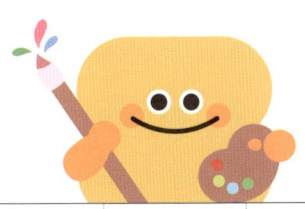

숨어있는 글자를 찾았나요? 아래 보기에서 골라보세요.

ㅊ   ㅈ   ㅅ

ㅎ 히읗 소리

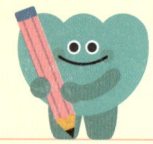

짧은 이야기를 듣고 오늘 배울 글자가 어떤 글자인지,
어떤 소리를 가졌는지 이야기 나눠볼까요?

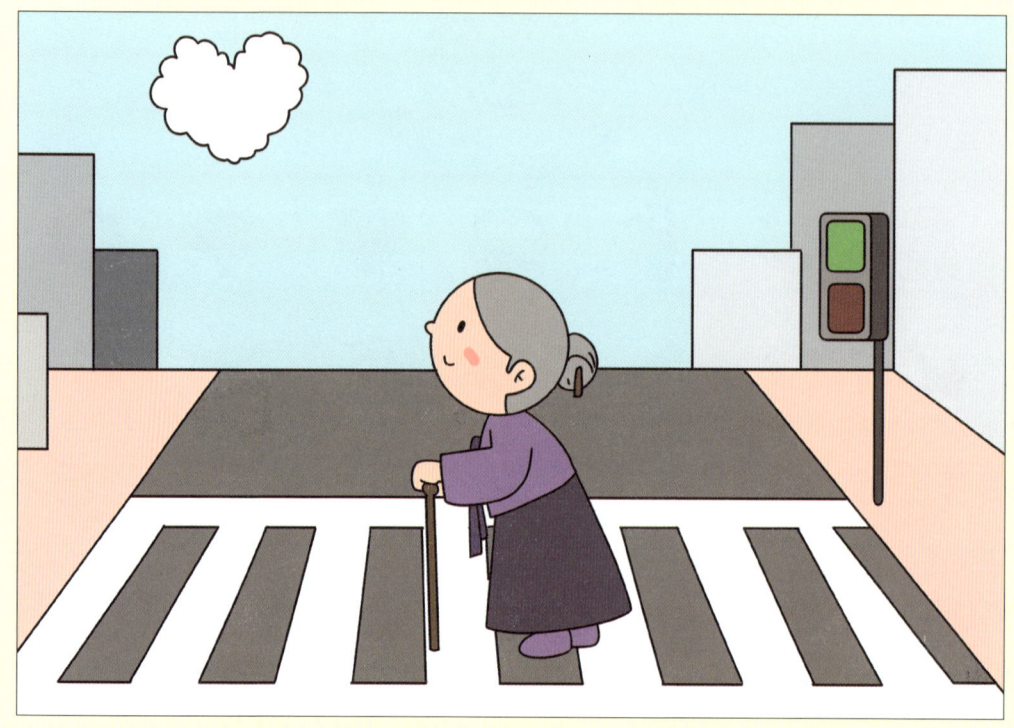

할머니가 횡단보도를 건너요.
그때 **하늘**에서 **헬리콥터** 소리가 들렸어요.
그래서 **할머니**는 **하늘**을 쳐다봤어요.
그러나 **하늘**엔 **하트**모양 구름만 떠 있었어요.

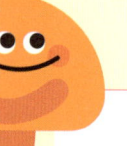

아동에게 이야기를 들려줄 때, **분홍색으로 표시된 글자는 강조해서** 들려주세요.
띄어읽기, 억양을 높이기, 늘이기 무엇이든 좋습니다.

아동이 목표 소리를 잘 찾았다면,
우리 주변에 같은 소리를 가진 낱말이 무엇이 있는지 이야기 나눠볼까요?

ㅎ 히읗 소리

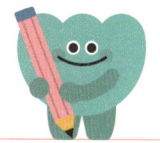

곰돌이가 꿀을 가지러 가고 있어요!
'ㅎ' 소리를 따라가 주세요!

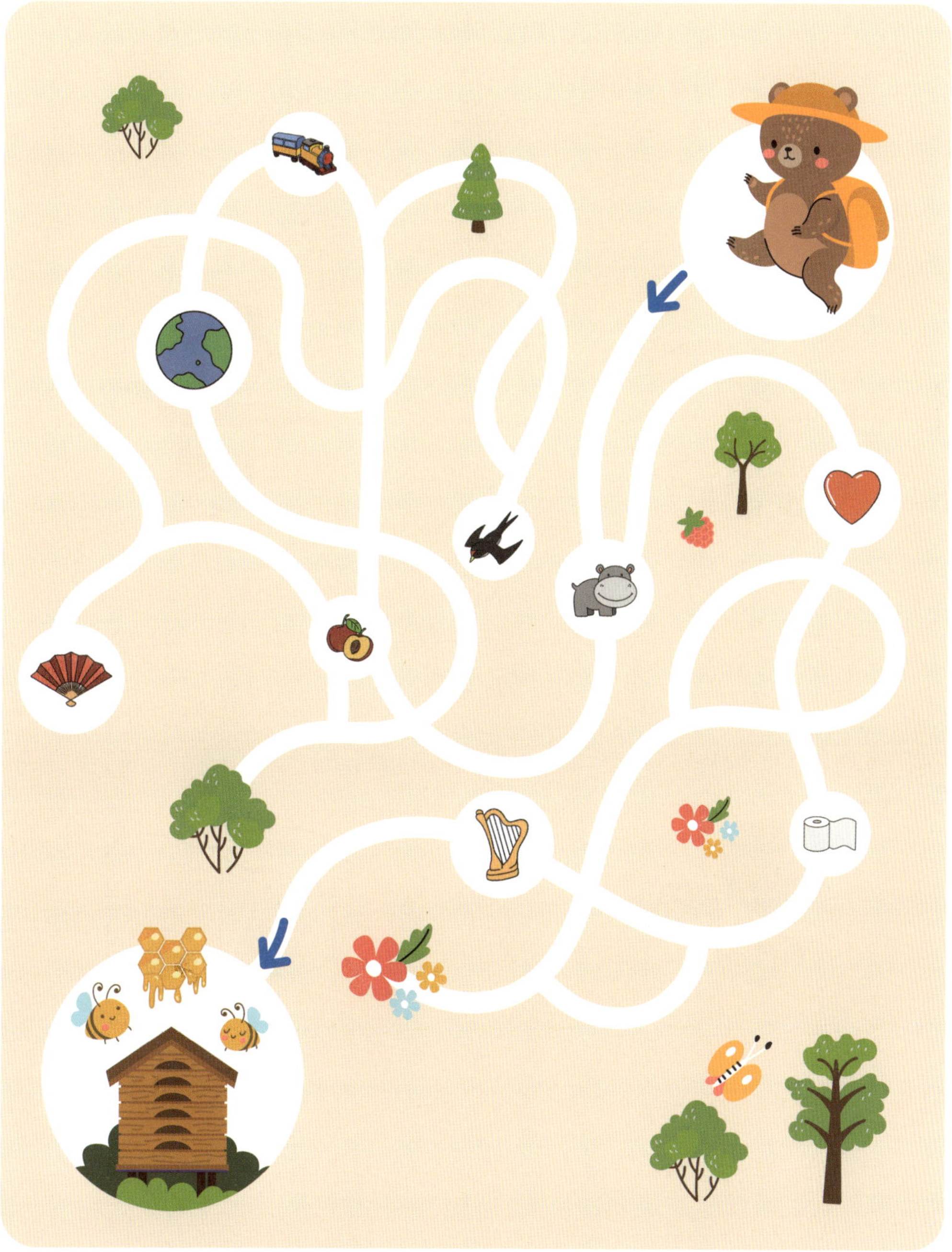

아동이 낱말을 모르거나 발음하지 못한다면 들려주세요.
이때, 'ㅎ(흐)' 소리를 강조해서 들려주시고 'ㅡ(으)' 소리는 숨어있는 것처럼 짧게 들려주시면 됩니다.

ㅎ 소리를 배워요

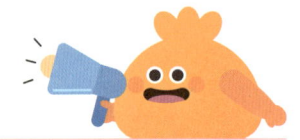

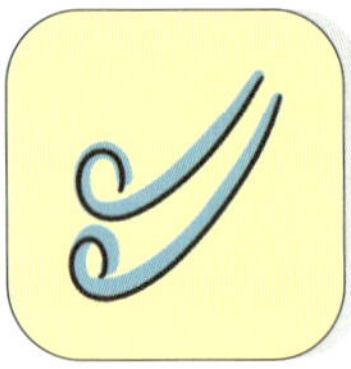

'ㅎ(히읗)'은 목에서 바람을 내보내면서 소리를 내요. 이때 'ㅡ(으)' 소리는 없다고 생각하고 짧게 '흐!' '흐!' 소리를 만들어보세요. 그리고 아래 그림의 이름을 말하면서 'ㅎ(흐)' 소리를 찾아봐요.

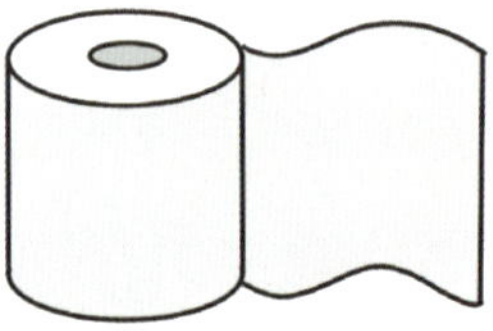

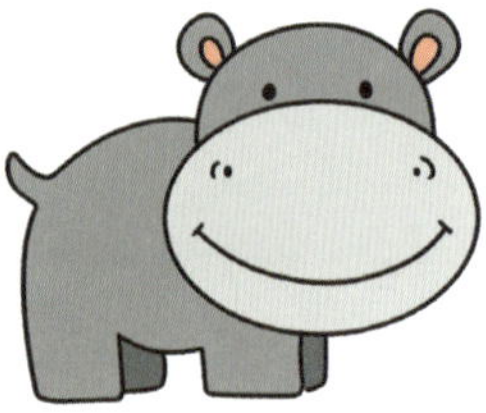

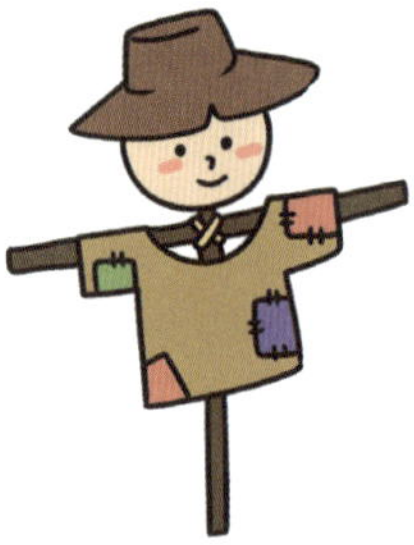

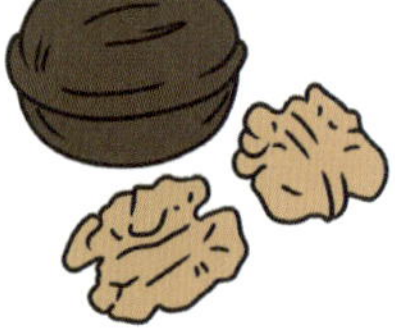

아동이 낱말을 모르거나 발음하지 못한다면 들려주세요.
이때, 'ㅎ(흐)' 소리를 강조해서 들려주시고 'ㅡ(으)' 소리는 숨어있는 것처럼 짧게 들려주시면 됩니다.

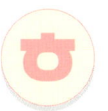 소리를 확인해요

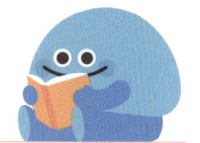

들려주는 낱말을 듣고, 방금 배운 'ㅎ(흐)' 소리가 들리면 O, 들리지 않으면 X 표시해요.

 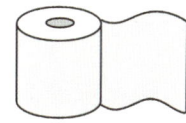 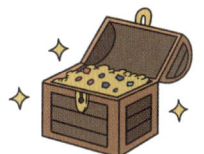

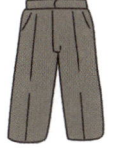 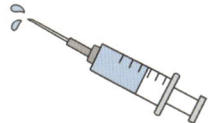 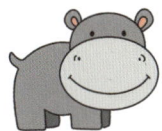

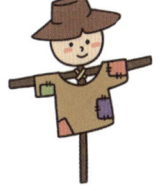 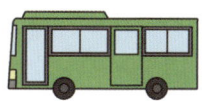 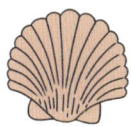

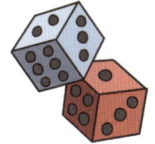 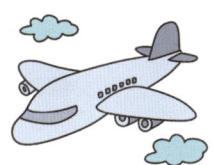 

쓰기 연습을 해요

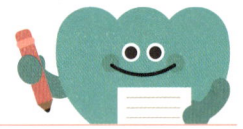

아동과 함께 'ㅎ(흐)' 소리를 내며 글자를 써 봅시다.
이때 'ㅡ(으)' 소리는 없는 것처럼 짧게 발음해 주세요.

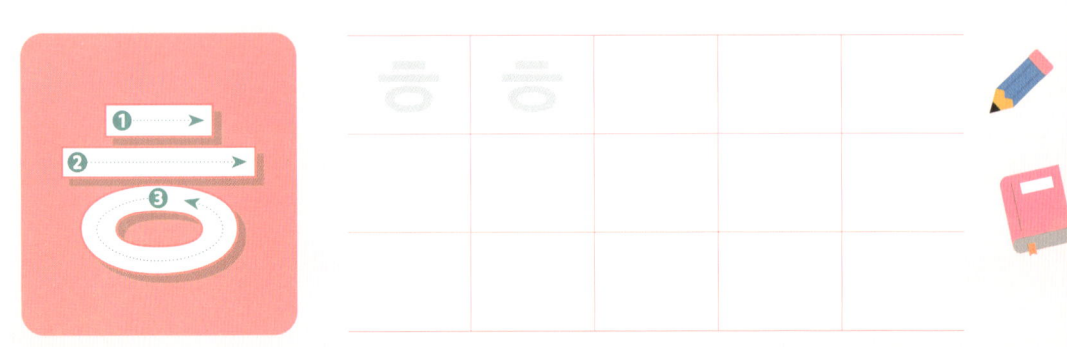

그림을 보고 이름을 말해 본 다음, 빠진 'ㅎ' 글자를 써서 낱말을 완성해 주세요.

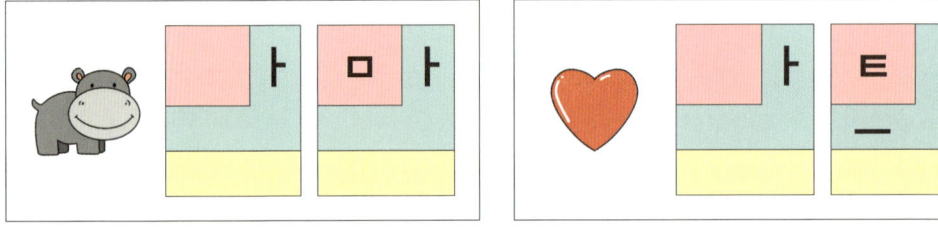

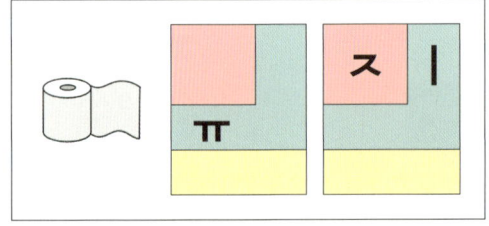
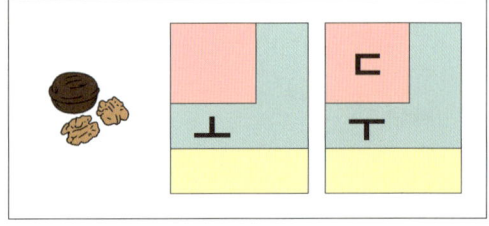
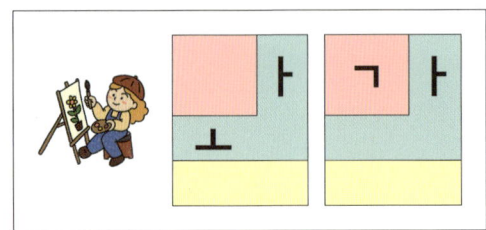
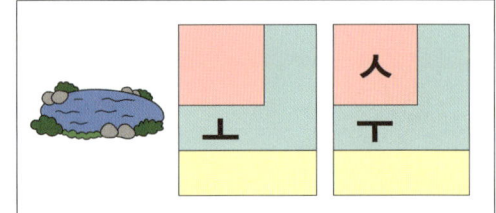

쓰기 연습을 해요

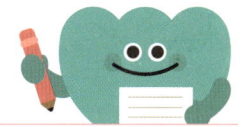

그림을 보고 이름을 말해 본 다음, 빠진 'ㅎ' 글자를 써서 낱말을 완성해 주세요.

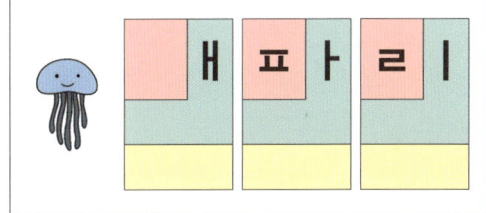
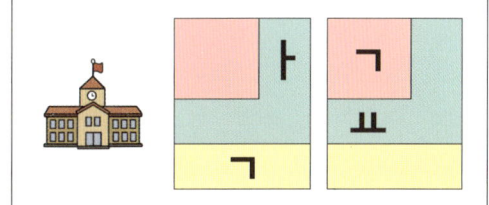

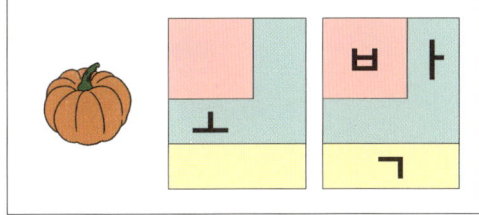
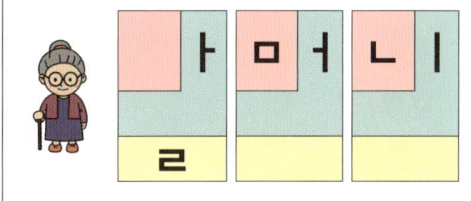

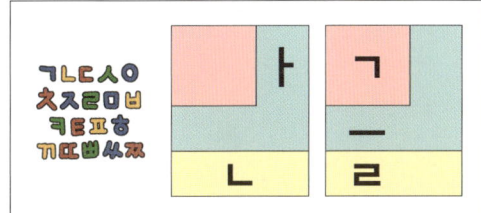
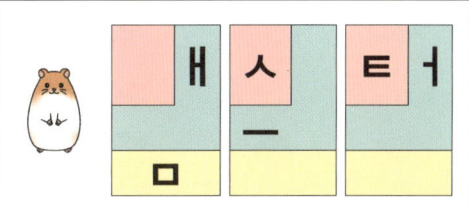

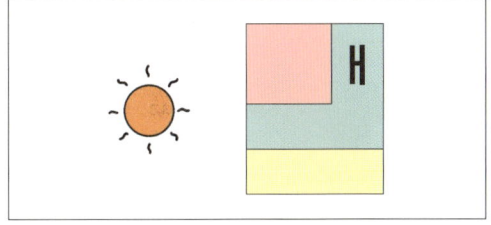
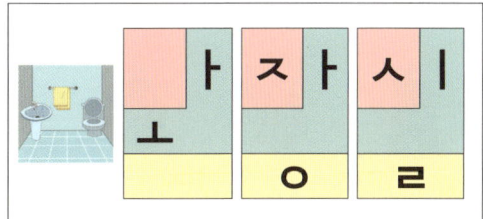

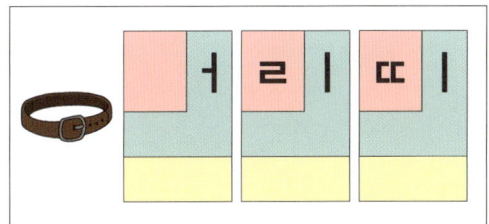
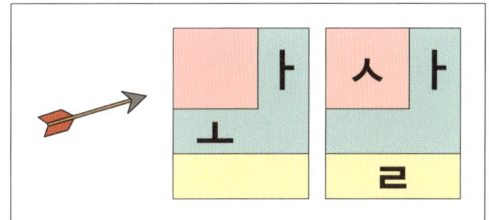

ㅎ 소리가 나는 그림을 색칠해 보세요

숨어있는 글자를 찾았나요? 아래 보기에서 골라보세요.

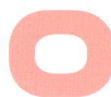 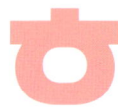 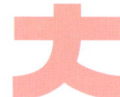

소리를 구별해요

들려주는 두 개의 낱말을 듣고, 첫소리가 같으면 O, 다르면 X에 표시해요.

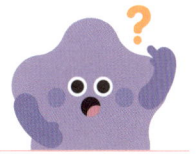

1 O X

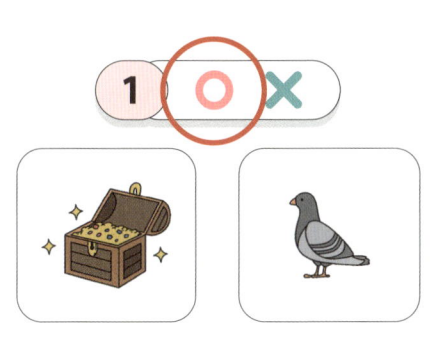

2 O X

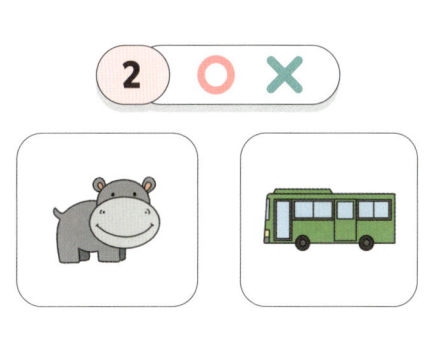

3 O X

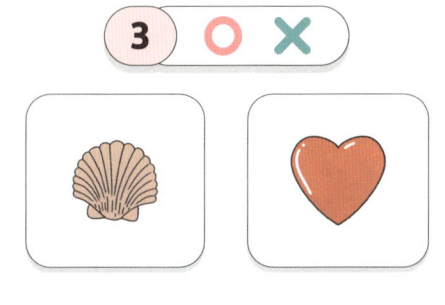

4 O X

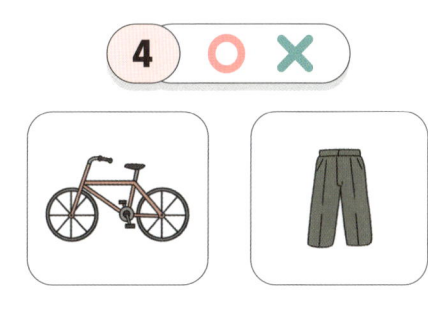

5 O X

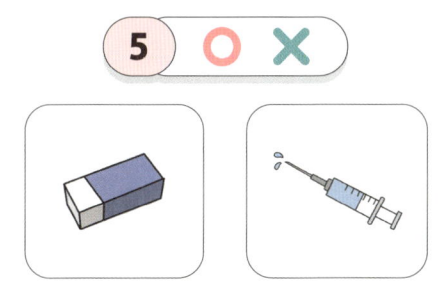

6 O X

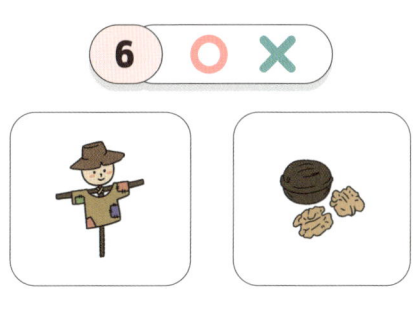

소리를 구별해요

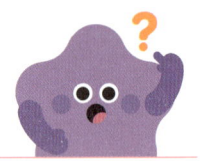

들려주는 두 개의 낱말을 듣고, 첫소리가 같으면 O, 다르면 X에 표시해요.

7 O X

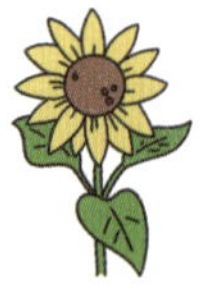

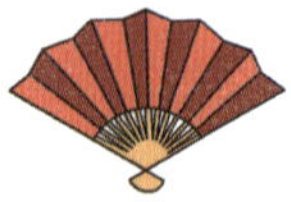

8 O X

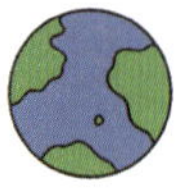

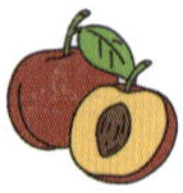

9 O X

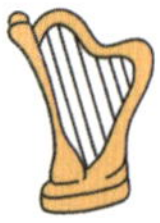

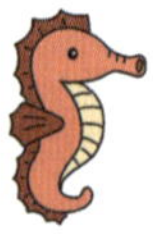

10 O X

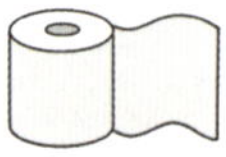

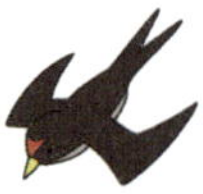

11 O X

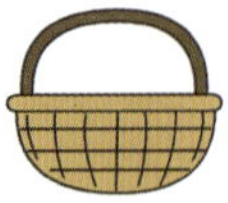

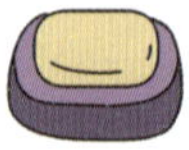

12 O X

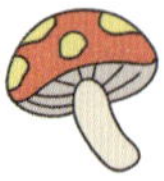

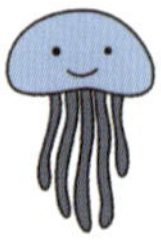

소리를 구별해요

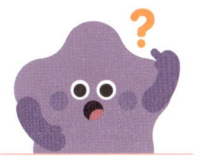

들려주는 두 개의 낱말을 듣고, 첫소리가 같으면 O, 다르면 X에 표시해요.

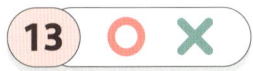
 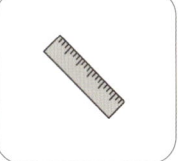

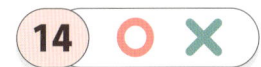
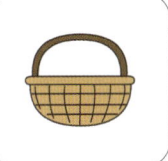 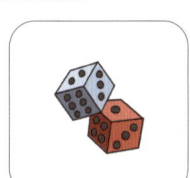

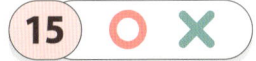
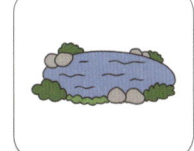 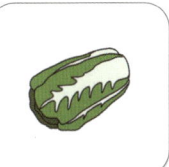

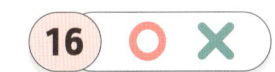
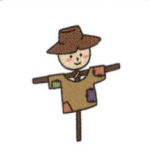 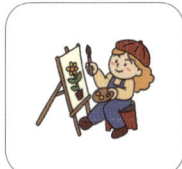

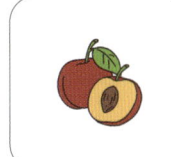 

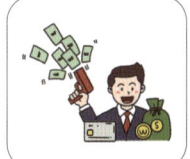 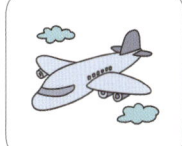

다른 소리를 찾아요

들려주는 낱말들 중 다른 소리로 시작하는 것을 찾아서 O 해요.
그리고 어떻게 다른지 이야기 나눠봐요.
빈칸에 어떤 소리로 시작하는지 찾아서 써봐도 좋아요.

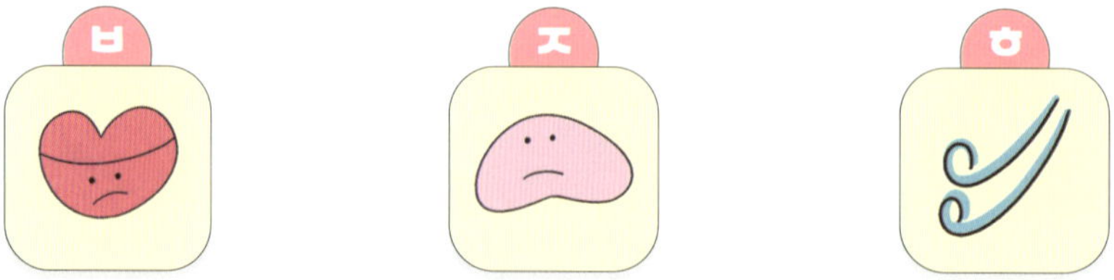

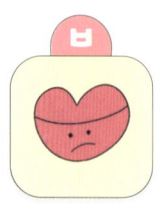 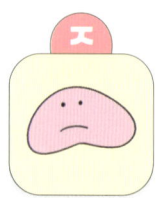 

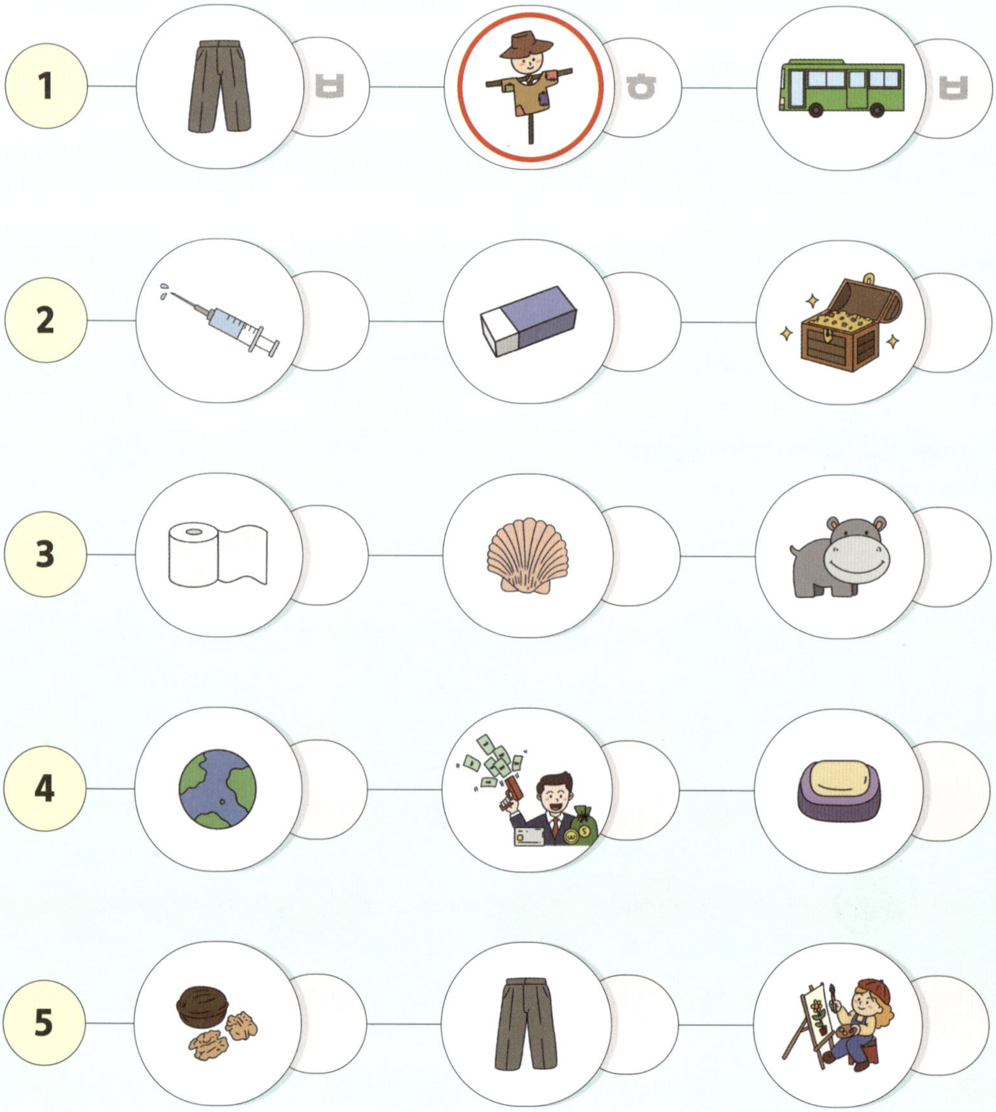

다른 소리를 찾아요

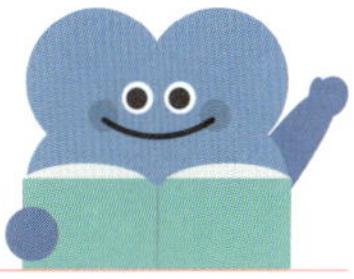

들려주는 낱말들 중 다른 소리로 시작하는 것을 찾아서 O 해요.
그리고 어떻게 다른지 이야기 나눠봐요.
빈칸에 어떤 소리로 시작하는지 찾아서 써봐도 좋아요.

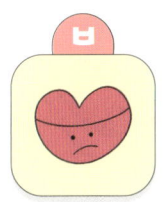 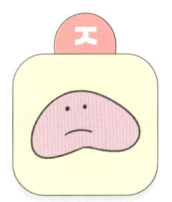 

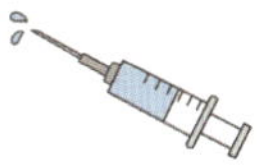

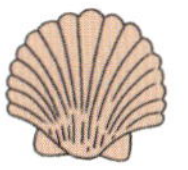

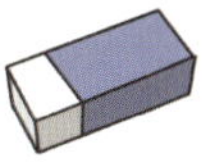

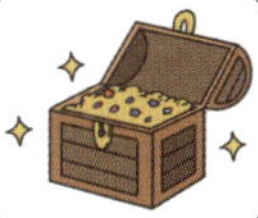

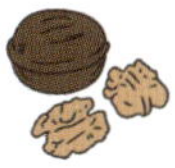

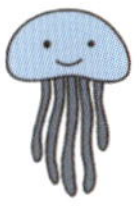

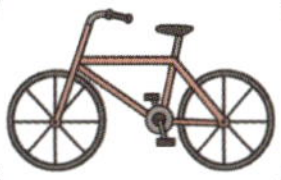

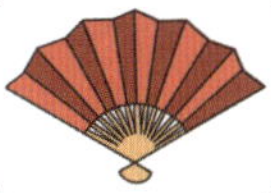

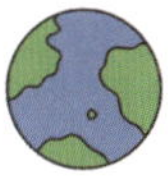

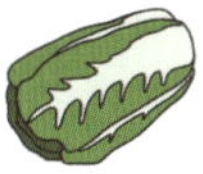

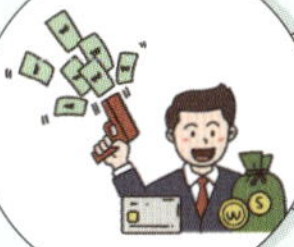

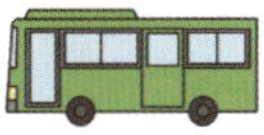

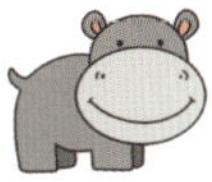

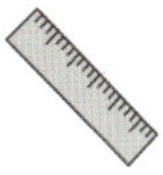

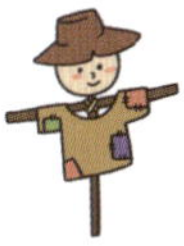

다른 소리를 찾아요

들려주는 낱말들 중 다른 소리로 시작하는 것을 찾아서 O 해요.
그리고 어떻게 다른지 이야기 나눠봐요.
빈칸에 어떤 소리로 시작하는지 찾아서 써봐도 좋아요.

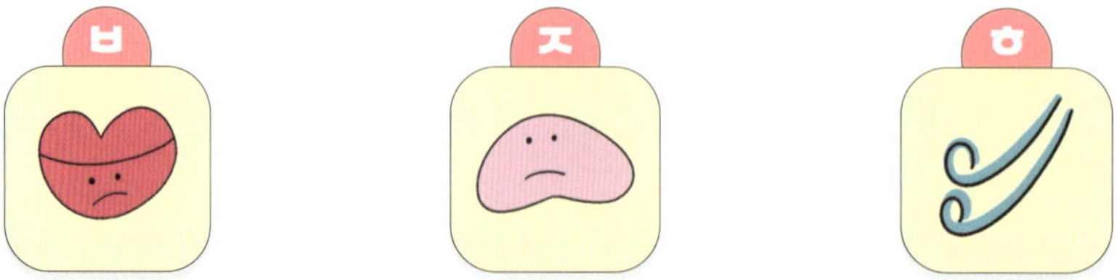

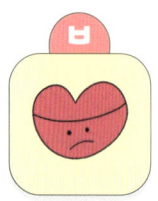
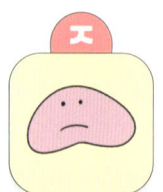

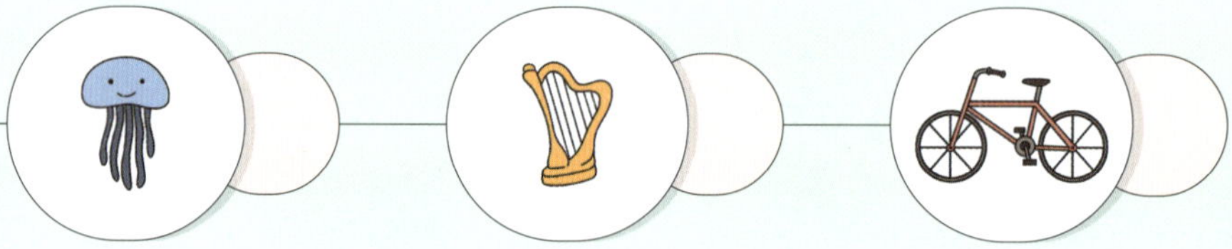

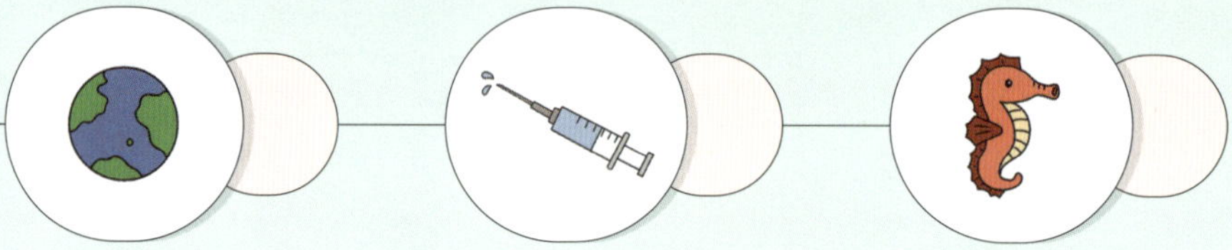

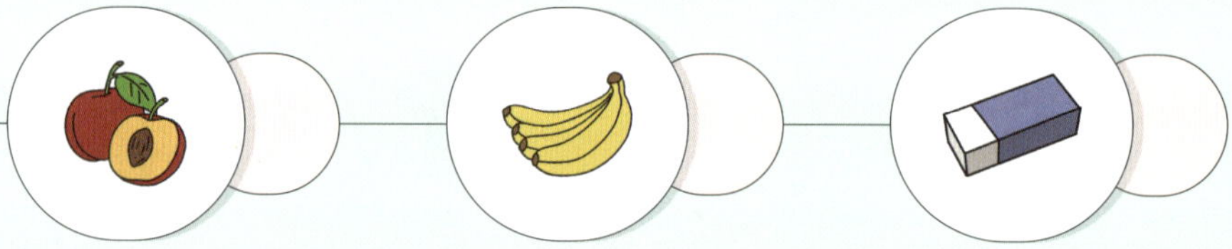

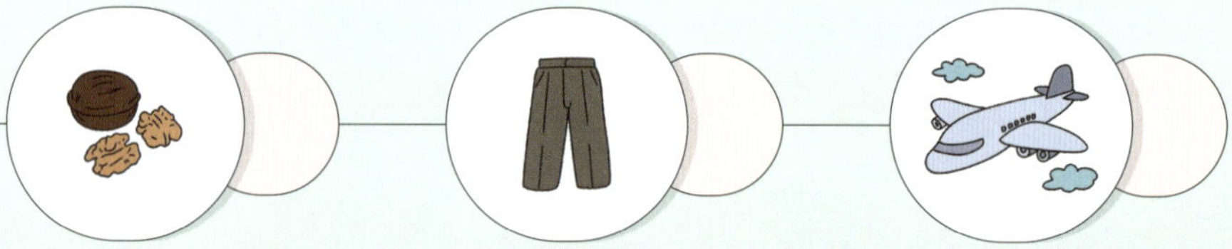

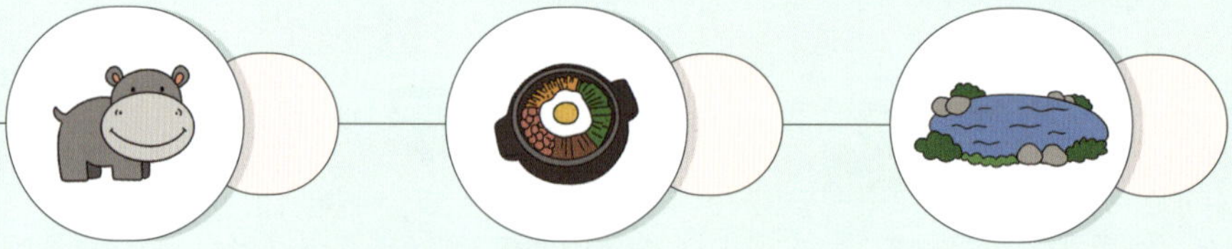

다른 소리를 찾아요

들려주는 낱말들 중 **다른 소리로 시작하는 것을** 찾아서 O 해요.
그리고 어떻게 다른지 이야기 나눠봐요.
빈칸에 어떤 소리로 시작하는지 찾아서 써봐도 좋아요.

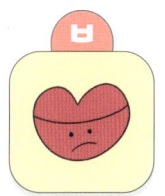
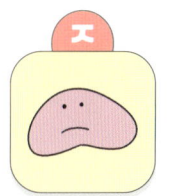

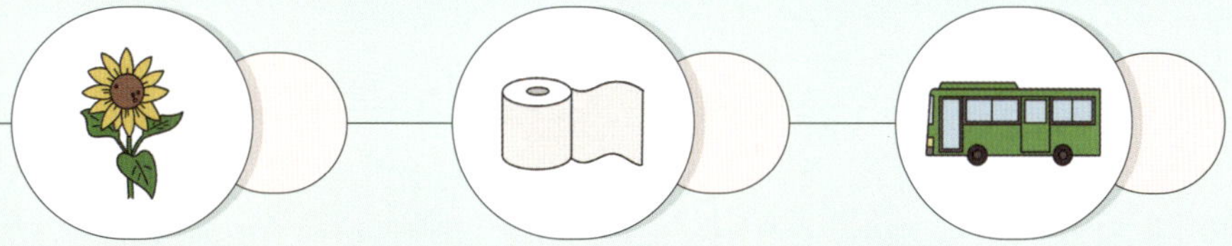

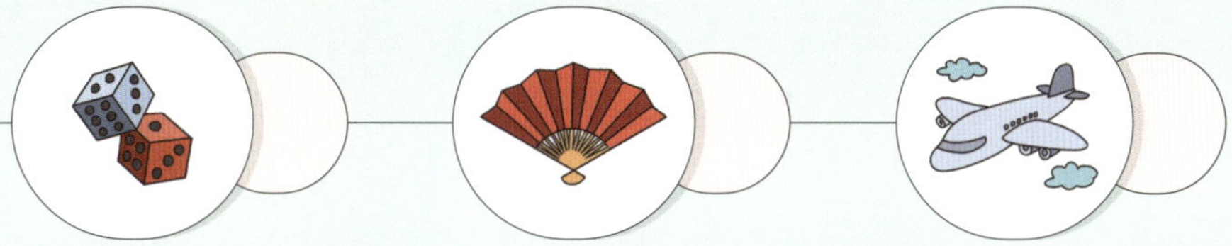

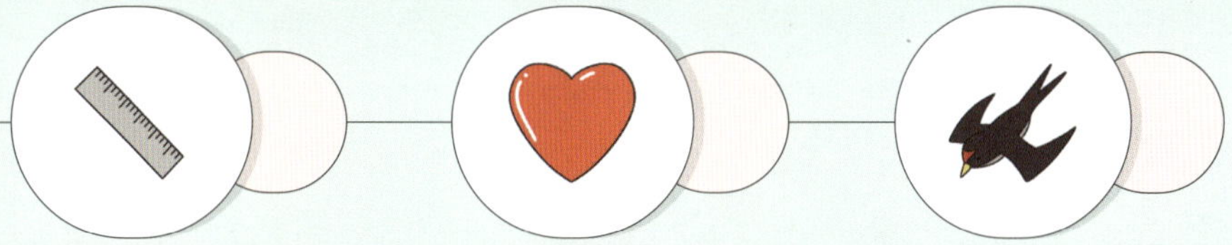

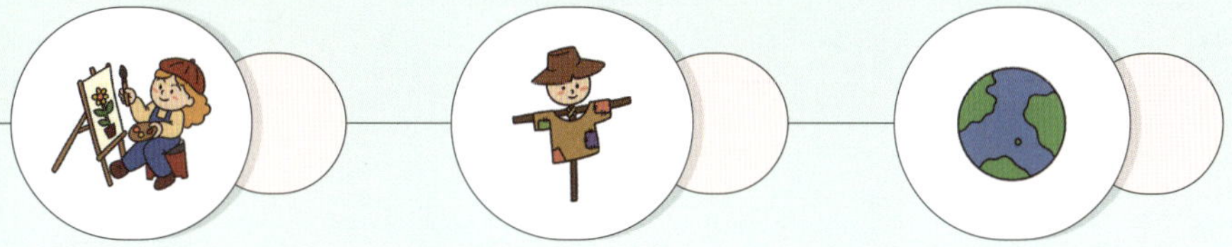

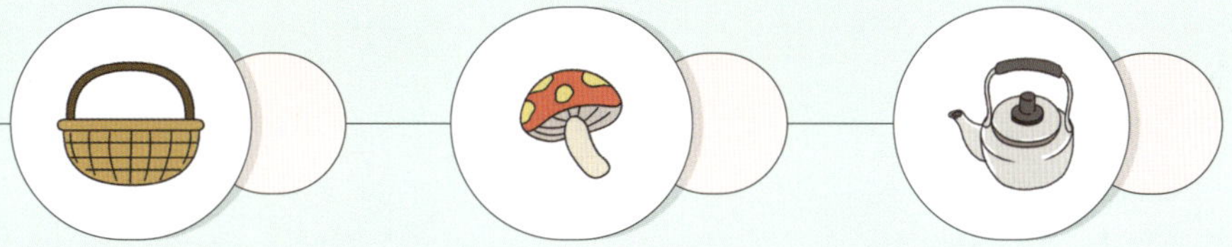

같은 소리와 글자를 연결해요

같은 소리로 시작하는 그림을 이은 뒤, 그 소리가 어떤 글자인지 찾아보세요.

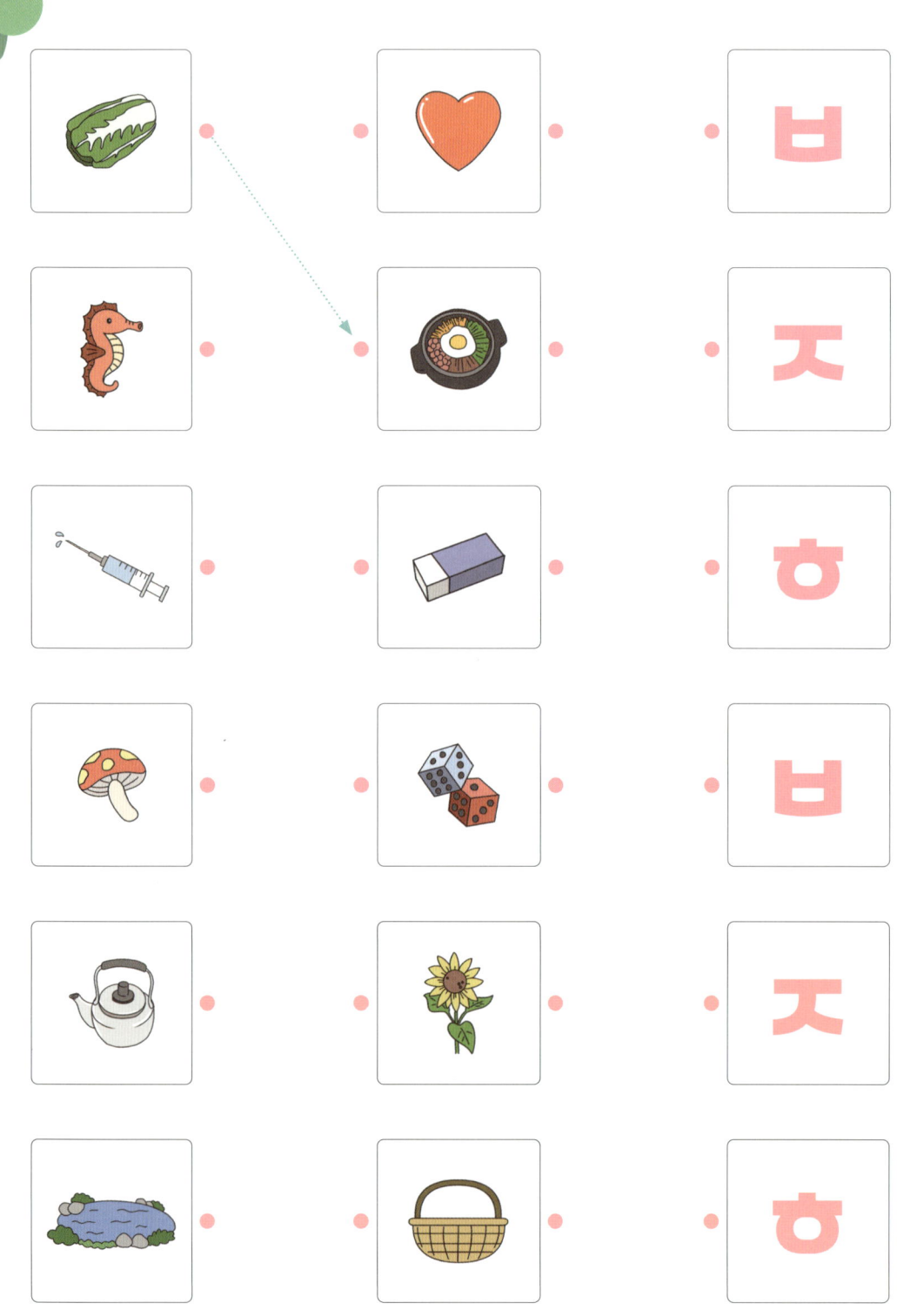

사후 활동

1. 들려주는 단어를 듣고 시작하는 소리가 같은지, 다른지 말해주세요.

맞춘 개수 / 10

단어	(O/X)	단어	(O/X)
저금통 - 주전자		보석 - 번개	
베개 - 바람		휴지통 - 진주	
화살 - 주스		지렁이 - 장난감	
병원 - 장미		주머니 - 하늘	
호빵 - 허리띠		할머니 - 호박	

2. 들려주는 단어를 듣고 시작하는 소리가 다른 단어 하나를 찾아서 말해주세요.

맞춘 개수 / 10

단어	(O/X)	단어	(O/X)
접시 - 장미 - 화살		호박 - 화살 - 번개	
베개 - 반지 - 접시		병원 - 장미 - 복숭아	
잠자리 - 할머니 - 종이		화장실 - 바람 - 한글	
하늘 - 지렁이 - 학교		자동차 - 부엉이 - 번개	
병아리 - 뱀 - 지도		호박 - 지도 - 주스	

3. 들려주는 단어를 듣고 공통으로 어떤 소리로 시작하는지 말해주세요.

맞춘 개수 / 10

단어	(O/X)	단어	(O/X)
복숭아 - 병아리		햄스터 - 학교	
잠자리 - 주머니		번개 - 병원	
보라색 - 반지		장미 - 저금통	
호빵 - 화살		반지 - 벽돌	
진주 - 접시		호박 - 하늘	

Chapter 2

(ㅂ, ㅈ, ㅎ) 카드 활용 방법

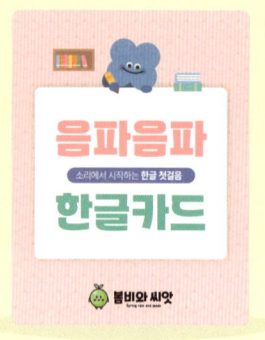

1. 사용 카드 목록 목표 소리 ㅂ, ㅈ, ㅎ

ㅂ	바지	바구니	바나나	바다	배추	버터	부채	비누	비버
ㅈ	지하	자두	지우개	지푸라기	주머니	주사	주유소	주차	지휘
ㅎ	하마	휴지	해마	해바라기	하모니카	허리	허수아비	호두	호수

2. 카드 활용 방법

위 목록에 있는 카드들을 사용하여 아래와 같은 활동들을 할 수 있습니다.
이러한 활동을 통해 앞서 배운 소리들을 즐겁게 복습하며 익힐 수 있습니다.

1) 소리를 확인해요 (141, 147, 155p)

- 선생님은 아동에게 위 목록의 그림 카드들을 하나씩 제시하며 목표 소리가 있는지 없는지 물어봅니다 (예시 '바지' 카드를 보여주며 **"여기에 'ㅂ(브)' 소리 있어? 없어?"**).
- 아동이 바르게 말했을 경우 "맞아, 여기에 'ㅂ(브)' 소리 있네"라며 칭찬해 주세요.
- 아동이 틀리게 말했을 경우 소리를 강조해서 들려주며 다시 말해볼 수 있도록 합니다.
(예시 "다시 한번 말해줄게. 잘 듣고 **'ㅂ(브)' 소리가 있는지 없는지 찾아봐**").

2) 소리를 구별해요 (159~161p)

카드 두 쌍을 무작위로 제시하며 아동에게 카드 속 그림의 시작 소리가 같은지 다른지 말해보도록 합니다.
- "선생님이 보여주는 카드를 보고, **시작하는 소리가 같은지 다른지** 말해줘"

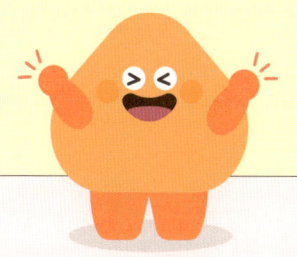
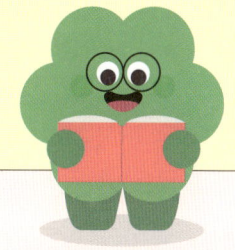

3) 다른 소리를 찾아요 (162~165p)

같은 소리로 시작하는 카드 두 장과 다른 소리로 시작하는 카드 한 장을 준비하여 아동에게 제시합니다 (예시 **바지 – 배추 – 지하**).

- "선생님이 보여주는 카드들 중에서 다른 소리로 시작하는 카드를 찾아봐"
- 아동이 맞게 대답할 경우 칭찬한 후 어떻게 다른지 얘기해 보도록 합니다.
- 아동이 틀리게 대답한 경우 카드의 시작 소리를 강조해서 들려준 후 다시 말해보도록 합니다.

4) 같은 소리와 글자를 연결해요 (166p)

같은 소리로 시작하는 카드 두 장과 다른 소리로 시작하는 카드 한 장을 준비하여 아동에게 제시합니다 (예시 **자두 – 해마 – 주사**).

- "선생님이 보여주는 카드들 중에서 같은 소리로 시작하는 카드들을 찾아봐"
- 아동이 맞게 대답할 경우 칭찬한 후 어떻게 같은지 얘기해 보도록 합니다.
- 아동이 틀리게 대답한 경우 카드의 시작 소리를 강조해서 들려준 후 다시 말해보도록 합니다.
- 아동이 시작 소리를 잘 찾았다면, 시작 소리가 어떤 글자인지 음소카드에서 찾아보며 활동을 마무리 합니다.

게임하며 총정리하기1

위 목록의 카드를 섞어서 책상 위에 펼쳐놓습니다.
목표 소리를 정하고, 목표 자음으로 시작하는 카드를 가장 많이 가져오는 사람이 이깁니다.
목표 자음의 개수는 아이의 수준에 맞게 한 개, 혹은 두 개로 설정합니다.

- "선생님이랑 지금부터 'ㅂ(브)' 소리로 시작하는 카드를 찾아보는 거야.
  소리에 맞는 카드를 더 많이 모으는 사람이 이기는 거야"
- 카드를 다 모았으면 **맞게 고른 카드는 +1점, 틀리게 고른 카드는 –1점을 부여**하여 점수를 계산합니다.
- 점수가 높은 사람이 승리합니다.

게임하며 총정리하기2

위 목록의 카드를 섞어서 책상 위에 펼쳐놓습니다. **목표 소리(ㅂ, ㅈ, ㅎ)**의 카드 쌍을 가장 많이 모으는 사람이 승리합니다 (예시 **바다 – 부채 / 주사 – 지휘 / 허리 – 호수**).

- "선생님이랑 지금부터 같은 소리로 시작하는 카드들을 찾아보는 거야.
  더 많은 카드를 짝지어 주는 사람이 이기는 거야"
- 책상 위 카드가 모두 없어졌을 때 맞게 짝지은 카드는 +1점, 틀리게 짝지은 카드는 –1점을 부여하여 점수를 계산합니다.
- 점수가 높은 사람이 승리합니다.

전문가와 함께하는 음운인식 파닉스 **음파음파 한글**

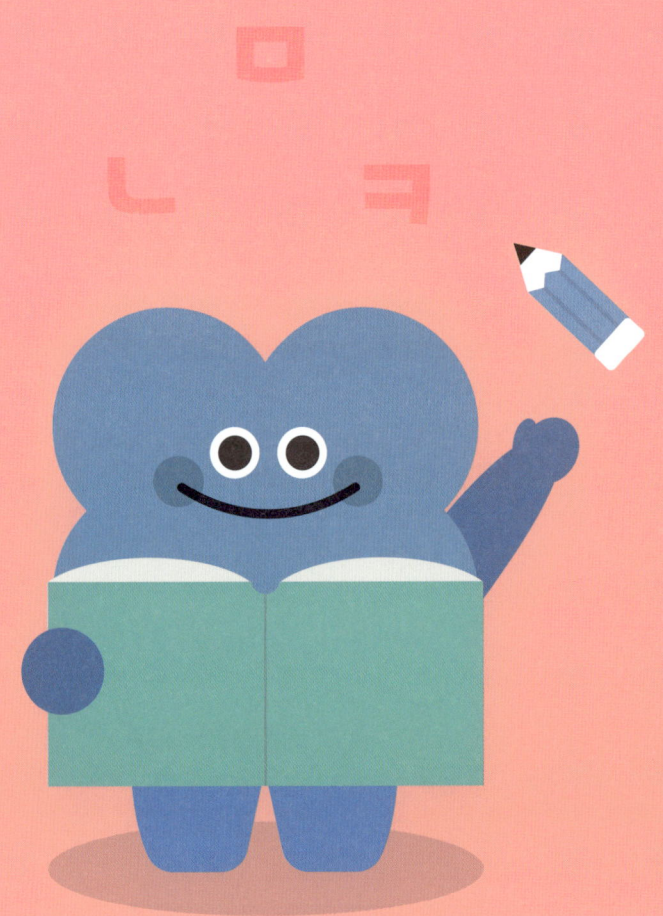

Chapter 2.
글자와 소리를 배워요

ㄴ ㅁ ㅋ

학습낱말	
ㄴ	나무, 나비, 나사, 낙타, 너구리, 노트, 눈, 냉장고
ㅁ	마스크, 마이크, 머리, 모자, 무지개, 마차, 모기
ㅋ	커피, 쿠키, 카메라, 코끼리, 크레파스, 카트, 키위

활동 방법 및 유의사항

1) 소리를 배워요
글자의 모양과 소리를 익히는 단계입니다. 제시된 그림들의 이름을 말해보며 어디에 목표 소리가 들어있는지 찾아봅니다. 그리고 숨은그림찾기, 'ㄴ(느)' 소리 들어간 그림 찾기 등의 활동을 통해 목표 소리를 학습합니다.

2) 소리를 확인해요
들려주는 낱말을 듣고 **목표 소리가 있으면 O, 없으면 X 표시**합니다.

3) 소리를 구별해요
들려주는 두 개의 낱말을 듣고, **첫소리가 같으면 O, 다르면 X에 표시**합니다.
> 예시 "선생님이 들려주는 낱말을 잘 듣고 **시작 소리가 같으면 O, 다르면 X에 표시해 줘.**
> '**나무 – 나비**'의 첫소리가 같아?, 달라?"

4) 다른 소리를 찾아요
들려주는 낱말을 듣고 **다른 소리로 시작하는 그림을 찾아봅니다.**
> 예시 "선생님이 들려주는 낱말을 듣고, **다른 소리로 시작하는 그림을 찾아서 동그라미 해줘.**
> 그리고 시작하는 소리의 글자를 적어줘.
> '**나무 – 나비 – 마스크**' 중 첫소리가 다른 하나는 뭐야?"

5) 쓰기 연습을 해요
들려주는 낱말을 듣고, **첫소리를 분리해 낸 뒤, 적어봅니다.**
> 예시 "선생님이 들려주는 낱말을 듣고 방금 배운 소리가 어디 있는지 찾아서 **엘코닌 상자에 적어보자.**"

6) 같은 소리와 글자를 연결해요
소리와 글자를 연결하는 과정을 통해 학습을 마무리합니다.

사전 활동 (도입)

선생님이 같은 소리로 시작하는 단어 두 개를 들려줄 거예요. 잘 듣고 어떤 소리로 시작하는지 아래 박스에서 골라볼까요?

 너구리, 나무는 'ㄴ (느)'로 시작할까 'ㄱ (그)'로 시작할까?

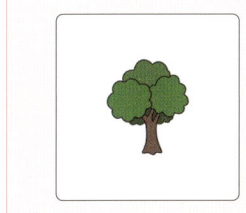 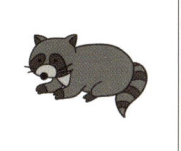 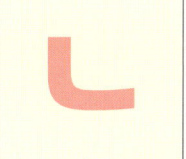 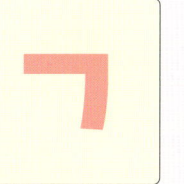

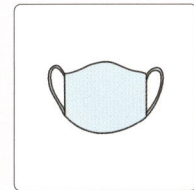 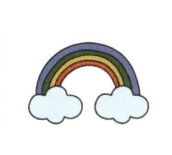 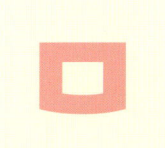 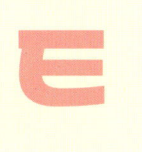

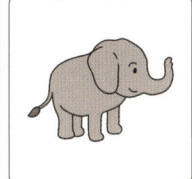 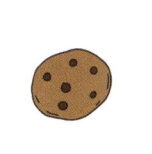 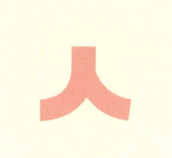 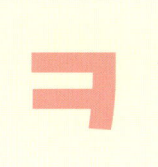

단어	정/오 반응 체크 (O/X)
나무 – 너구리	
마스크 – 무지개	
코끼리 – 쿠키	

ㄴ 니은 소리

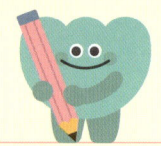

짧은 이야기를 듣고 오늘 배울 글자가 어떤 글자인지,
어떤 소리를 가졌는지 이야기 나눠볼까요?

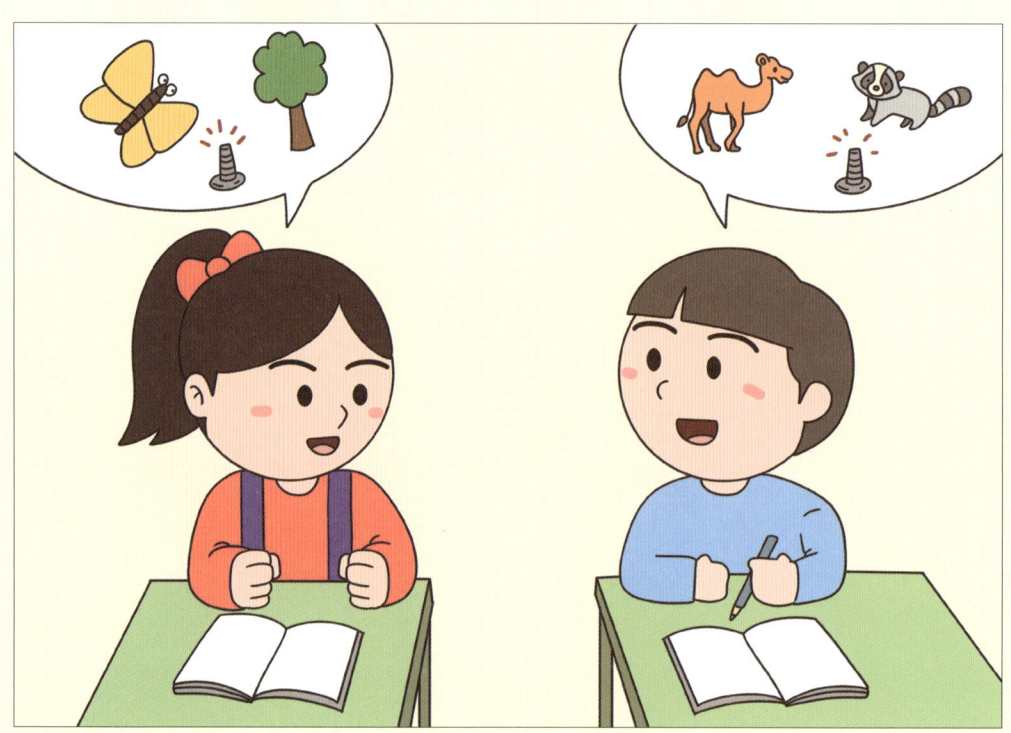

나비가 **나무** 옆을 날아다니고 있었어요.
그때 바닥에 떨어진 **나사** 하나를 발견했어요.
낙타와 **너구리**가 다른 **나사**들을 더 발견했어요.
친구들은 이 이야기를 **노트**에 쓰기로 했답니다.

아동에게 이야기를 들려줄 때, <u>분홍색</u>으로 표시된 글자는 강조해서 들려주세요.
띄어읽기, 억양을 높이기, 늘이기 무엇이든 좋습니다.

아동이 목표 소리를 잘 찾았다면,
우리 주변에 같은 소리를 가진 낱말이 무엇이 있는지 이야기 나눠볼까요?

ㄴ 니은 소리

낙타가 목이 말라요.
물을 마시기 위해 'ㄴ' 소리가 나는 그림들을 따라가요!

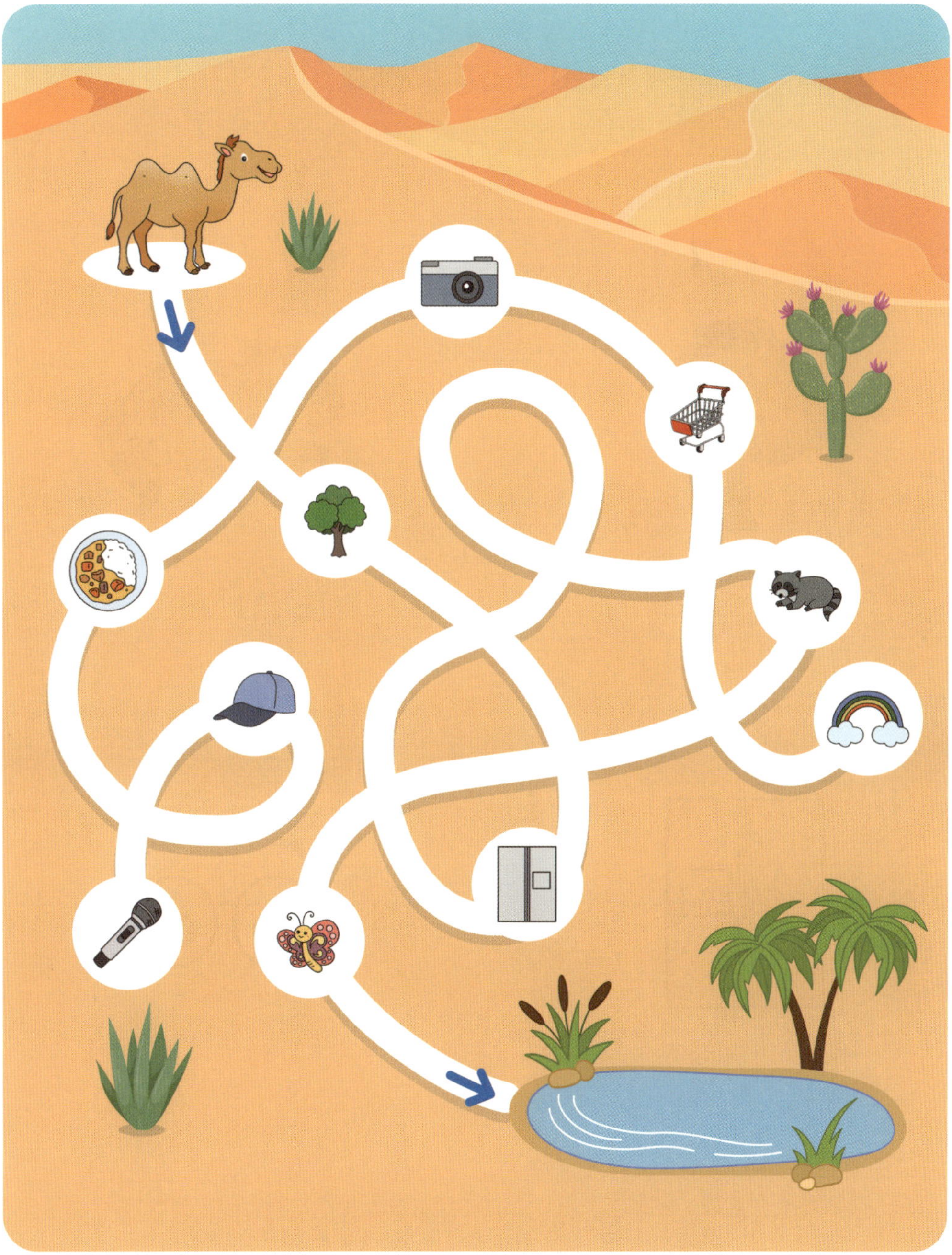

아동이 낱말을 모르거나 발음하지 못한다면 들려주세요.
이때, 'ㄴ(느)' 소리를 강조해서 들려주시고 'ㅡ(으)' 소리는 숨어있는 것처럼 짧게
들려주시면 됩니다.

ㄴ 소리를 배워요

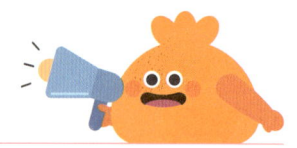

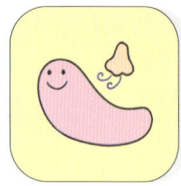
'ㄴ(니은)'은 혀의 앞부분을 앞니 뒤에 닿았다 떼고 코를 울리면서 만드는 소리예요. 이때 'ㅡ(으)' 소리는 없다고 생각하고 짧게 '느!' '느!' 소리를 만들어보세요. 그리고 아래 그림의 이름을 말하면서 'ㄴ(느)' 소리를 찾아봐요.

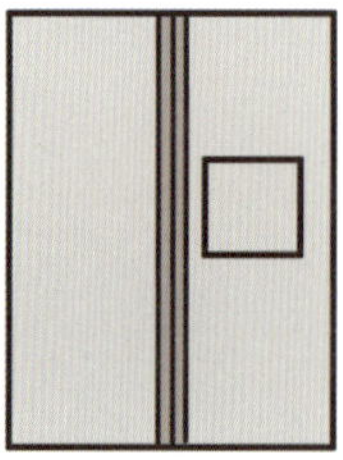

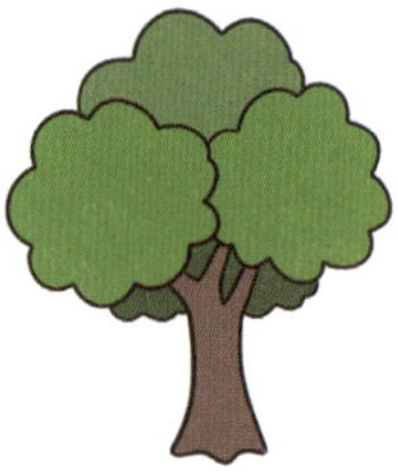

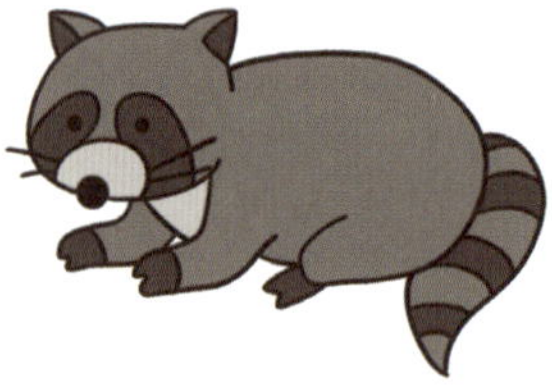

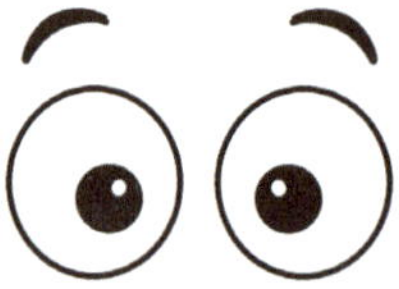

아동이 낱말을 모르거나 발음하지 못한다면 들려주세요.
이때, **'ㄴ(느)' 소리를 강조해서** 들려주시고 **'ㅡ(으)' 소리는 숨어있는 것처럼 짧게** 들려주시면 됩니다.

ㄴ 소리를 확인해요

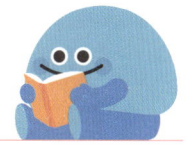

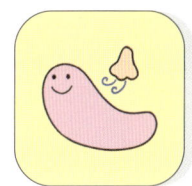 들려주는 낱말을 듣고, 방금 배운 'ㄴ(느)' 소리가 들리면 O, 들리지 않으면 X 표시해요.

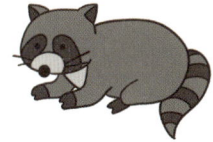 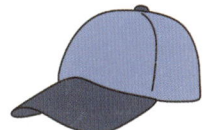 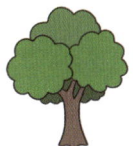

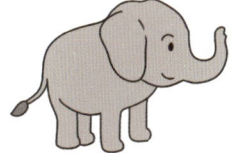 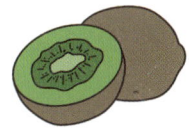 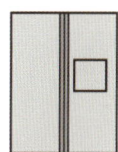

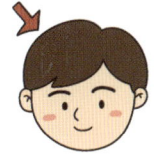 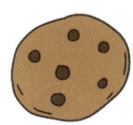 

 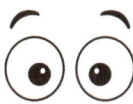 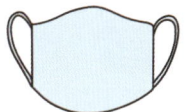

쓰기 연습을 해요

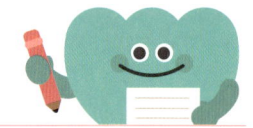

아동과 함께 'ㄴ(느)' 소리를 내며 글자를 써 봅시다.
이때 'ㅡ(으)' 소리는 없는 것처럼 짧게 발음해 주세요.

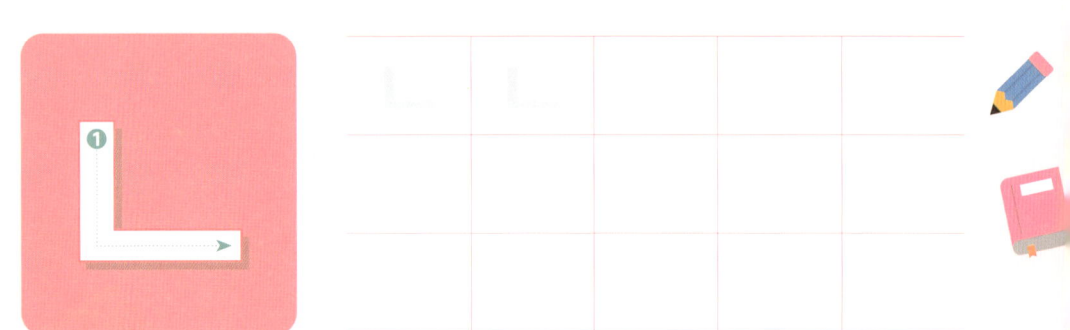

그림을 보고 이름을 말해 본 다음, 빠진 'ㄴ' 글자를 써서 낱말을 완성해 주세요.

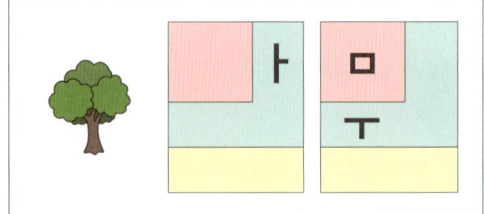
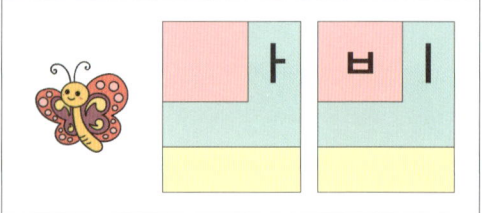
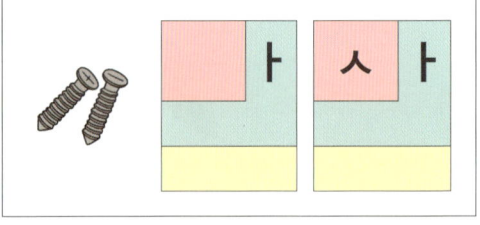
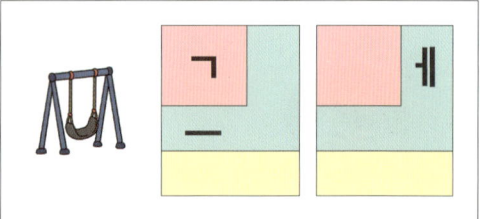
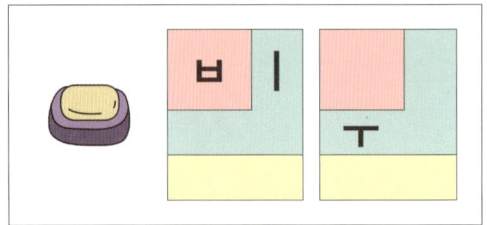
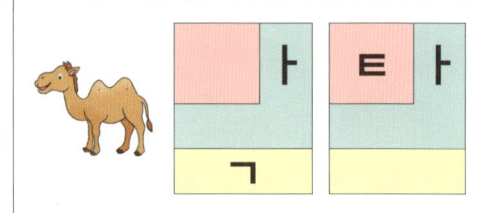

쓰기 연습을 해요

그림을 보고 이름을 말해 본 다음, 빠진 'ㄴ' 글자를 써서 낱말을 완성해 주세요.

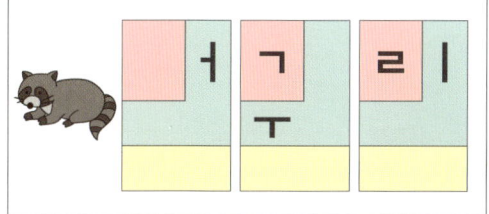
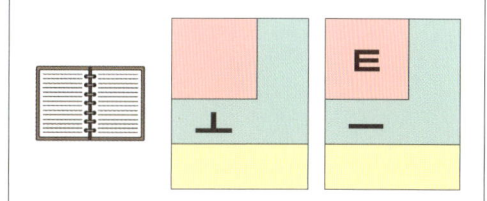
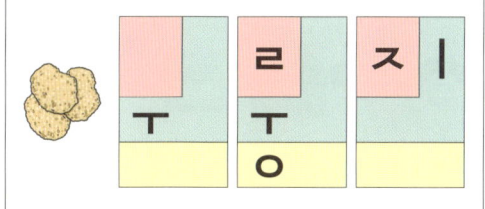
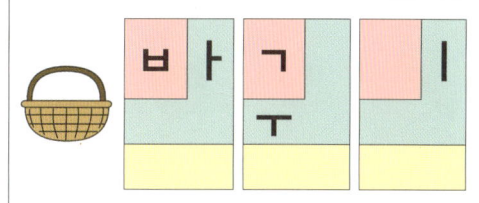
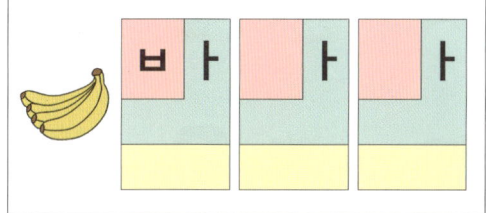
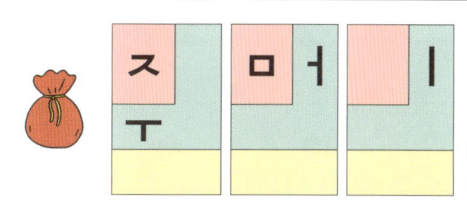
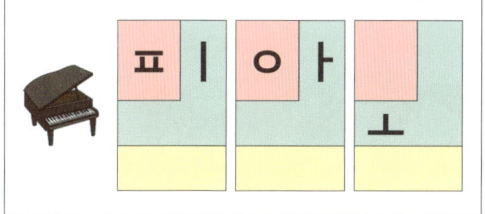
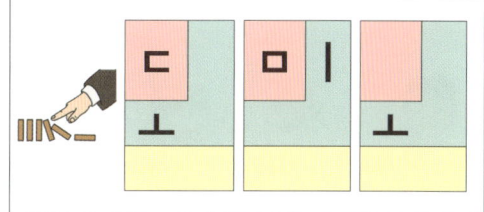
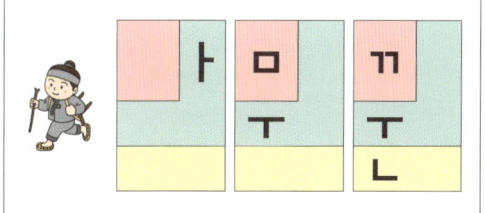
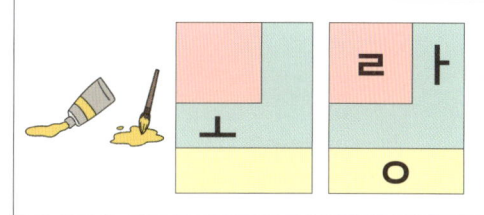

ㄴ 소리가 나는 그림을 색칠해 보세요

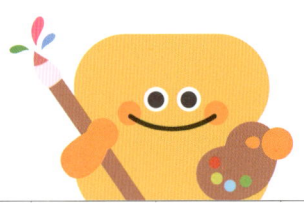

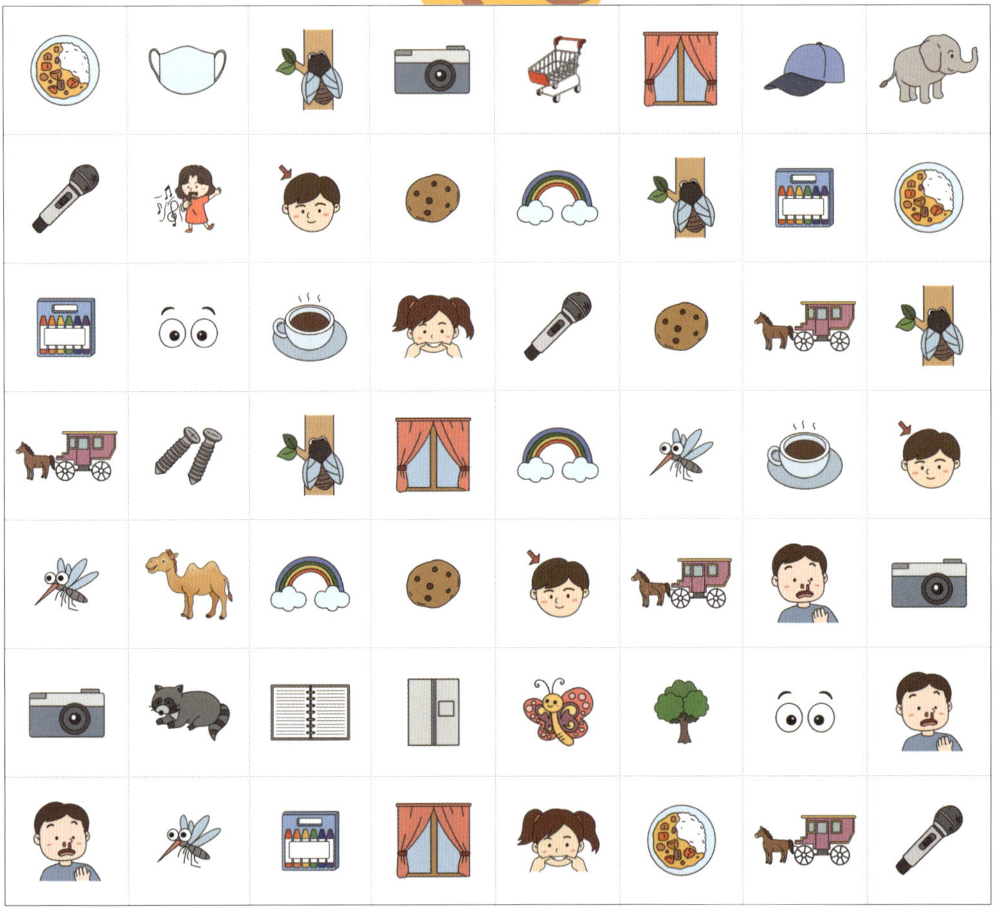

숨어있는 글자를 찾았나요? 아래 보기에서 골라보세요.

ㄷ ㄴ ㅌ

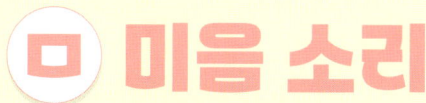 ㅁ 미음 소리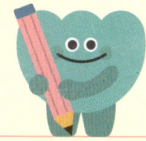

짧은 이야기를 듣고 오늘 배울 글자가 어떤 글자인지,
어떤 소리를 가졌는지 이야기 나눠볼까요?

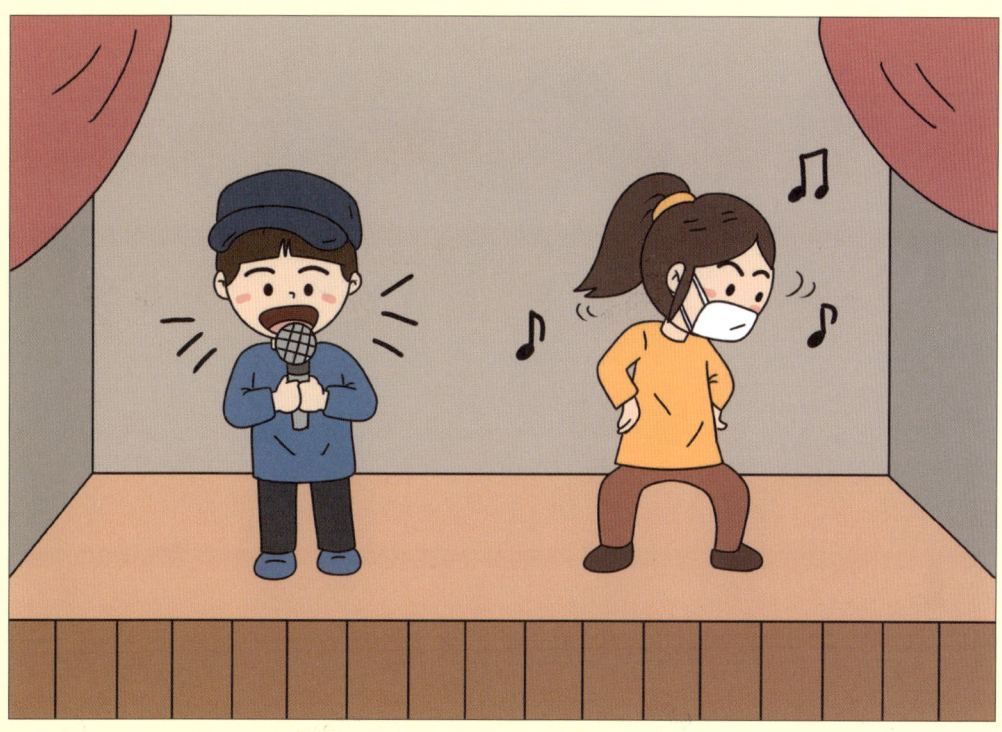

친구들은 **마스크**를 쓰고 **무대**에 올랐어요.
한 친구가 **모자**를 쓰고 **마이크**를 잡았어요.
다른 친구는 **머리**를 흔들며 춤을 췄어요.

아동에게 이야기를 들려줄 때, **분홍색으로 표시된 글자는 강조해서** 들려주세요.
띄어읽기, 억양을 높이기, 늘이기 무엇이든 좋습니다.

아동이 목표 소리를 잘 찾았다면,
우리 주변에 같은 소리를 가진 낱말이 무엇이 있는지 이야기 나눠볼까요?

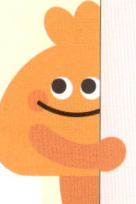

ㅁ 미음 소리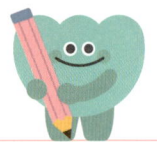

아래 선반에 있는 물건들 중, 'ㅁ' 소리를 가진 물건만 바구니에 들어갈 수 있어요.
'ㅁ' 소리를 가진 물건들만 찾아 O 해주세요!

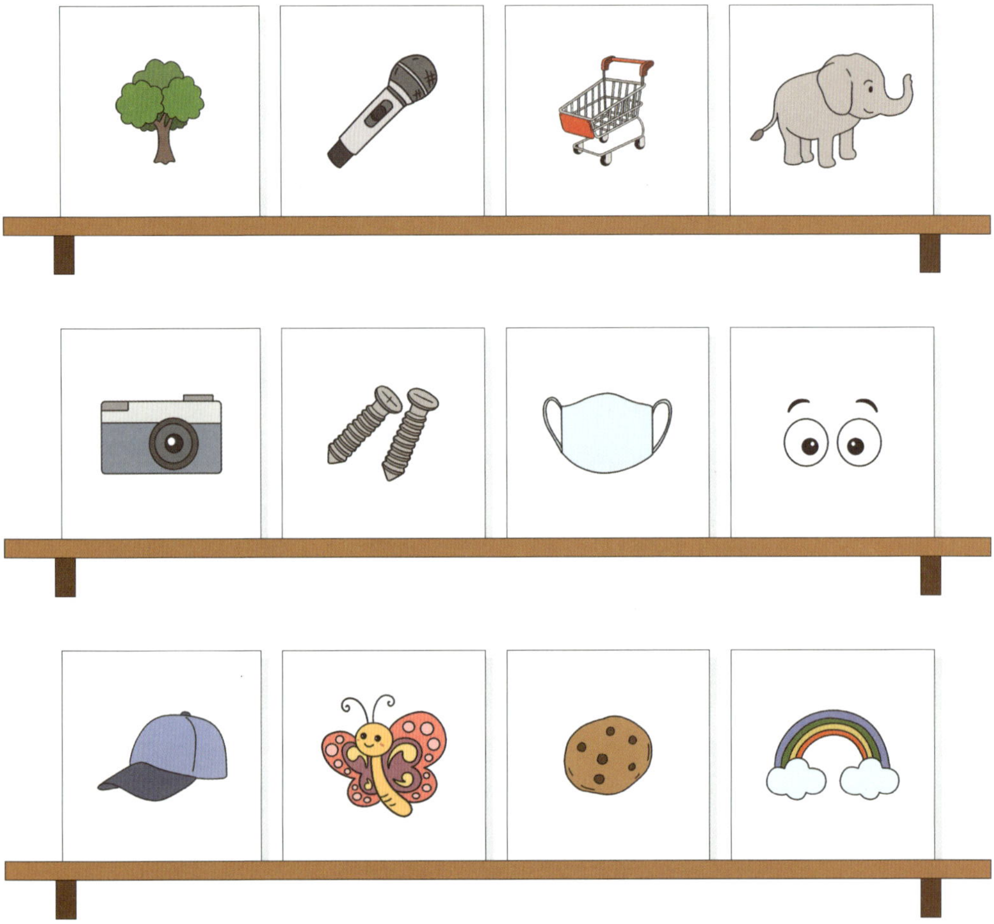

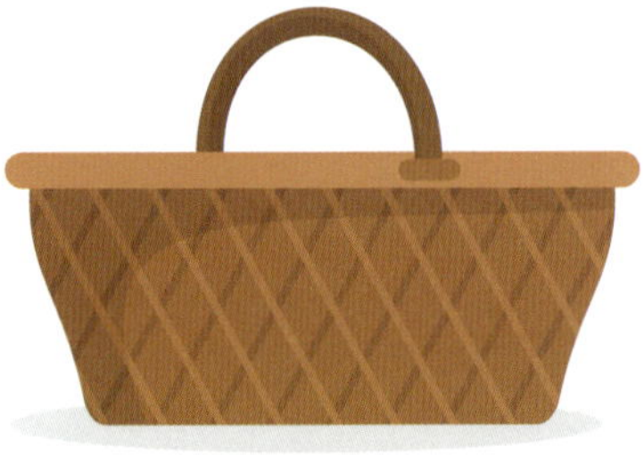

아동이 낱말을 모르거나 발음하지 못한다면 들려주세요.
이때, **'ㅁ(므)' 소리를 강조해서** 들려주시고 **'ㅡ(으)' 소리는 숨어있는 것처럼 짧게**
들려주시면 됩니다.

ㅁ 소리를 배워요

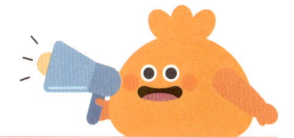

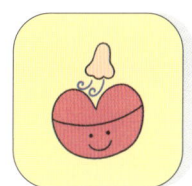

'ㅁ(미음)'은 입술을 붙였다 떼고 코를 울리면서 만드는 소리예요. 이 때 'ㅡ(으)' 소리는 없다고 생각하고 짧게 '므!' '므!' 소리를 만들어 보세요. 그리고 아래 그림의 이름을 말하면서 'ㅁ(므)' 소리를 찾아봐요.

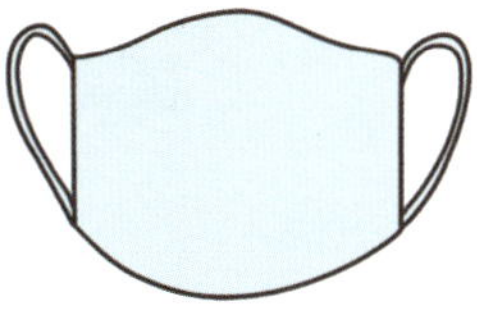

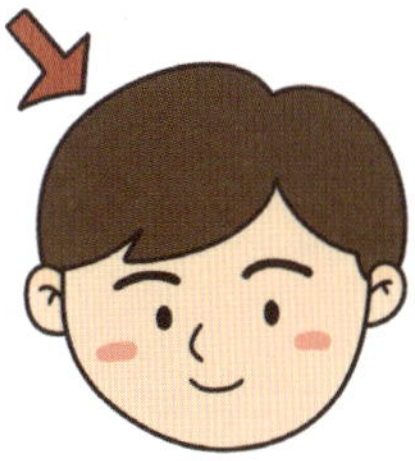

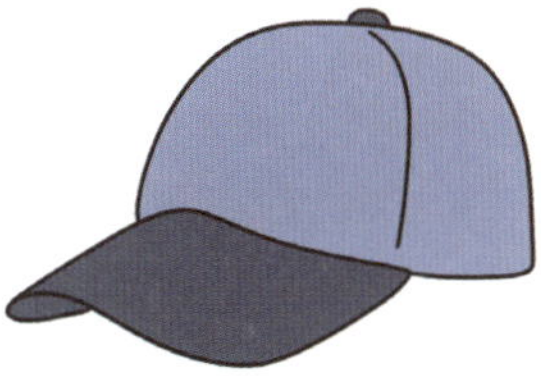

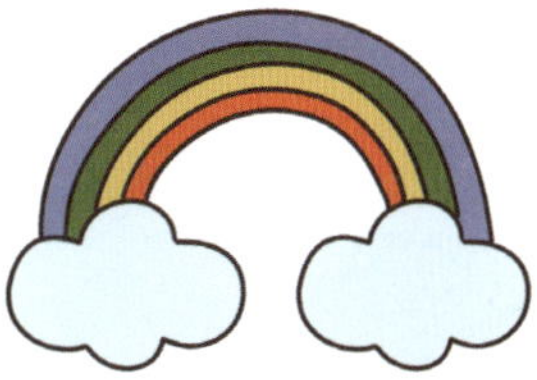

아동이 낱말을 모르거나 발음하지 못한다면 들려주세요.
이때, **'ㅁ(므)' 소리를 강조해서** 들려주시고 **'ㅡ(으)' 소리는 숨어있는 것처럼 짧게** 들려주시면 됩니다.

ㅁ 소리를 확인해요

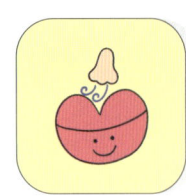 들려주는 낱말을 듣고, 방금 배운 'ㅁ(므)' 소리가 들리면 O, 들리지 않으면 X 표시해요.

 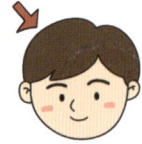 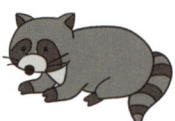

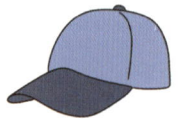 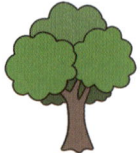 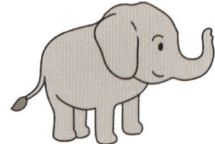

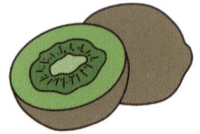 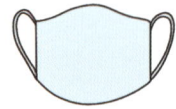 

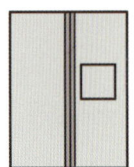 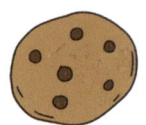 

쓰기 연습을 해요

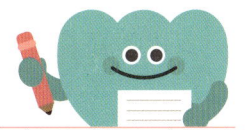

아동과 함께 'ㅁ(므)' 소리를 내며 글자를 써 봅시다.
이때 'ㅡ(으)' 소리는 없는 것처럼 짧게 발음해 주세요.

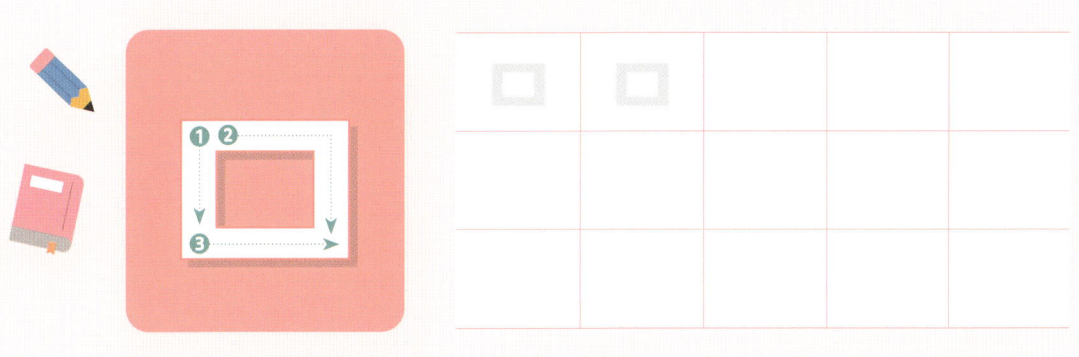

그림을 보고 이름을 말해 본 다음, 빠진 'ㅁ' 글자를 써서 낱말을 완성해 주세요.

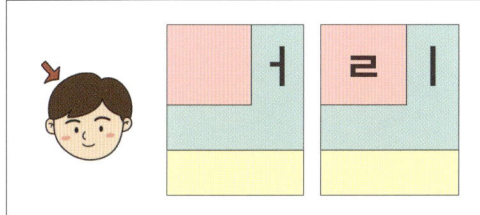
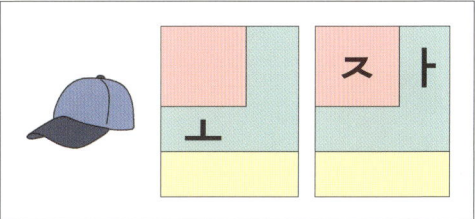
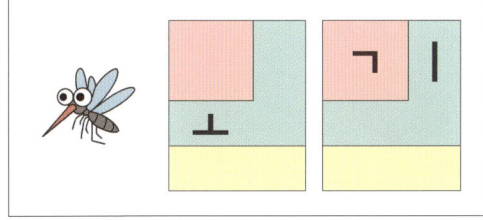
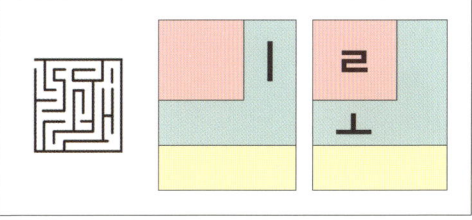
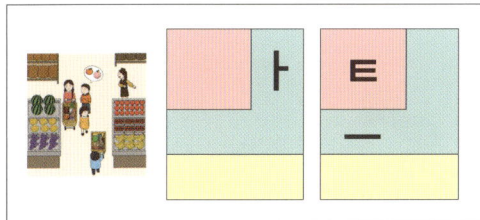
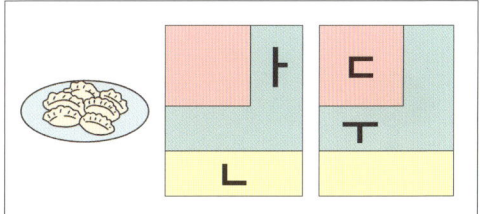

쓰기 연습을 해요

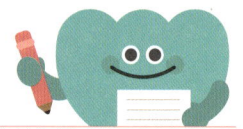

그림을 보고 이름을 말해 본 다음, 빠진 'ㅁ' 글자를 써서 낱말을 완성해 주세요.

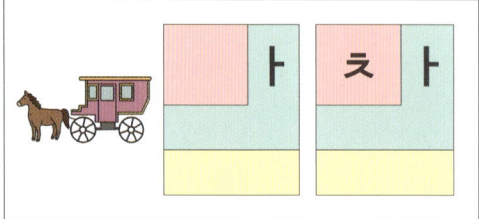
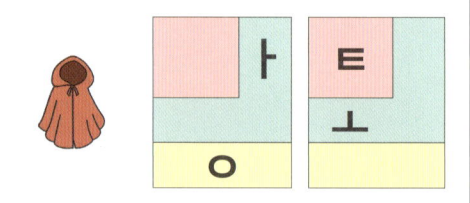
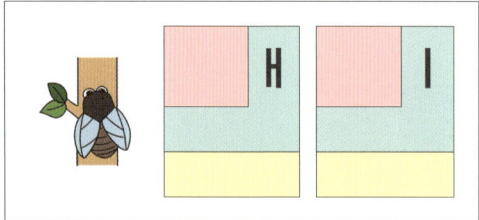
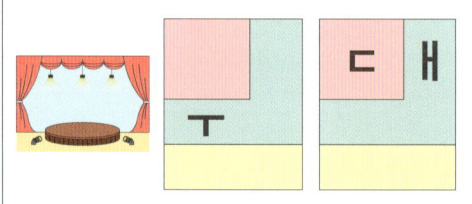
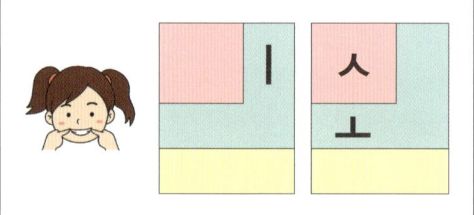
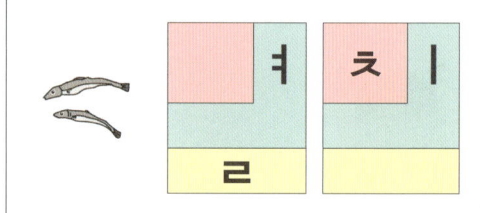
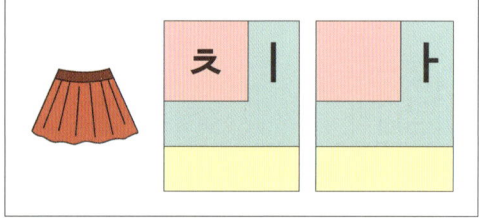
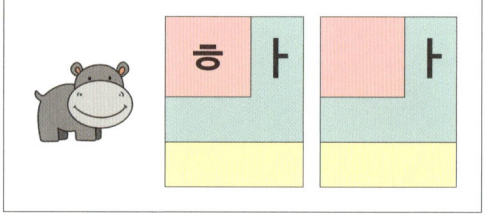
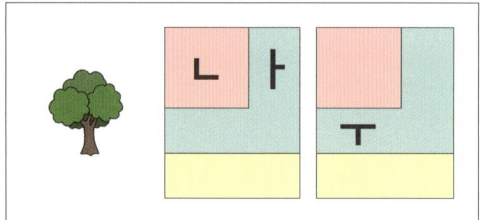
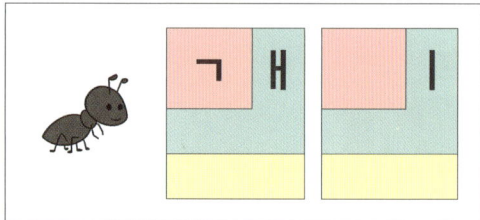

 소리가 나는 그림을 색칠해 보세요

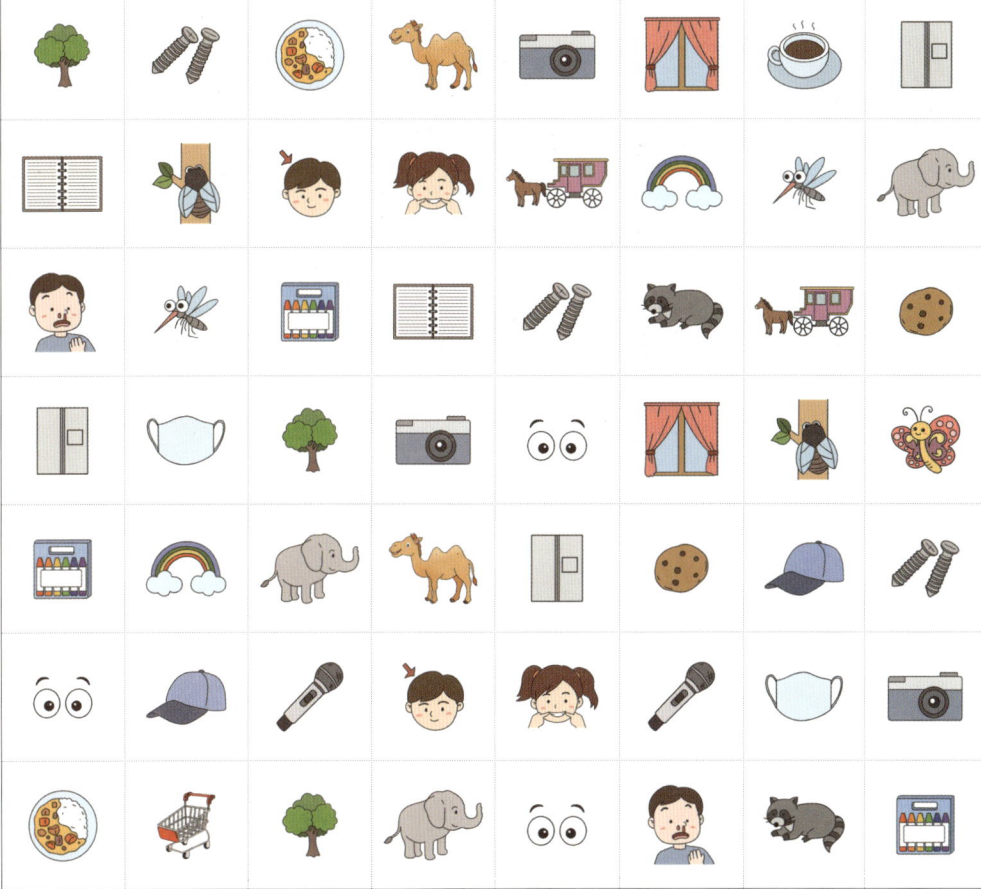

숨어있는 글자를 찾았나요? 아래 보기에서 골라보세요.

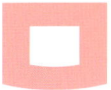   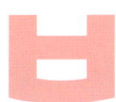   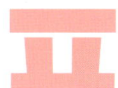

ㅋ 키읔 소리

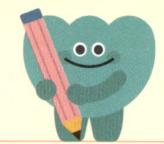

짧은 이야기를 듣고 오늘 배울 글자가 어떤 글자인지,
어떤 소리를 가졌는지 이야기 나눠볼까요?

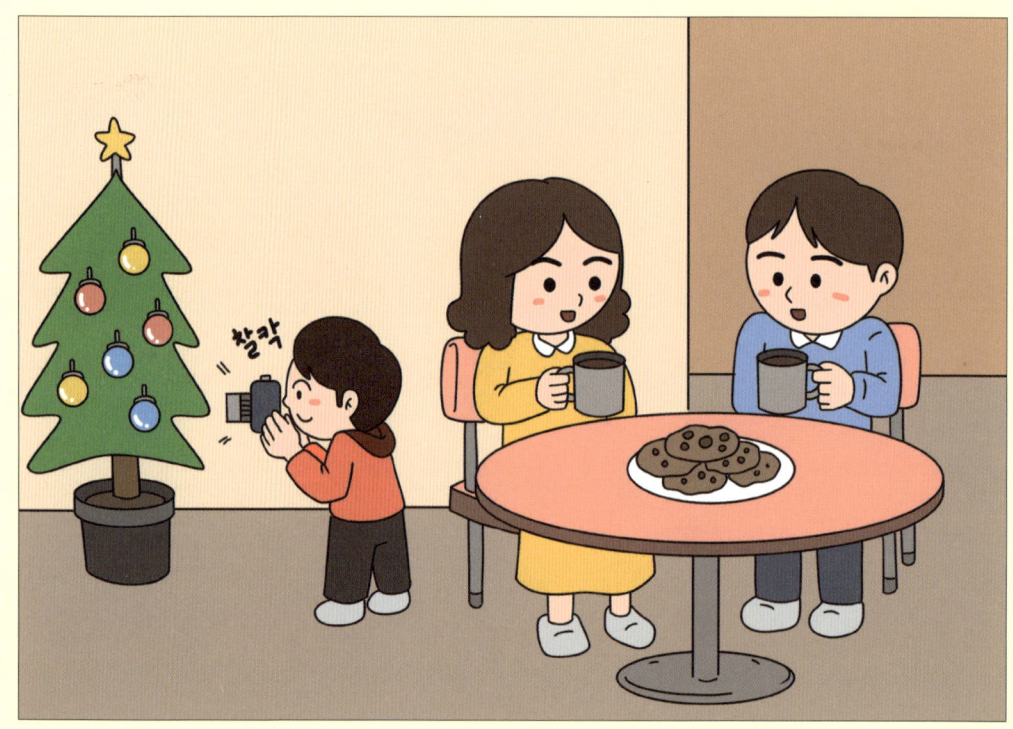

기다리던 **크리스마스**예요!
가족들과 함께 **커피**를 마시고 맛있는 **쿠키**도 먹었어요.
또 **카메라**로 **크리스마스**트리 사진을 찍었어요.

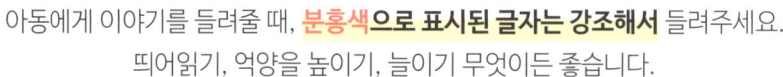

아동에게 이야기를 들려줄 때, <u>분홍색</u>으로 표시된 글자는 강조해서 들려주세요.
띄어읽기, 억양을 높이기, 늘이기 무엇이든 좋습니다.

아동이 목표 소리를 잘 찾았다면,
우리 주변에 같은 소리를 가진 낱말이 무엇이 있는지 이야기 나눠볼까요?

ㅋ 키읔 소리

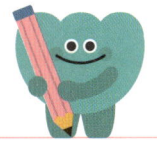

친구의 생일 선물로 'ㅋ' 소리로 시작하는 물건들을 줄거예요.
진열대에서 'ㅋ' 소리를 가진 물건들만 찾아 O 해주세요!

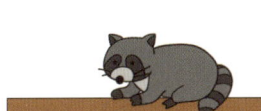 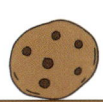  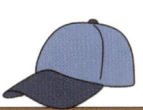

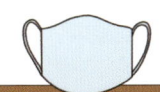 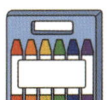 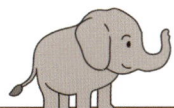 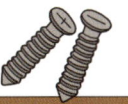

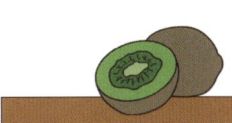 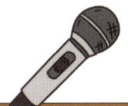  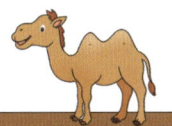

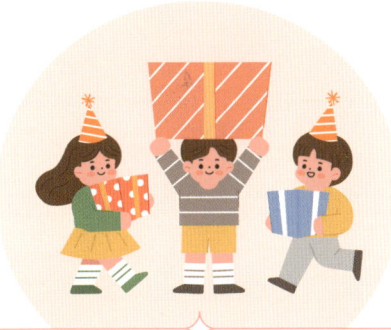

아동이 낱말을 모르거나 발음하지 못한다면 들려주세요.
이때, 'ㅋ(크)' 소리를 강조해서 들려주시고 'ㅡ(으)' 소리는 숨어있는 것처럼 짧게
들려주시면 됩니다.

ㅋ 소리를 배워요

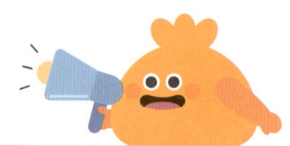

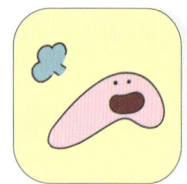
'ㅋ(키읔)'은 혀의 뒷부분을 뒤쪽 입천장에 붙였다 떼면서 바람을 세게 내보내며 만드는 소리예요. 이때 'ㅡ(으)' 소리는 없다고 생각하고 '크!' '크!' 소리를 만들어보세요. 그리고 아래 그림의 이름을 말하면서 'ㅋ(크)' 소리를 찾아봐요.

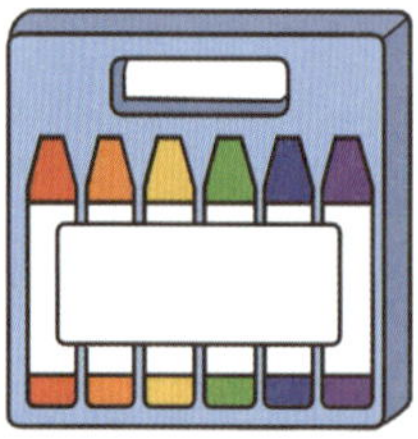

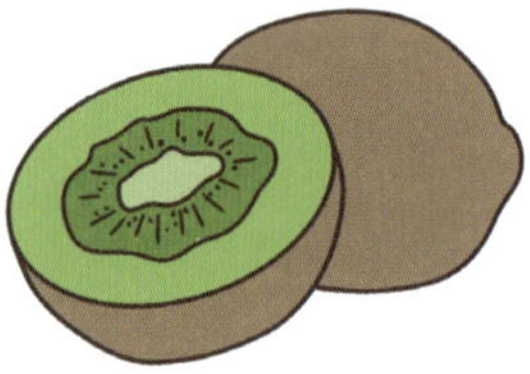

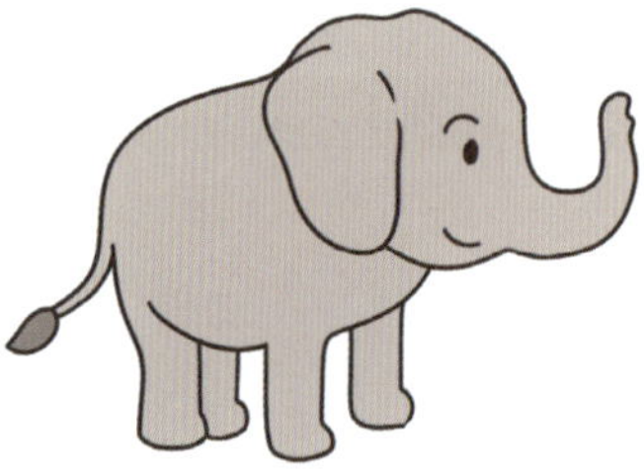

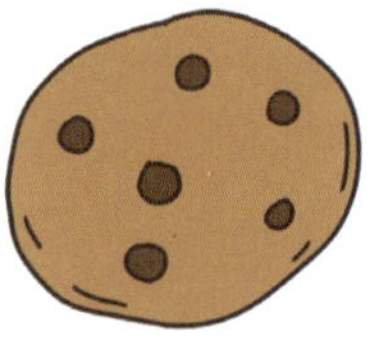

아동이 낱말을 모르거나 발음하지 못한다면 들려주세요.
이때, 'ㅋ(크)' 소리를 강조해서 들려주시고 'ㅡ(으)' 소리는 숨어있는 것처럼 짧게 들려주시면 됩니다.

ㅋ 소리를 확인해요

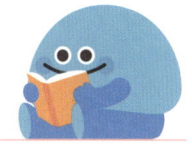

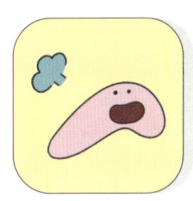
들려주는 낱말을 듣고, 방금 배운 'ㅋ(크)' 소리가 들리면 O, 들리지 않으면 X 표시해요.

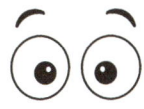 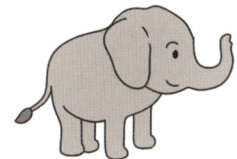 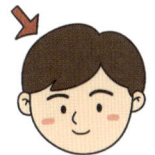

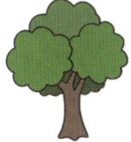 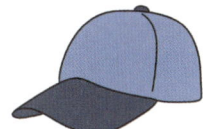 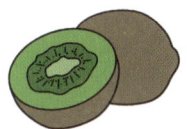

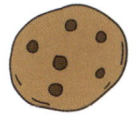  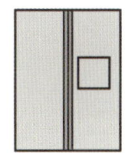

 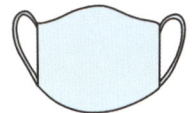 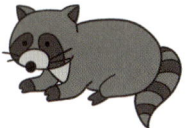

쓰기 연습을 해요

아동과 함께 'ㅋ(크)' 소리를 내며 글자를 써 봅시다.
이때 'ㅡ(으)' 소리는 없는 것처럼 짧게 발음해 주세요.

그림을 보고 이름을 말해 본 다음, 빠진 'ㅋ' 글자를 써서 낱말을 완성해 주세요.

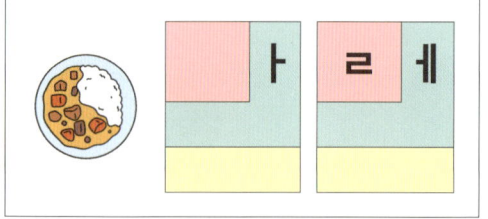
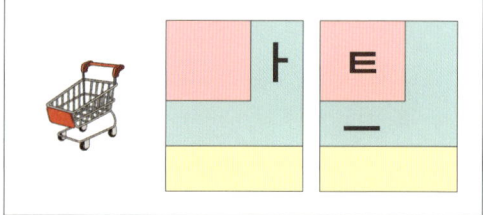
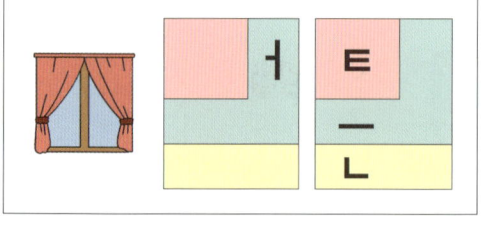
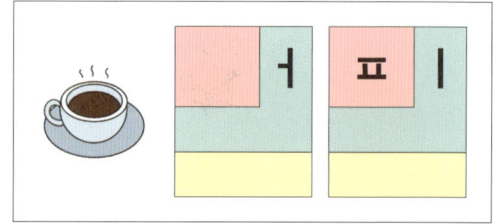
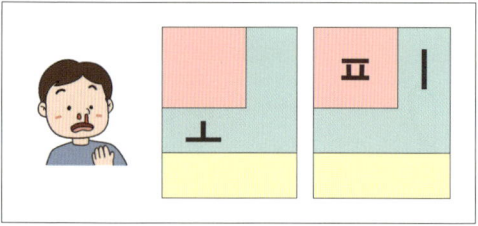
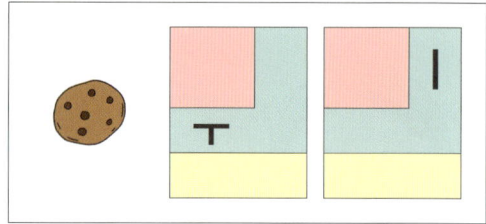

쓰기 연습을 해요

그림을 보고 이름을 말해 본 다음, 빠진 'ㅋ' 글자를 써서 낱말을 완성해 주세요.

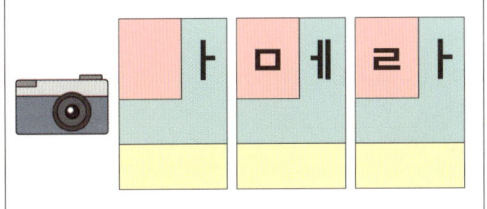
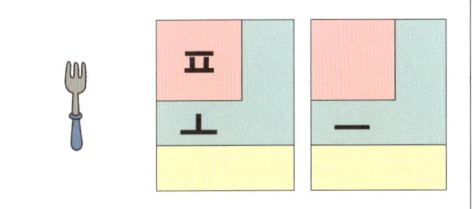
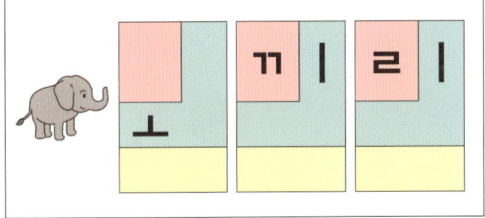
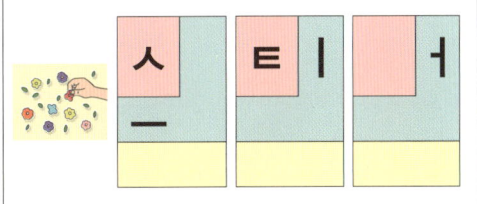
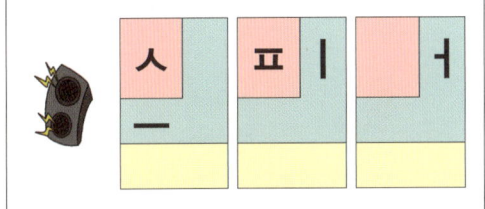
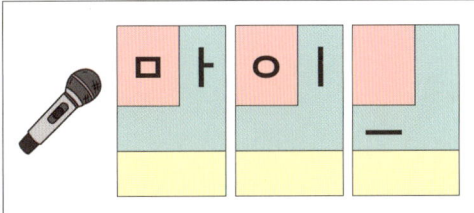
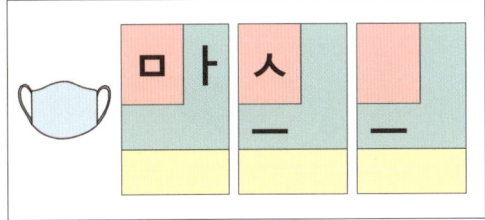
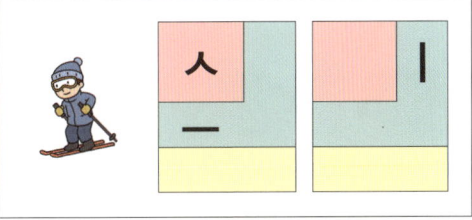
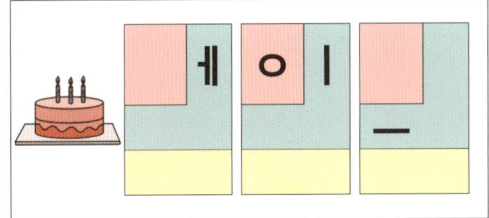
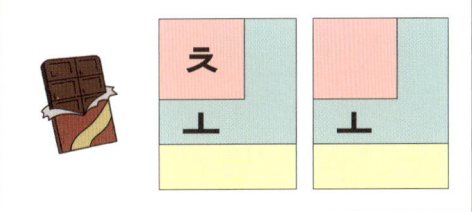

ㅋ 소리가 나는 그림을 색칠해 보세요

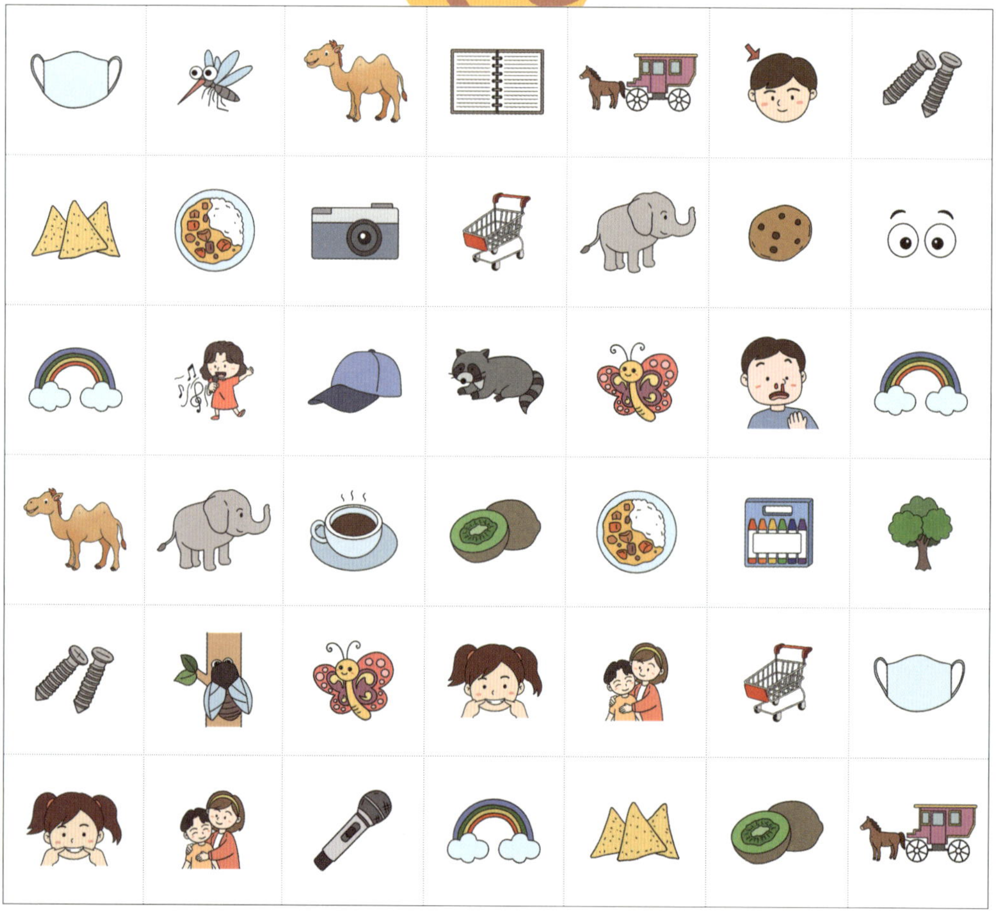

숨어있는 글자를 찾았나요? 아래 보기에서 골라보세요.

ㄲ   ㄱ   ㅋ

소리를 구별해요

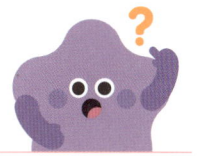

들려주는 두 개의 낱말을 듣고, 첫소리가 같으면 O, 다르면 X에 표시해요.

1. O ⊗

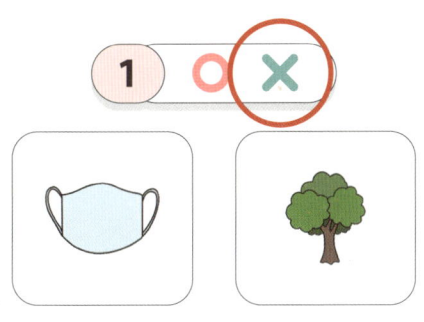

2. O X

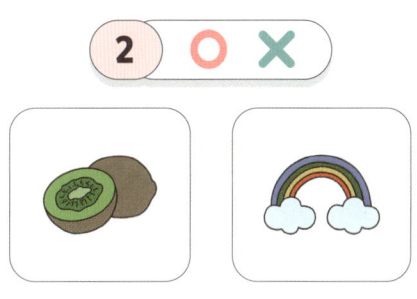

3. O X

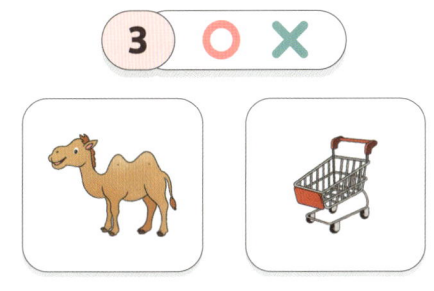

4. O X

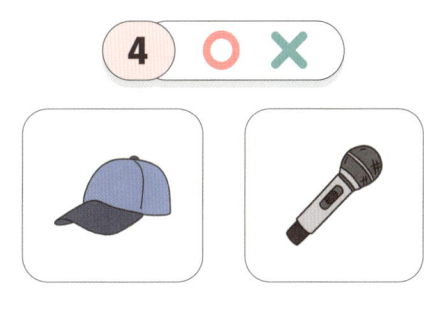

5. O X

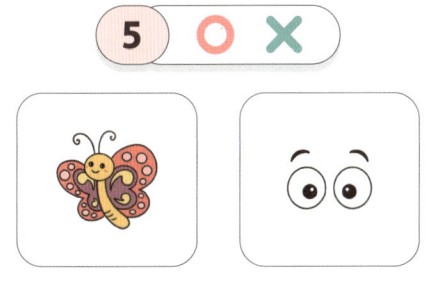

6. O X

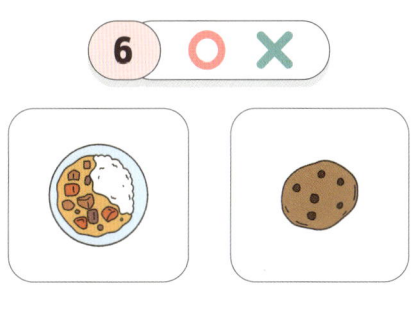

소리를 구별해요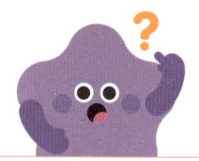

들려주는 두 개의 낱말을 듣고, 첫소리가 같으면 O, 다르면 X에 표시해요.

7   O   X

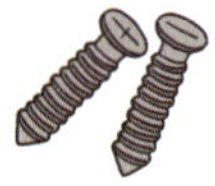

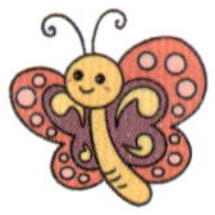

8   O   X

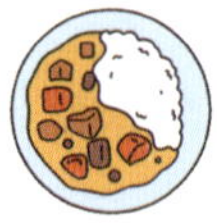

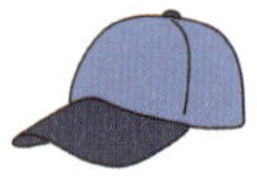

9   O   X

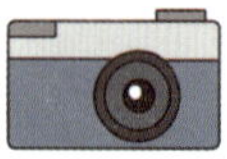

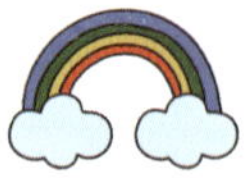

10   O   X

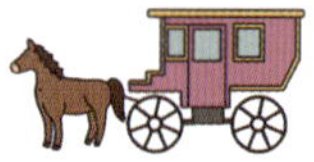

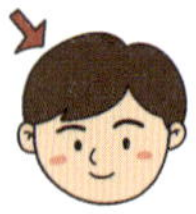

11   O   X

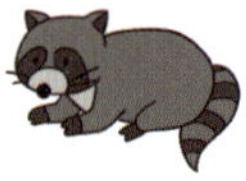

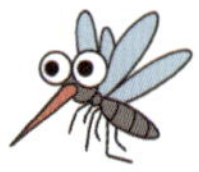

12   O   X

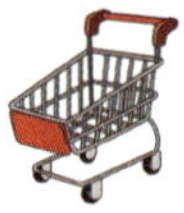

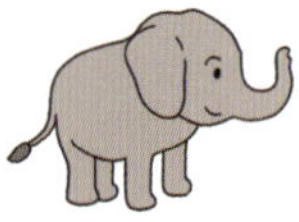

소리를 구별해요

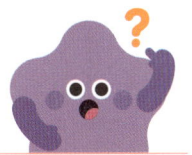

들려주는 두 개의 낱말을 듣고, 첫소리가 같으면 O, 다르면 X에 표시해요.

13 O X
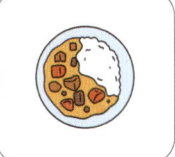 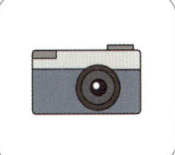

14 O X
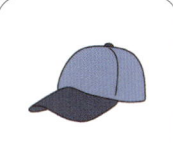 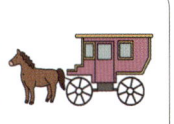

15 O X
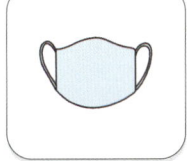 

16 O X
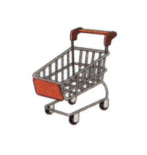 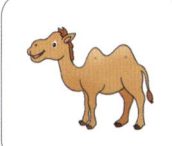

17 O X
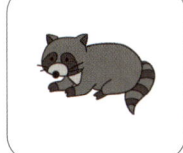 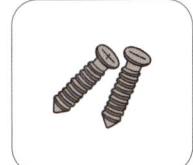

18 O X
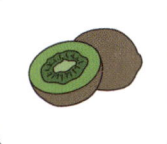 

다른 소리를 찾아요

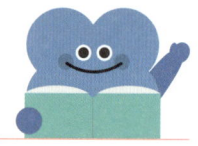

들려주는 낱말들 중 다른 소리로 시작하는 것을 찾아서 O 해요.
그리고 어떻게 다른지 이야기 나눠봐요.
빈칸에 어떤 소리로 시작하는지 찾아서 써봐도 좋아요.

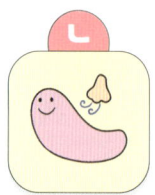 ㄴ   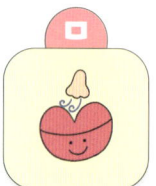 ㅁ   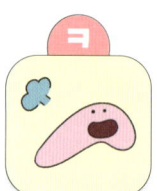 ㅋ

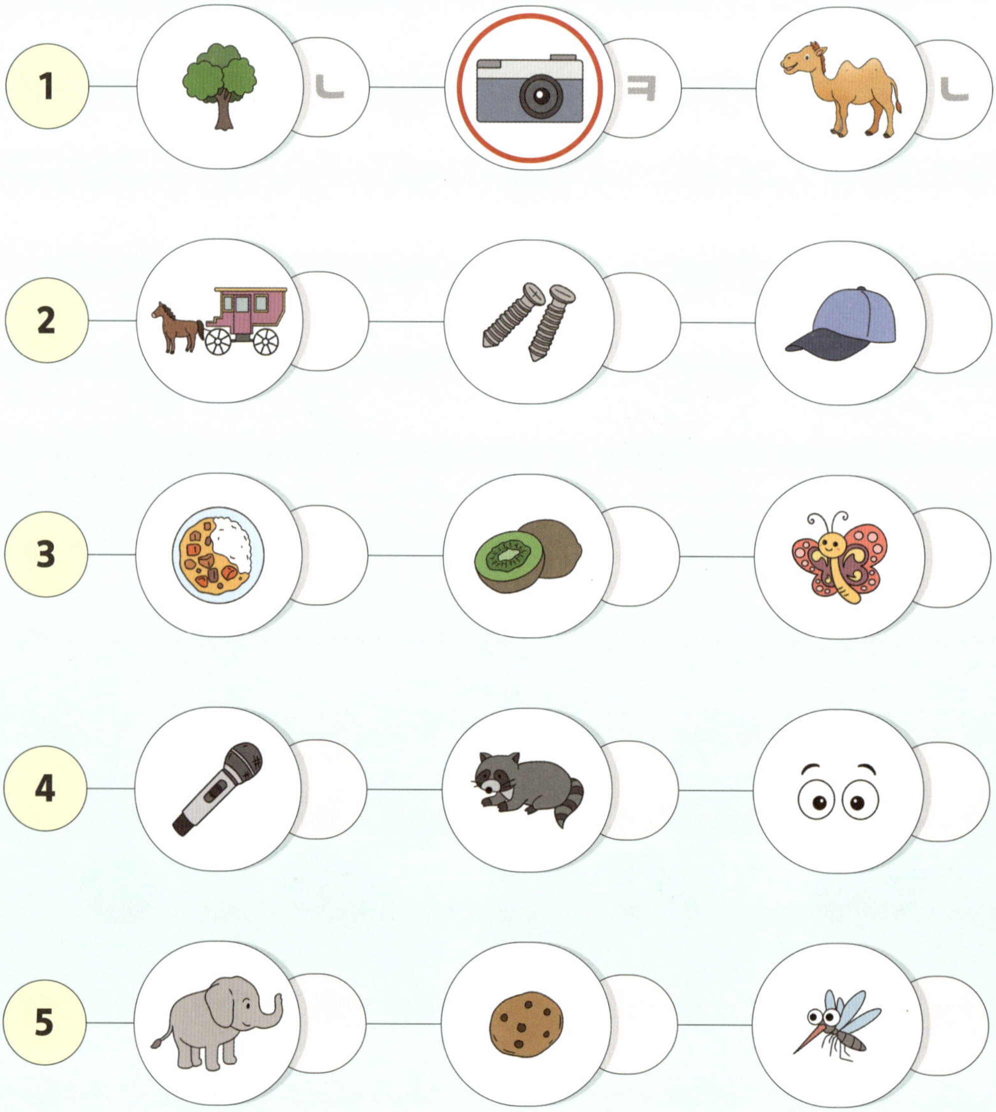

다른 소리를 찾아요

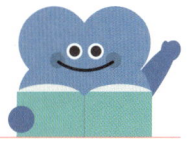

들려주는 낱말들 중 다른 소리로 시작하는 것을 찾아서 O 해요.
그리고 어떻게 다른지 이야기 나눠봐요.
빈칸에 어떤 소리로 시작하는지 찾아서 써봐도 좋아요.

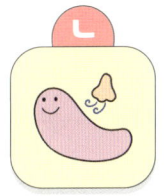
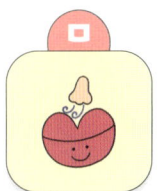
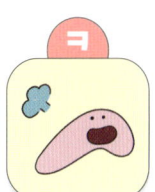

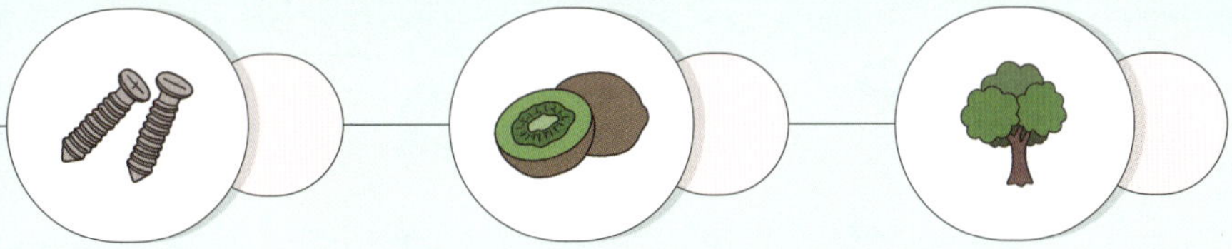

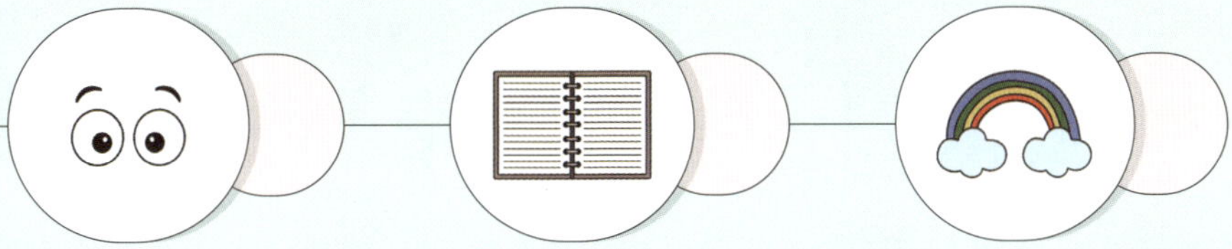

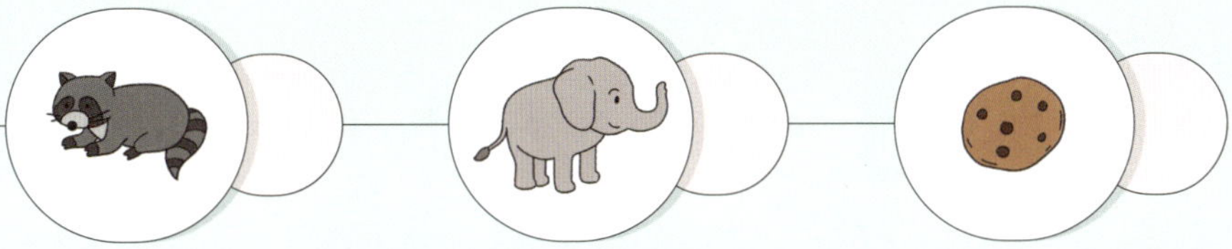

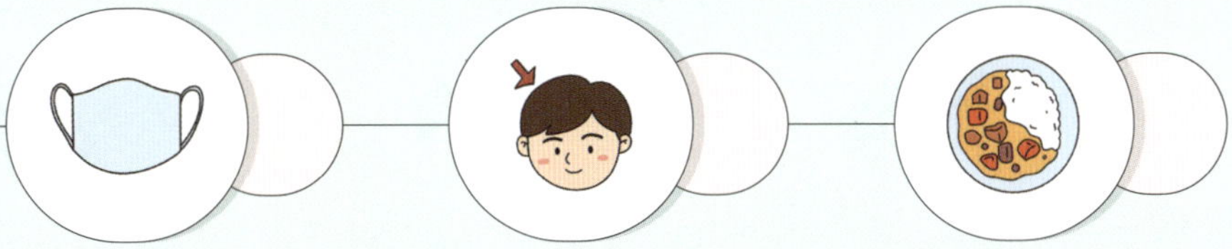

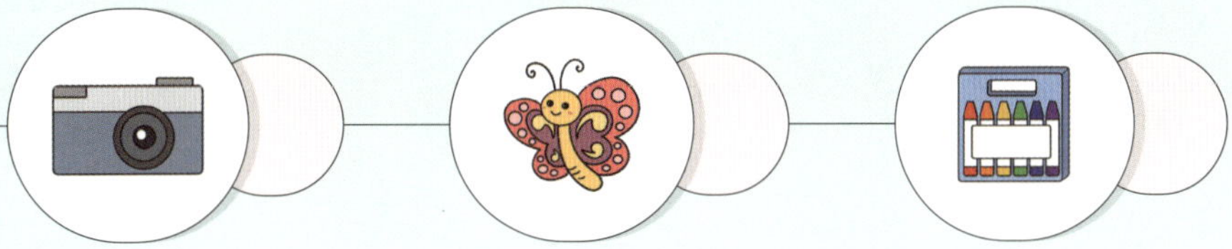

다른 소리를 찾아요

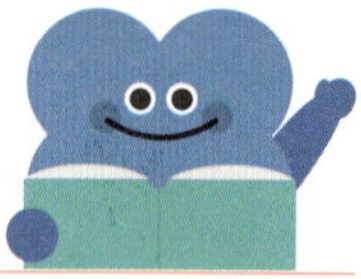

들려주는 낱말들 중 다른 소리로 시작하는 것을 찾아서 O 해요.
그리고 어떻게 다른지 이야기 나눠봐요.
빈칸에 어떤 소리로 시작하는지 찾아서 써봐도 좋아요.

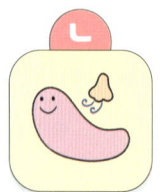 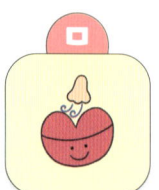 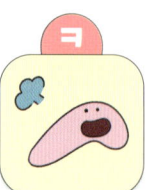

11. 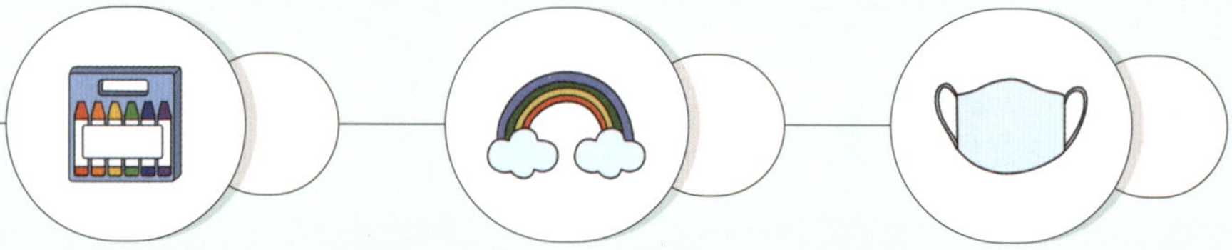
12. 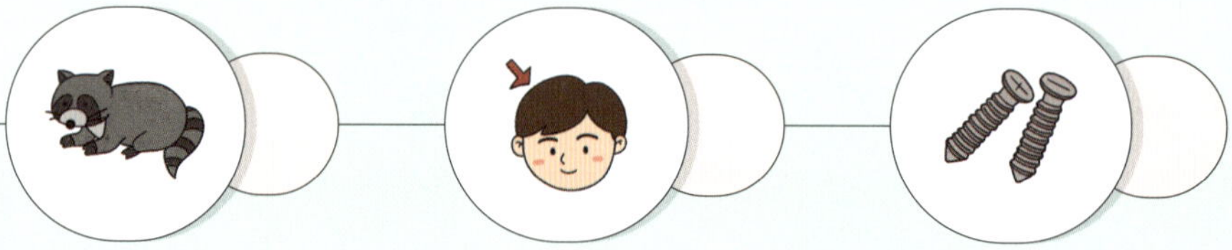
13. 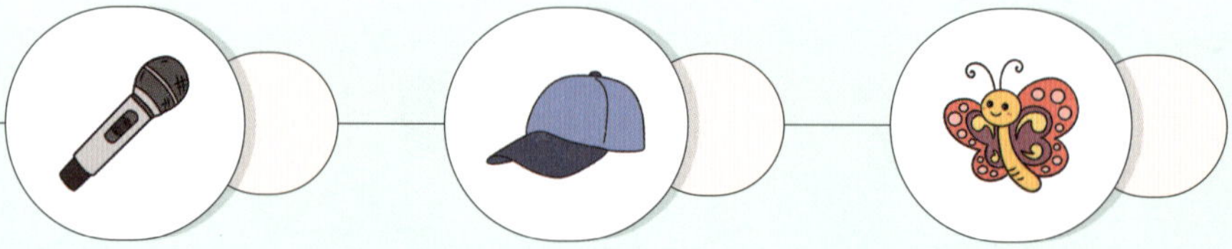
14. 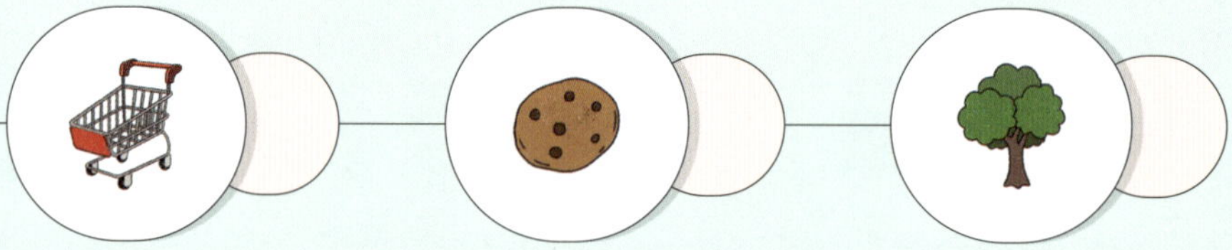
15.

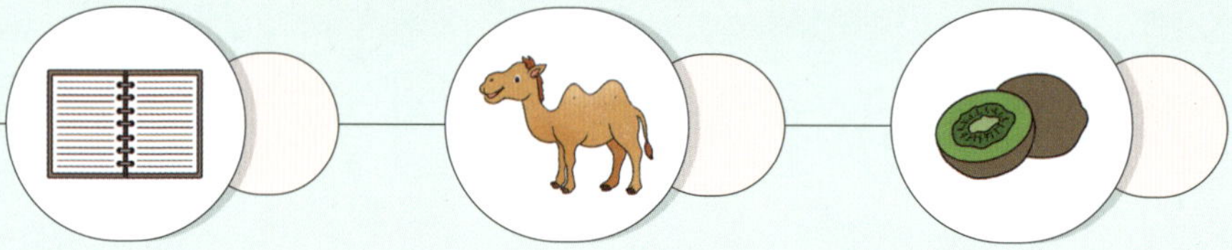

다른 소리를 찾아요

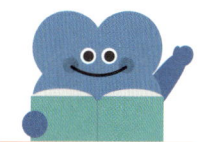

들려주는 낱말들 중 다른 소리로 시작하는 것을 찾아서 O 해요.
그리고 어떻게 다른지 이야기 나눠봐요.
빈칸에 어떤 소리로 시작하는지 찾아서 써봐도 좋아요.

16

17

18

19

20

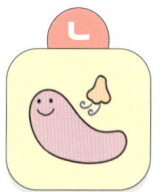

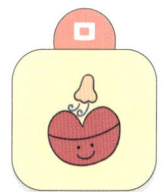

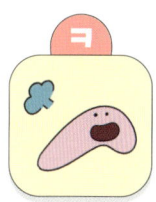

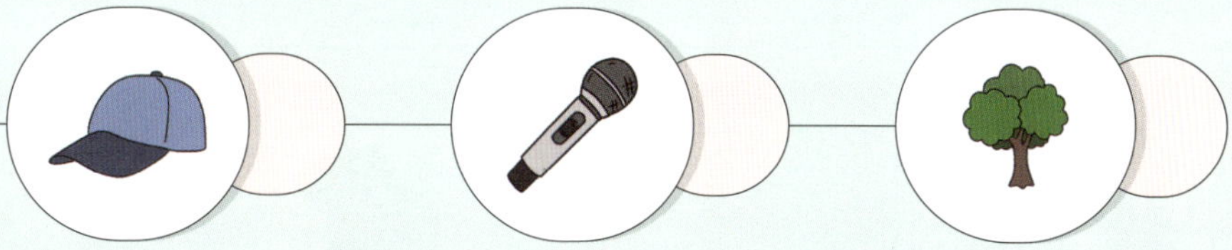

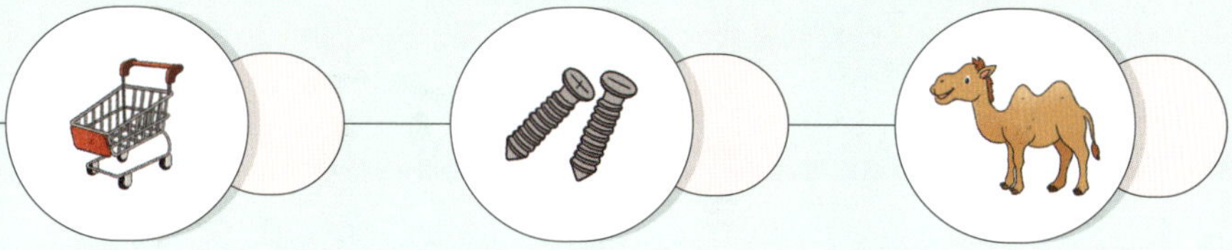

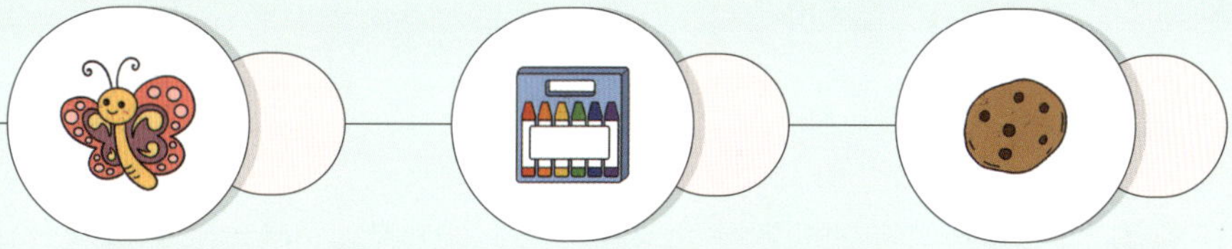

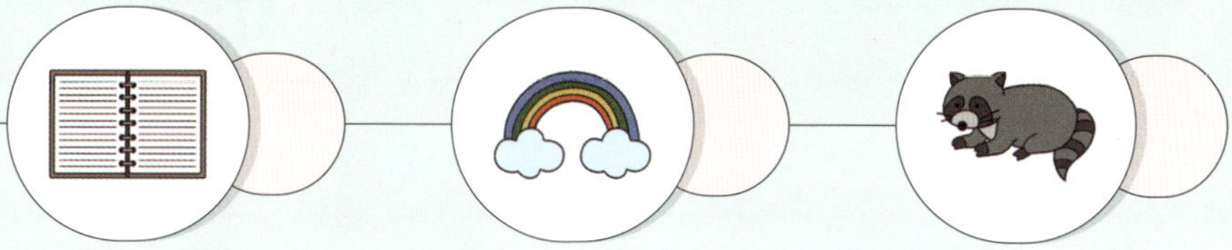

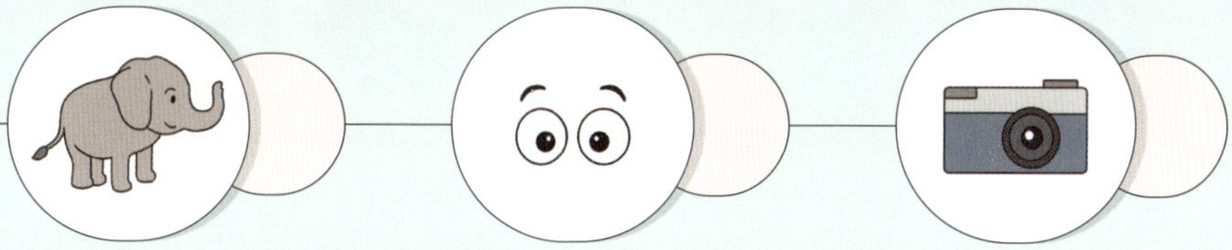

쓰기 연습을 해요

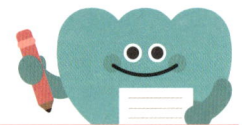

보기 글자 ㄴ, ㅁ, ㅂ, ㅈ, ㅋ, ㅎ

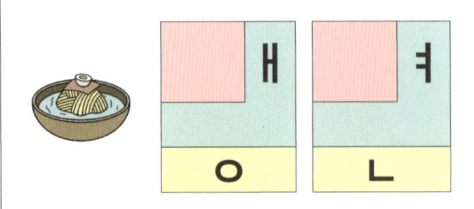
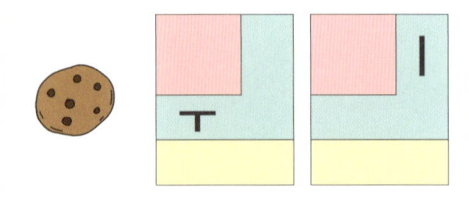
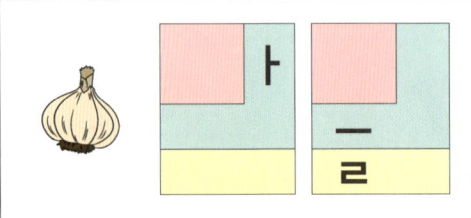
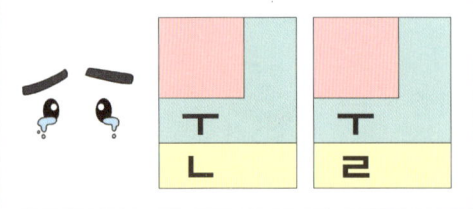
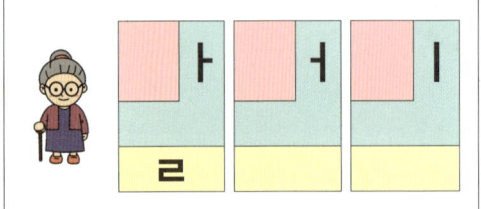
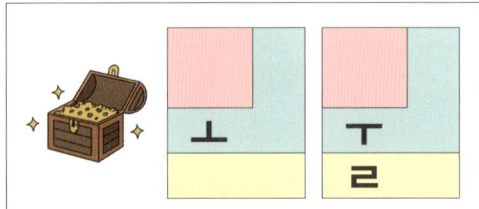
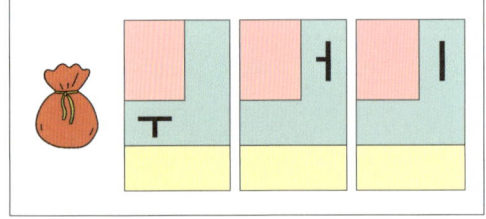
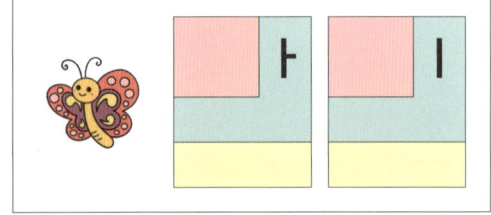
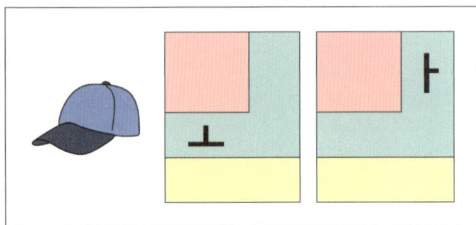
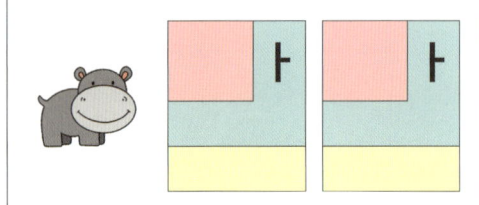

쓰기 연습을 해요

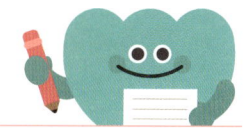

보기 글자 ㄴ, ㅁ, ㅂ, ㅈ, ㅋ, ㅎ

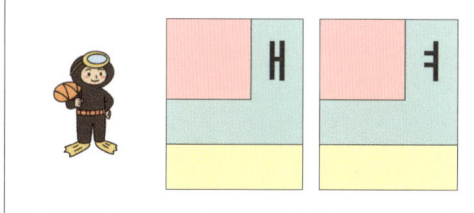
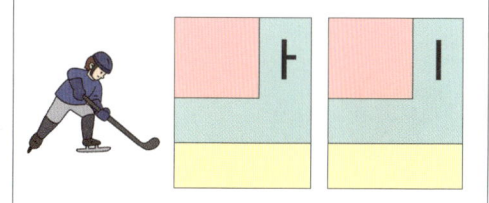
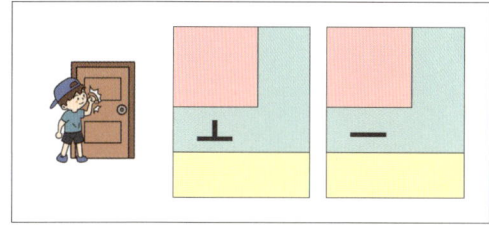
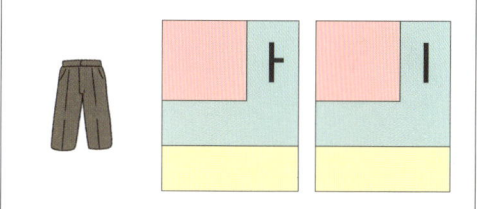
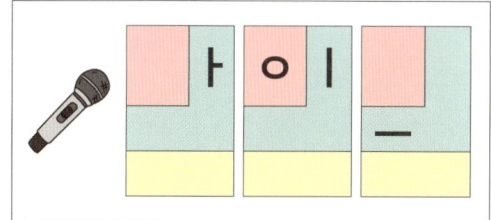
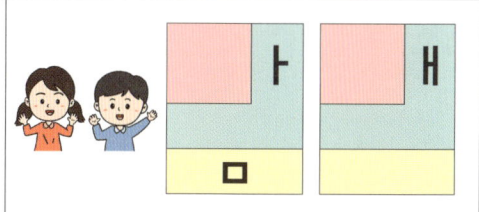
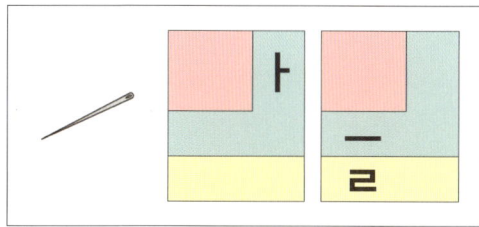
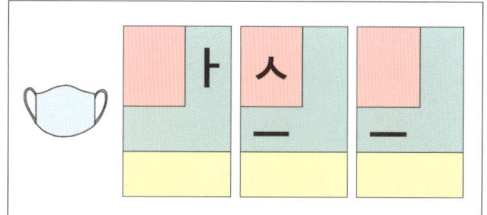
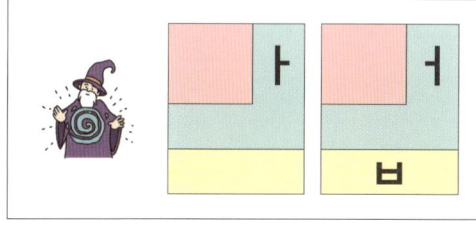
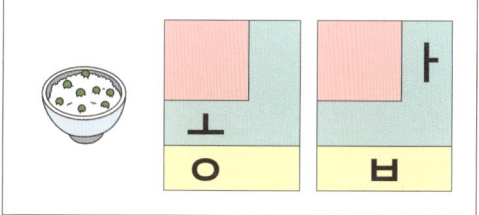

같은 소리와 글자를 연결해요

같은 소리로 시작하는 그림을 이은 뒤, 그 소리가 어떤 글자인지 찾아보세요.

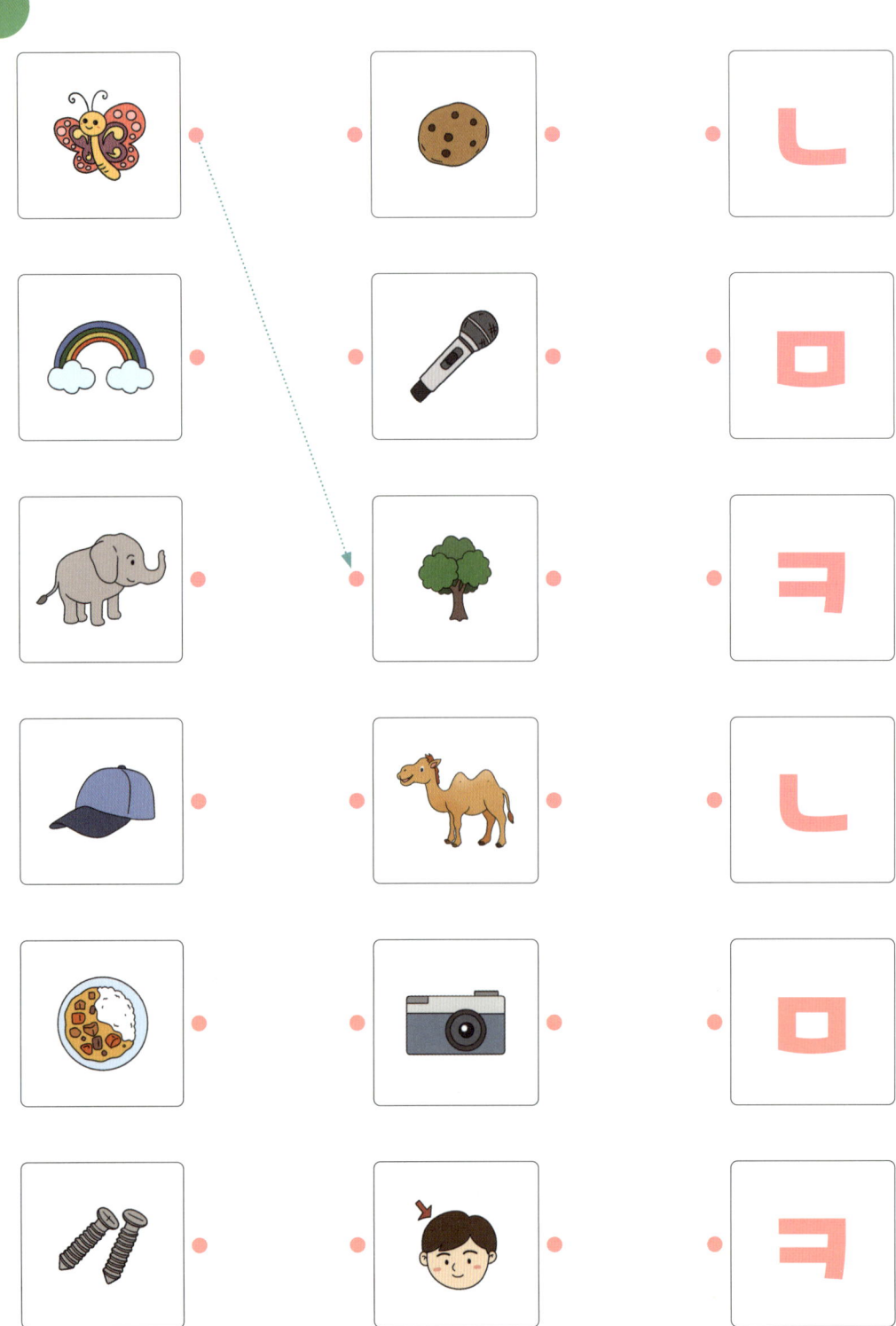

사후 활동

1. 들려주는 단어를 듣고 시작하는 소리가 같은지, 다른지 말해주세요.

맞춘 개수 / 10

단어	(O/X)	단어	(O/X)
노래 - 마스크		나무 - 노트	
무대 - 모자		냉장고 - 카트	
코피 - 크리스마스		마이크 - 무지개	
나비 - 농부		코피 - 나사	
누나 - 커튼		눈 - 커피	

2. 들려주는 단어를 듣고 시작하는 소리가 다른 단어 하나를 찾아서 말해주세요.

맞춘 개수 / 10

단어	(O/X)	단어	(O/X)
마스크 - 너구리 - 마이크		커튼 - 카트 - 머리	
카메라 - 카레 - 나사		낙타 - 누나 - 코피	
나비 - 커피 - 나무		크리스마스 - 모자 - 쿠키	
코끼리 - 노트 - 노래		나사 - 눈 - 크레파스	
농부 - 무지개 - 무대		냉면 - 마늘 - 냄새	

3. 들려주는 단어를 듣고 공통으로 어떤 소리로 시작하는지 말해주세요.

맞춘 개수 / 10

단어	(O/X)	단어	(O/X)
너구리 - 노트		나초 - 나무	
코끼리 - 커피		마이크 - 무지개	
나사 - 나비		모자 - 머리	
마스크 - 무대		낙타 - 누나	
카트 - 커피		쿠키 - 커튼	

Chapter 2
(ㄴ, ㅁ, ㅋ) 카드 활용 방법

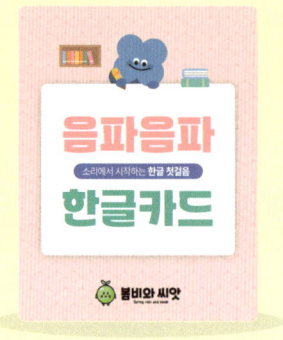

1. 사용 카드 목록   목표 소리   ㄴ, ㅁ, ㅋ

ㄴ	나무	나비	나사	너구리	누나	나초	노루	노래	
ㅁ	마스크	마차	미소	매미	머리	미꾸라지	모기	무대	무지개
ㅋ	카레	카메라	카트	크리스마스	커피	코끼리	코피	쿠키	

2. 카드 활용 방법

위 목록에 있는 카드들을 사용하여 아래와 같은 활동들을 할 수 있습니다.
이러한 활동을 통해 앞서 배운 소리들을 즐겁게 복습하며 익힐 수 있습니다.

1) 소리를 확인해요 (177, 184, 191p)

- 선생님은 아동에게 위 목록의 그림 카드들을 하나씩 제시하며 목표 소리가 있는지 없는지 물어봅니다(예시 '**나무**' 카드를 보여주며 "**여기에 'ㄴ(느)' 소리 있어? 없어?**").
- 아동이 바르게 말했을 경우 "맞아, 여기에 'ㄴ(느)' 소리 있네"라며 칭찬해 주세요.
- 아동이 틀리게 말했을 경우 소리를 강조해서 들려주며 다시 말해볼 수 있도록 합니다.
(예시 "다시 한번 말해줄게. 잘 듣고 '**ㄴ(느)' 소리가 있는지 없는지 찾아봐**").

2) 소리를 구별해요 (195~197p)

카드 두 쌍을 무작위로 제시하며 아동에게 카드 속 그림의 시작 소리가 같은지 다른지 말해 보도록 합니다.
- "선생님이 보여주는 카드를 보고, **시작하는 소리가 같은지 다른지 말해줘**"

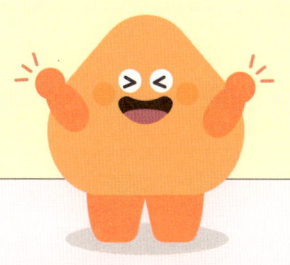
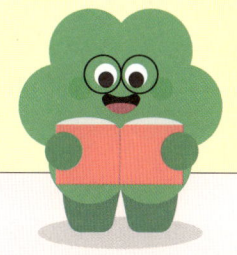

3) 다른 소리를 찾아요 (198~201p)

같은 소리로 시작하는 카드 두 장과 다른 소리로 시작하는 카드 한 장을 준비하여 아동에게 제시합니다 (예시 **나무 – 나비 – 머리**).

- "선생님이 보여주는 카드들 중에서 다른 소리로 시작하는 카드를 찾아봐"
- 아동이 맞게 대답할 경우 칭찬한 후 어떻게 다른지 얘기해 보도록 합니다.
- 아동이 틀리게 대답한 경우 카드의 시작 소리를 강조해서 들려준 후 다시 말해보도록 합니다.

4) 같은 소리와 글자를 연결해요 (204p)

같은 소리로 시작하는 카드 두 장과 다른 소리로 시작하는 카드 한 장을 준비하여 아동에게 제시합니다 (예시 **카레 – 카메라 – 무지개**).

- "선생님이 보여주는 카드들 중에서 같은 소리로 시작하는 카드들을 찾아봐"
- 아동이 맞게 대답할 경우 칭찬한 후 어떻게 같은지 얘기해 보도록 합니다.
- 아동이 틀리게 대답한 경우 카드의 시작 소리를 강조해서 들려준 후 다시 말해보도록 합니다.
- 아동이 시작 소리를 잘 찾았다면, 시작 소리가 어떤 글자인지 음소카드에서 찾아보며 활동을 마무리 합니다.

게임하며 총정리하기1

위 목록의 카드를 섞어서 책상 위에 펼쳐놓습니다.
목표 소리를 정하고, 목표 자음으로 시작하는 카드를 가장 많이 가져오는 사람이 이깁니다.
목표 자음의 개수는 아이의 수준에 맞게 한 개, 혹은 두 개로 설정합니다.

- "선생님이랑 지금부터 'ㅁ(므)' 소리로 시작하는 카드를 찾아보는 거야.
  소리에 맞는 카드를 더 많이 모으는 사람이 이기는 거야"
- 카드를 다 모았으면 **맞게 고른 카드는 +1점, 틀리게 고른 카드는 -1점을 부여**하여 점수를 계산합니다.
- 점수가 높은 사람이 승리합니다.

게임하며 총정리하기2

위 목록의 카드를 섞어서 책상 위에 펼쳐놓습니다. **목표 소리(ㄴ, ㅁ, ㅋ)**의 카드 쌍을 가장 많이 모으는 사람이 승리합니다 (예시 **나무 – 나비 / 카메라 – 카레 / 모기 – 머리**).

- "선생님이랑 지금부터 같은 소리로 시작하는 카드들을 찾아보는 거야.
  더 많은 카드를 짝지어 주는 사람이 이기는 거야"
- 책상 위 카드가 모두 없어졌을 때 맞게 짝지은 카드는 +1점, 틀리게 짝지은 카드는 -1점을 부여하여 점수를 계산합니다.
- 점수가 높은 사람이 승리합니다.

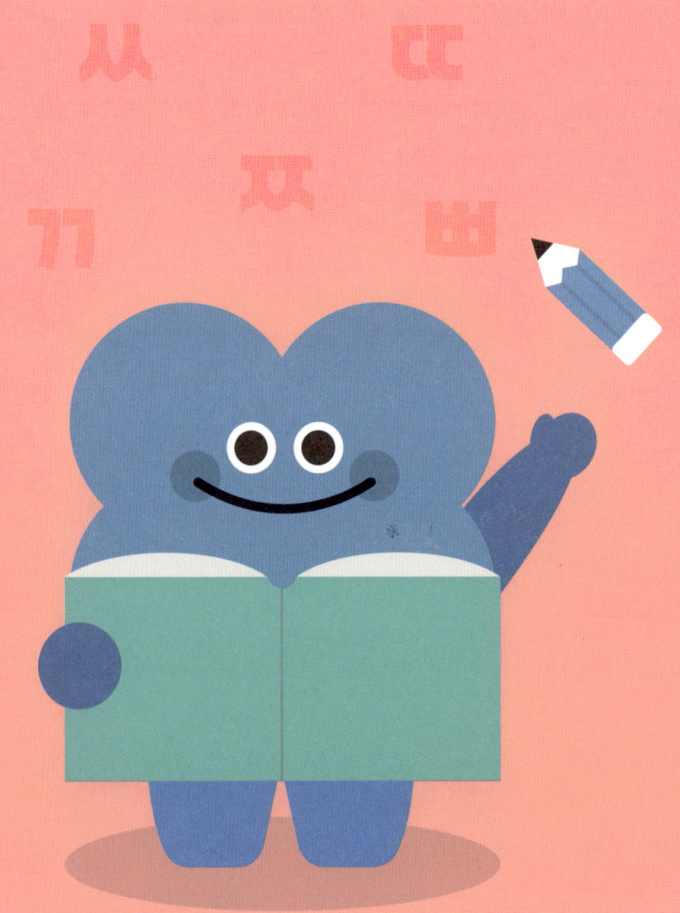

Chapter 2.
글자와 소리를 배워요

ㄲ ㅆ ㅉ ㄸ ㅃ

학습낱말	
ㄲ	까마귀, 꿀, 깍두기, 꼬리, 꼬마, 꽈배기
ㅆ	쌀, 썰매, 씨름, 씨앗, 쓰레기통, 싸움
ㅉ	짜장면, 짬뽕, 짹짹, 찌개, 찢다
ㄸ	딸기, 똥, 땅콩, 뚜껑, 떡, 땀
ㅃ	빵, 빨강, 빨대, 뽀뽀, 빨래, 뿌리

활동 방법 및 유의사항

1) 소리를 배워요
글자의 모양과 소리를 익히는 단계입니다. 제시된 그림들의 이름을 말해보며 어디에 목표 소리가 들어있는지 찾아봅니다. 그리고 숨은그림찾기, 'ㄲ(끄)' 소리 들어간 그림 찾기 등의 활동을 통해 목표 소리를 학습합니다.

2) 소리를 확인해요
들려주는 낱말을 듣고 **목표 소리가 있으면 O, 없으면 X 표시**합니다.

3) 소리를 구별해요
들려주는 두 개의 낱말을 듣고, **첫소리가 같으면 O, 다르면 X에 표시**합니다.
예시 "선생님이 들려주는 낱말을 잘 듣고 **시작 소리가 같으면 O, 다르면 X에 표시해 줘.**
'꼬리 – 꿀'의 첫소리가 같아?, 달라?"

4) 다른 소리를 찾아요
들려주는 낱말을 듣고 다른 소리로 시작하는 그림을 찾아봅니다.
예시 "선생님이 들려주는 낱말을 듣고, **다른 소리로 시작하는 그림을 찾아서 동그라미 해줘.**
그리고 시작하는 소리의 글자를 적어줘. '쌀 – 썰매 – 빵' 중 첫소리가 다른 하나는 뭐야?"

5) 쓰기 연습을 해요
들려주는 낱말을 듣고, **첫소리를 분리해 낸 뒤, 적어봅니다.**
예시 "선생님이 들려주는 낱말을 듣고 방금 배운 소리가 어디 있는지 찾아서 **엘코닌 상자에 적어보자.**"

6) 같은 소리와 글자를 연결해요
소리와 글자를 연결하는 과정을 통해 학습을 마무리합니다.

사전 활동 (도입)

선생님이 같은 소리로 시작하는 단어 두 개를 들려줄 거예요. 잘 듣고 어떤 소리로 시작하는지 아래 박스에서 골라볼까요?

예시 "꿀, 꼬리는 'ㄲ(끄)'로 시작할까 'ㄴ(느)'로 시작할까?"

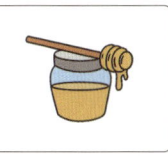 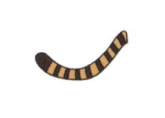 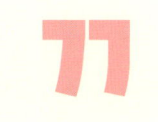 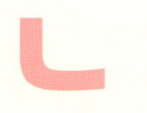

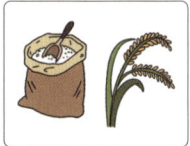 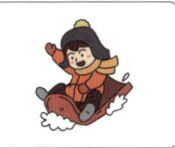 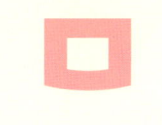 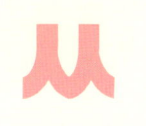

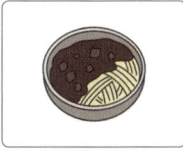 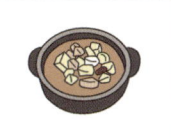 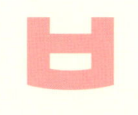 

 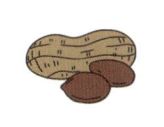 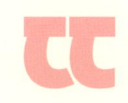 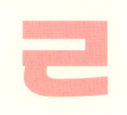

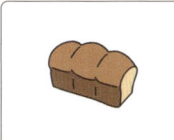 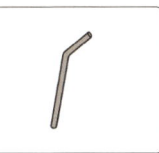 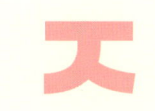 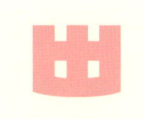

단어	정/오 반응 체크 (O/X)
꿀 - 꼬리	
쌀 - 썰매	
짜장면 - 찌개	
딸기 - 땅콩	
빵 - 빨대	

ㄲ 쌍기역 소리

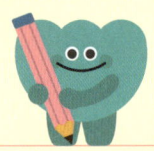

짧은 이야기를 듣고 오늘 배울 글자가 어떤 글자인지,
어떤 소리를 가졌는지 이야기 나눠볼까요?

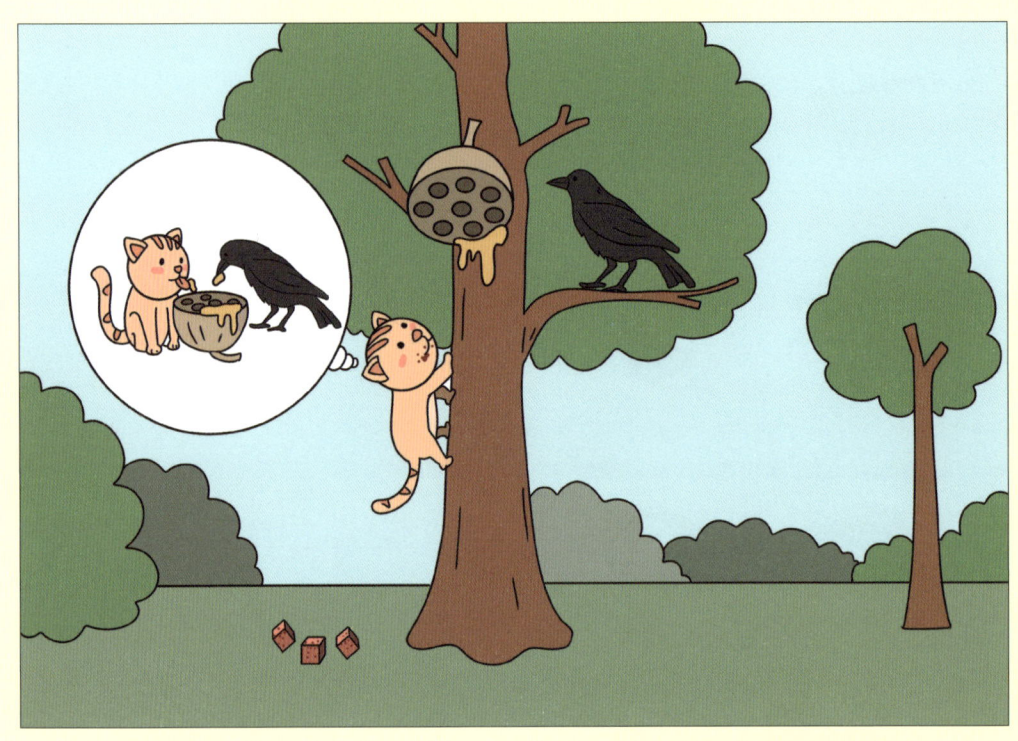

까마귀가 **꿀**을 먹으려는데,
나무 아래에서 **깍두기**를 먹던 고양이가
꼬리를 흔들며 나무 위로 올라왔어요.
둘은 사이좋게 **꿀**을 나눠 먹었어요.

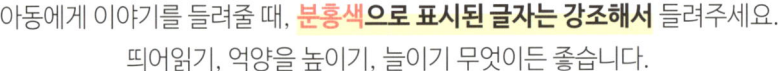

아동에게 이야기를 들려줄 때, **분홍색**으로 표시된 글자는 강조해서 들려주세요.
띄어읽기, 억양을 높이기, 늘이기 무엇이든 좋습니다.

아동이 목표 소리를 잘 찾았다면,
우리 주변에 같은 소리를 가진 낱말이 무엇이 있는지 이야기 나눠볼까요?

ㄲ 쌍기역 소리

까마귀가 유리병에 있는 물건들 중에 'ㄲ' 소리를 가진 물건들만 꺼내려고 해요. 'ㄲ' 소리를 가진 물건들만 찾아 O 해주세요!

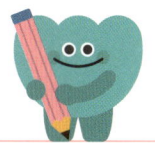

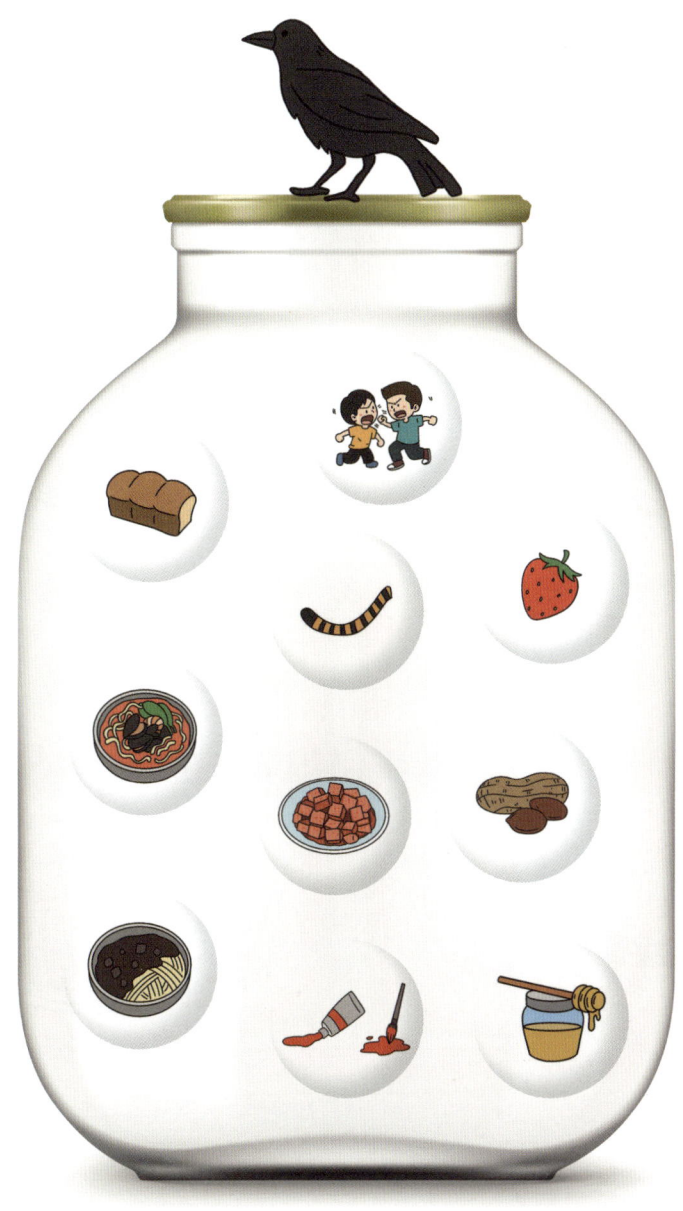

아동이 낱말을 모르거나 발음하지 못한다면 들려주세요.
이때, 'ㄲ(끄)' 소리를 강조해서 들려주시고 'ㅡ(으)' 소리는 숨어있는 것처럼 짧게 들려주시면 됩니다.

ㄲ 소리를 배워요

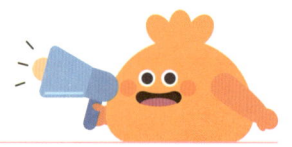

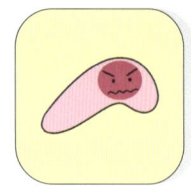

'ㄲ(쌍기역)'은 살짝 힘을 주어 혀의 뒷부분을 뒤쪽 입천장에 붙였다 떼면서 만드는 소리예요. 이때 'ㅡ(으)' 소리는 없다고 생각하고 짧게 '끄!' '끄!' 소리를 만들어보세요.
그리고 아래 그림의 이름을 말하면서 'ㄲ(끄)' 소리를 찾아봐요.

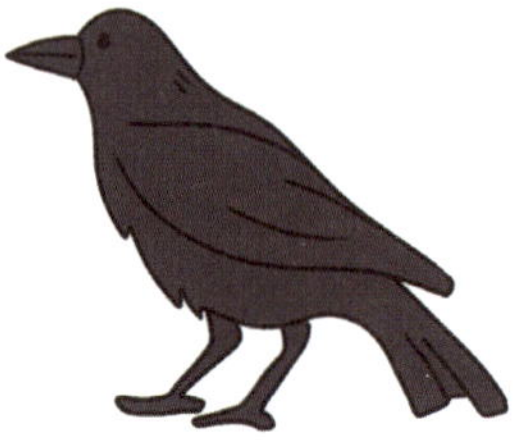

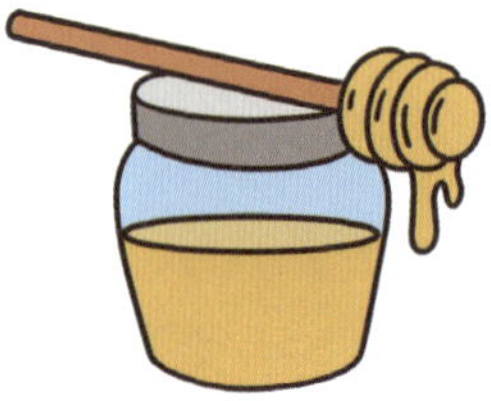

ㄲ

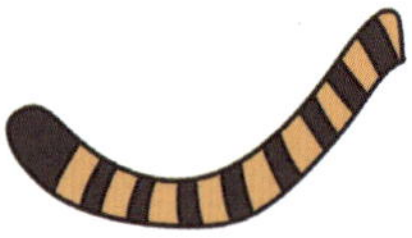

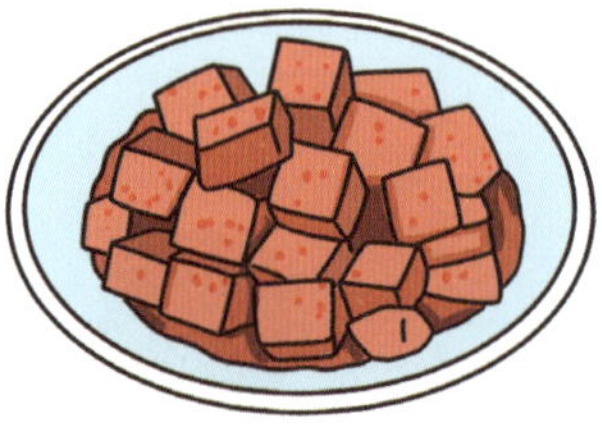

아동이 낱말을 모르거나 발음하지 못한다면 들려주세요.
이때, 'ㄲ(끄)' 소리를 강조해서 들려주시고 'ㅡ(으)' 소리는 숨어있는 것처럼 짧게 들려주시면 됩니다.

ㄲ 소리를 확인해요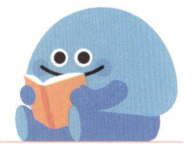

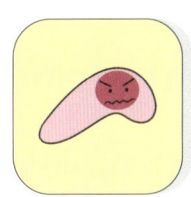 들려주는 낱말을 듣고, 방금 배운 'ㄲ(끄)' 소리가 들리면 O, 들리지 않으면 X 표시해요.

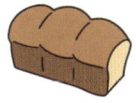 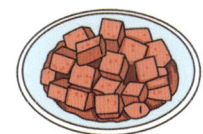 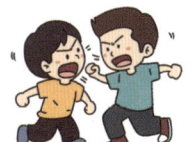

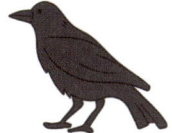 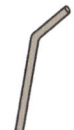 

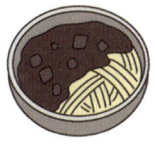 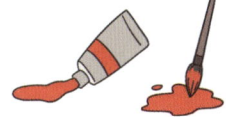 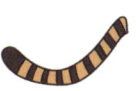

 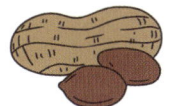 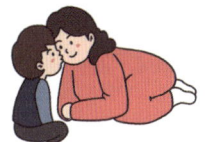

쓰기 연습을 해요

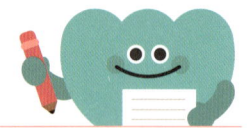

아동과 함께 'ㄲ(끄)' 소리를 내며 글자를 써 봅시다.
이때 'ㅡ(으)' 소리는 없는 것처럼 짧게 발음해 주세요.

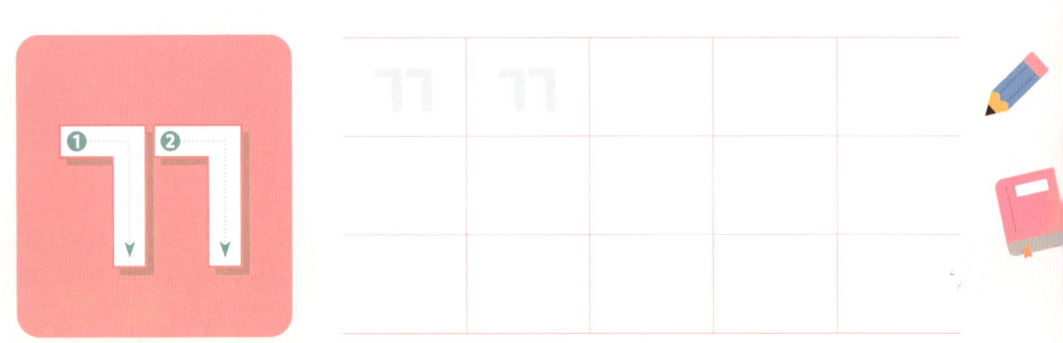

그림을 보고 이름을 말해 본 다음, 빠진 'ㄲ' 글자를 써서 낱말을 완성해 주세요.

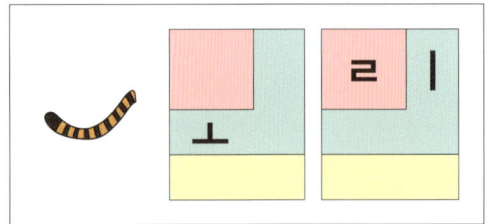

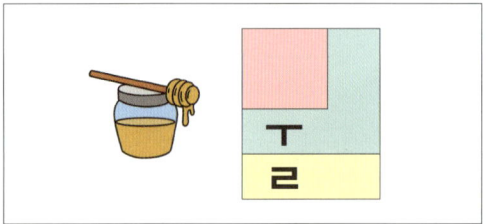

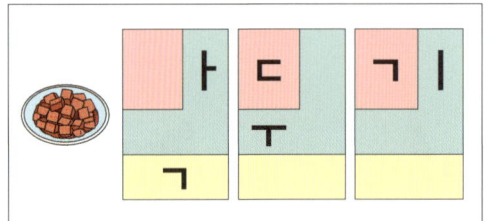

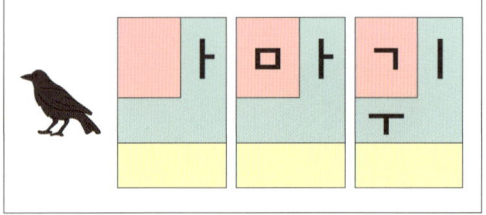

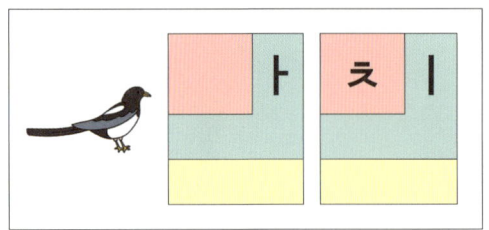

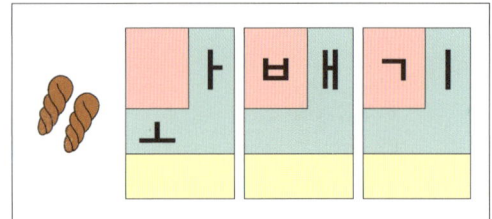

ㄲ 소리가 나는 그림을 색칠해 보세요

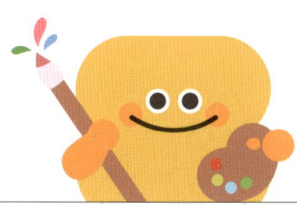

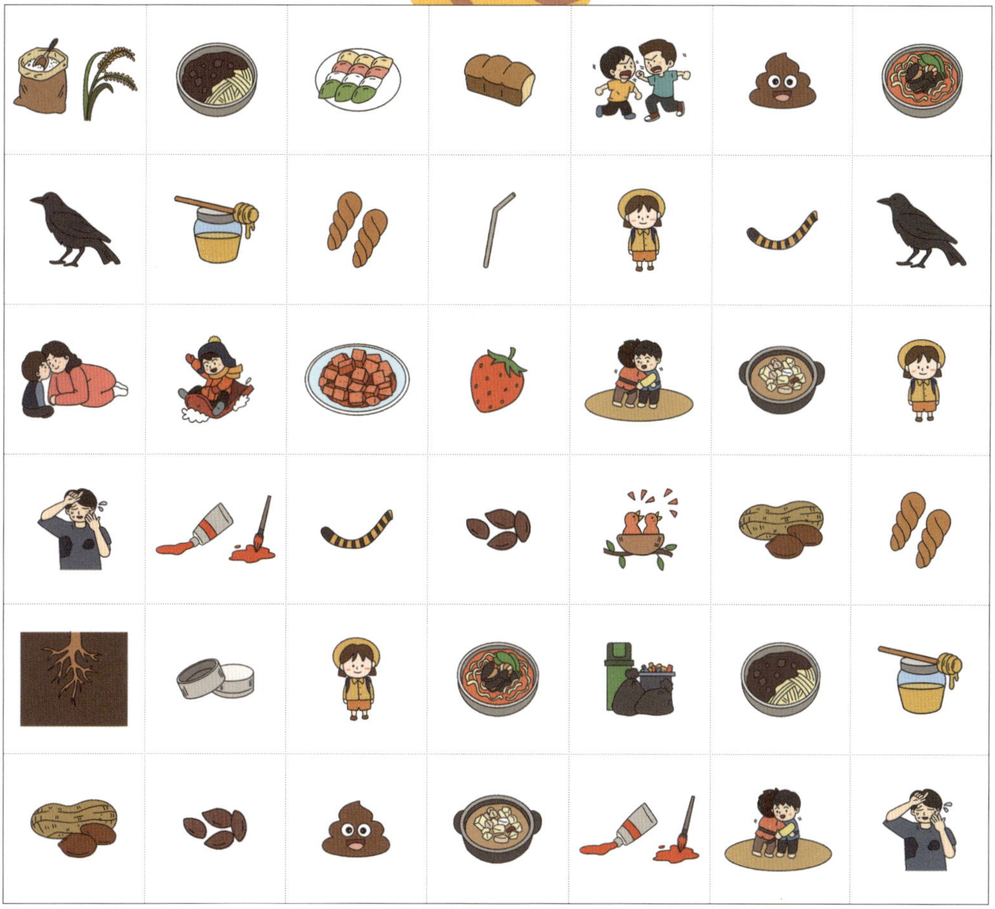

숨어있는 글자를 찾았나요? 아래 보기에서 골라보세요.

ㄲ   ㄱ   ㅋ

ㅆ 쌍시옷 소리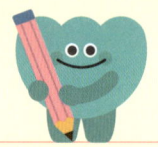

**짧은 이야기를 듣고 오늘 배울 글자가 어떤 글자인지,
어떤 소리를 가졌는지 이야기 나눠볼까요?**

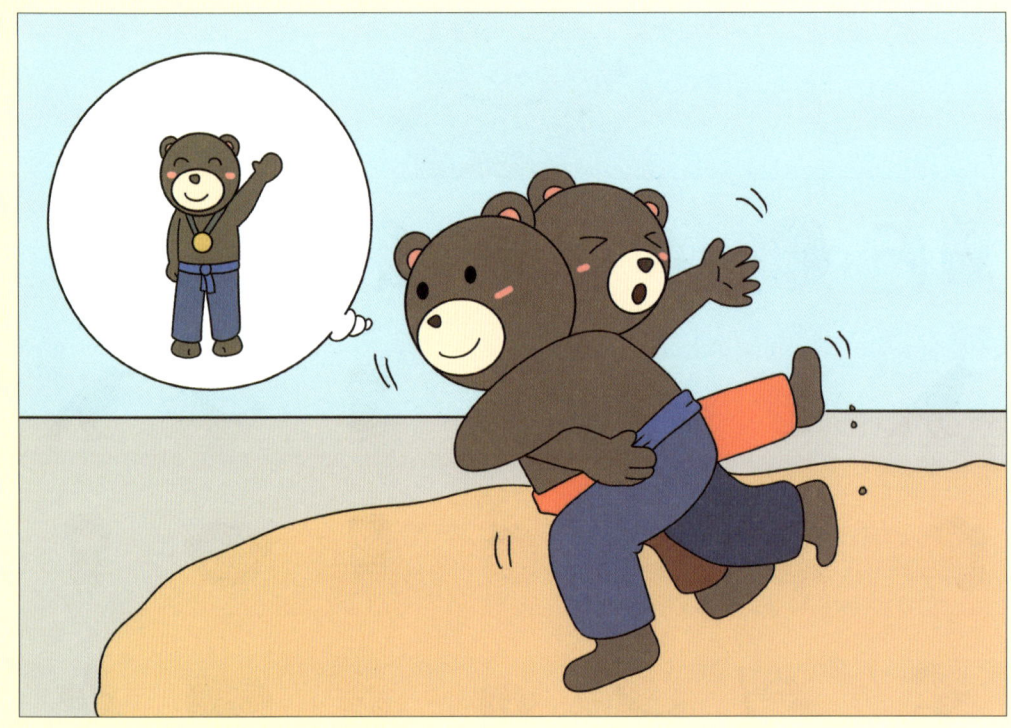

쌍둥이 곰이 **씨름**을 하고 있어요.
한 **쌍둥이** 곰이 다른 **쌍둥이** 곰을 쓰러트렸어요.
씨름을 마친 **쌍둥이** 곰은 **씩씩**하게 인사했어요.

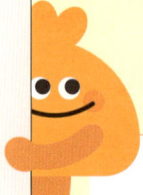

아동에게 이야기를 들려줄 때, 분홍색으로 표시된 글자는 강조해서 들려주세요.
띄어읽기, 억양을 높이기, 늘이기 무엇이든 좋습니다.

아동이 목표 소리를 잘 찾았다면,
우리 주변에 같은 소리를 가진 낱말이 무엇이 있는지 이야기 나눠볼까요?

ㅆ 쌍시옷 소리

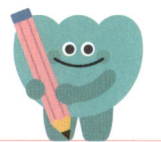

쓰 요정이 'ㅆ' 소리를 가진 물건을 모으고 있어요!
'ㅆ' 소리를 가진 물건들만 찾아 O 해주세요!

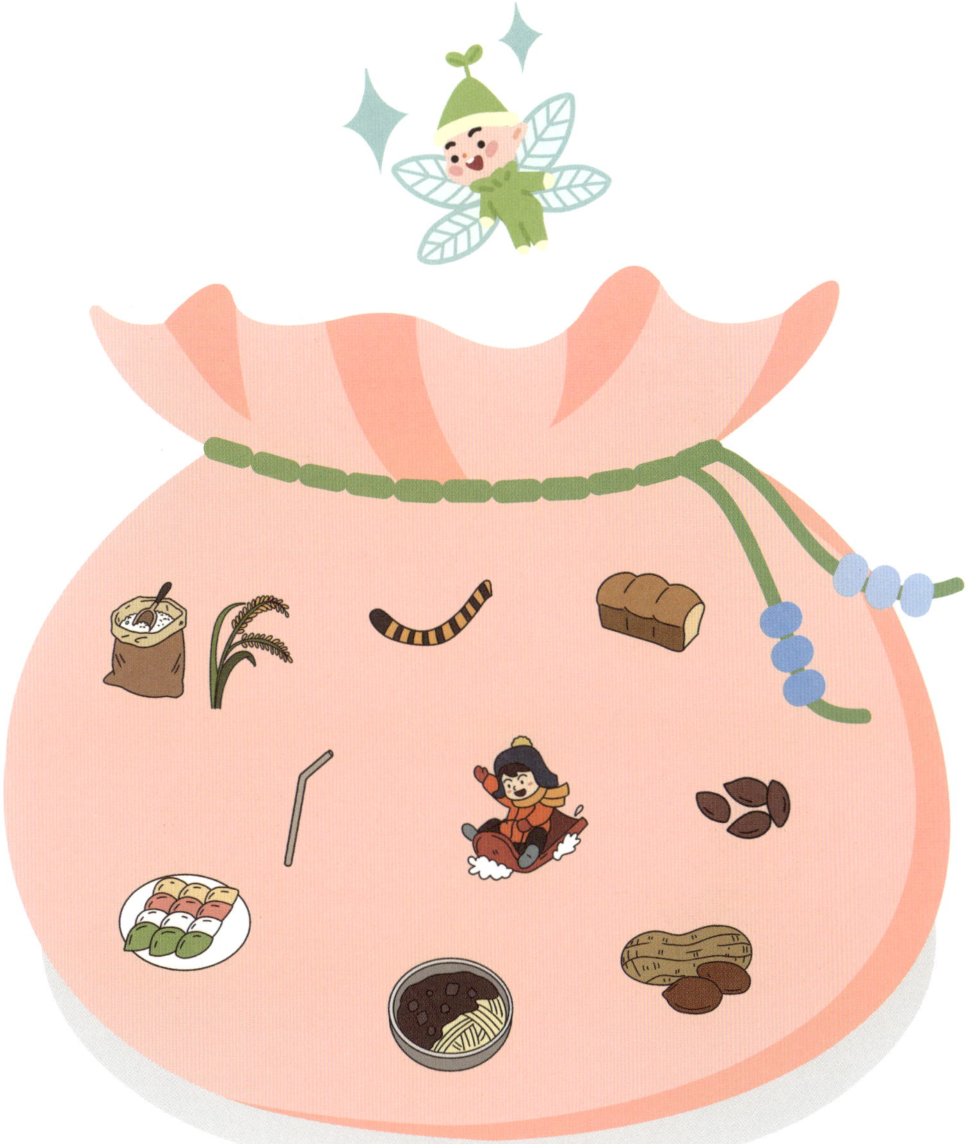

아동이 낱말을 모르거나 발음하지 못한다면 들려주세요.
이때, '**ㅆ(쓰)**' 소리를 강조해서 들려주시고 '**ㅡ(으)**' 소리는 숨어있는 것처럼 짧게
들려주시면 됩니다.

ㅆ 소리를 배워요

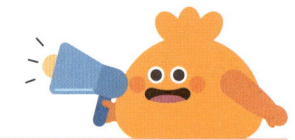

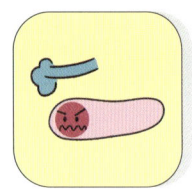

'ㅆ(쌍시옷)'은 살짝 힘을 주어 입 천장과 혀 앞부분 사이로 바람을 내보내면서 만드는 소리예요. 이때 'ㅡ(으)' 소리는 없다고 생각하고 짧게 '쓰!' '쓰!' 소리를 만들어보세요. 그리고 아래 그림의 이름을 말하면서 'ㅆ(쓰)' 소리를 찾아봐요.

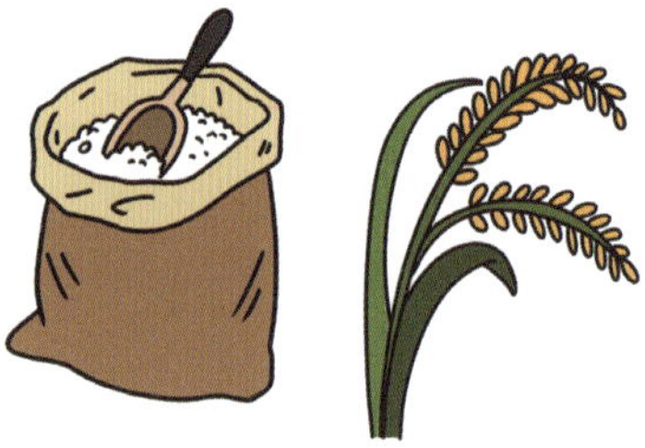

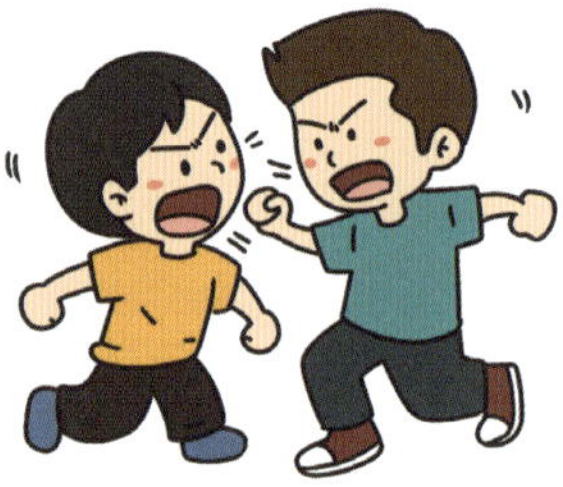

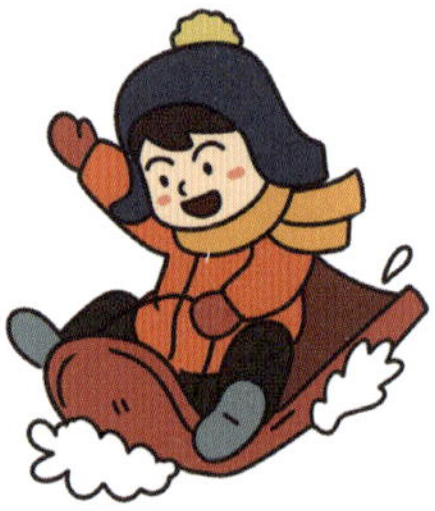

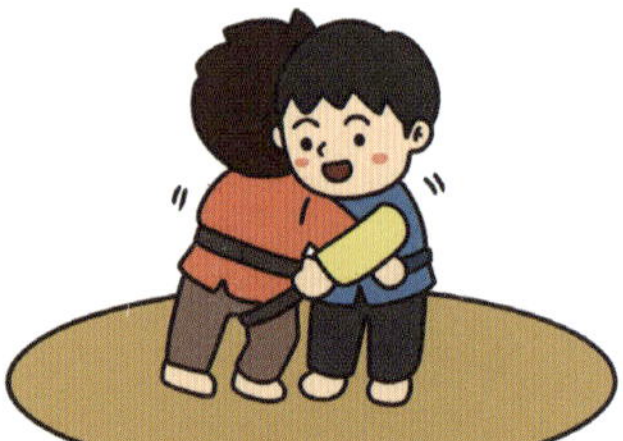

아동이 낱말을 모르거나 발음하지 못한다면 들려주세요.
이때, 'ㅆ(쓰)' 소리를 강조해서 들려주시고 'ㅡ(으)' 소리는 숨어있는 것처럼 짧게 들려주시면 됩니다.

ㅆ 소리를 확인해요

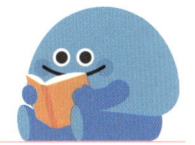

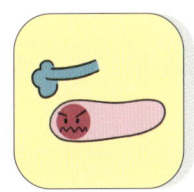
들려주는 낱말을 듣고, 방금 배운 'ㅆ(쓰)' 소리가 들리면 O, 들리지 않으면 X 표시해요.

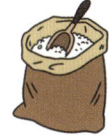 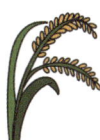   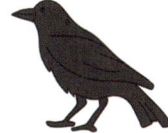   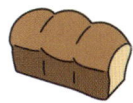

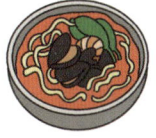   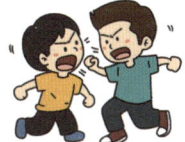   

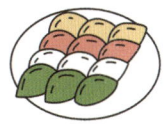   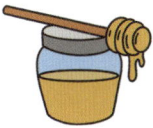   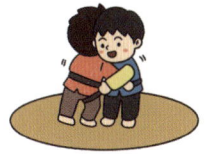

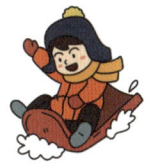   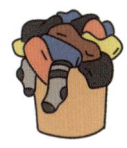   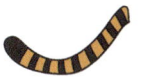

쓰기 연습을 해요

아동과 함께 'ㅆ(쓰)' 소리를 내며 글자를 써 봅시다.
이때 'ㅡ(으)' 소리는 없는 것처럼 짧게 발음해 주세요.

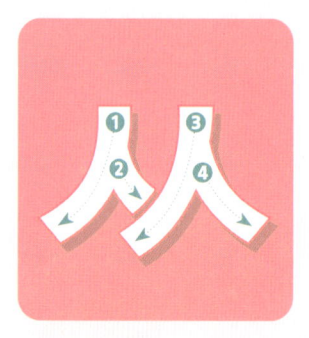

그림을 보고 이름을 말해 본 다음, 빠진 'ㅆ' 글자를 써서 낱말을 완성해 주세요.

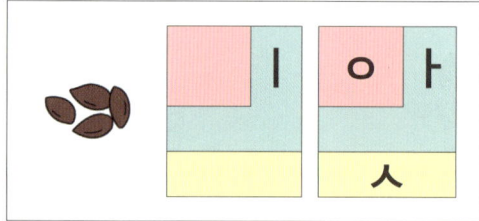
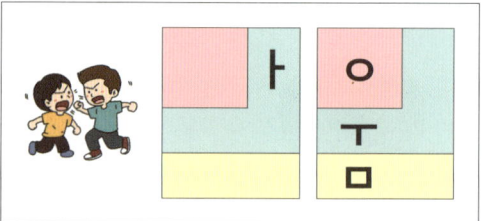
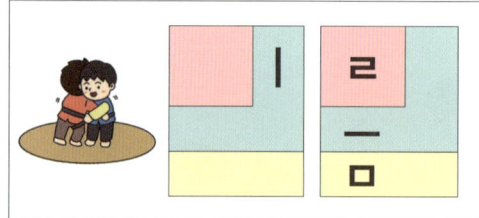
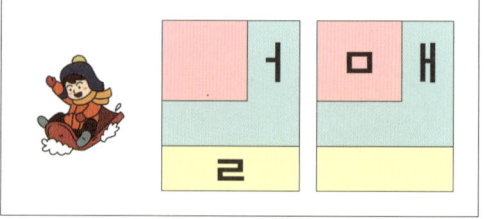
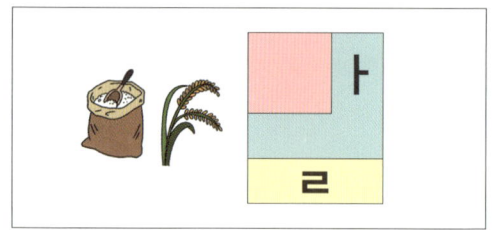
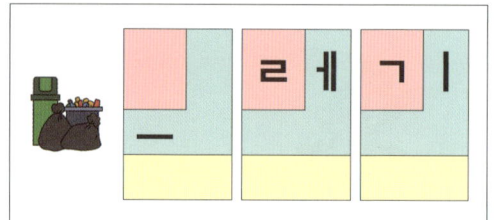

쓰기 연습을 해요

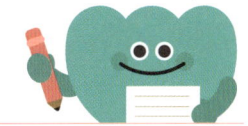

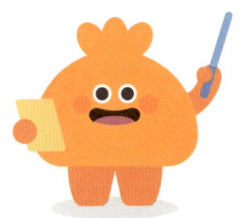
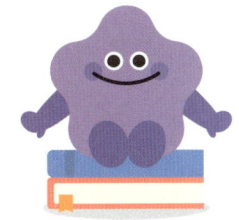

그림을 보고 이름을 말해 본 다음, 빠진 'ㅆ' 글자를 써서 낱말을 완성해 주세요.

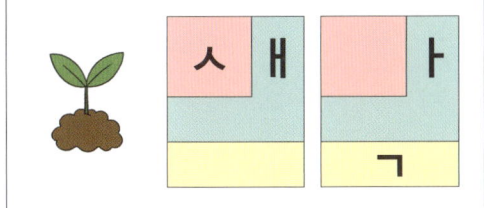
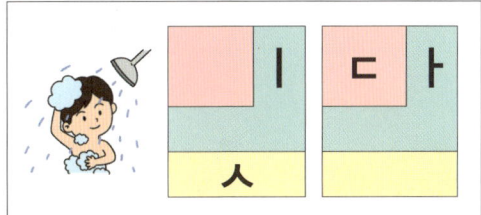

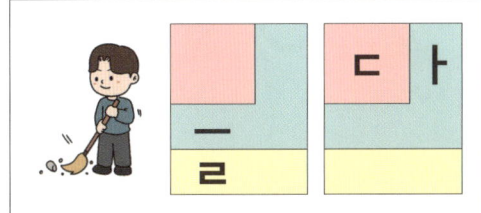
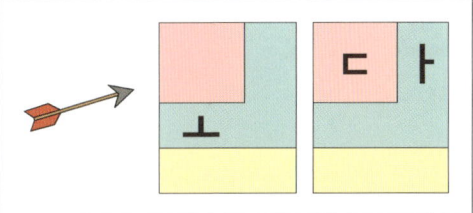

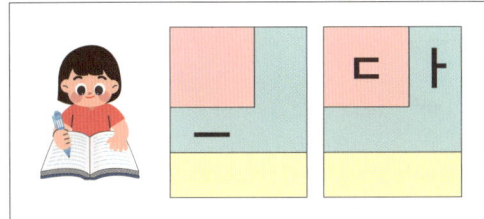
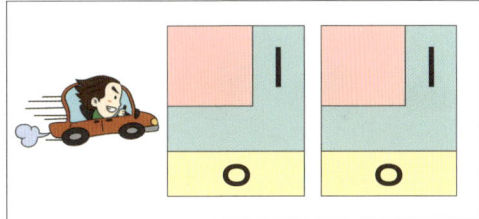

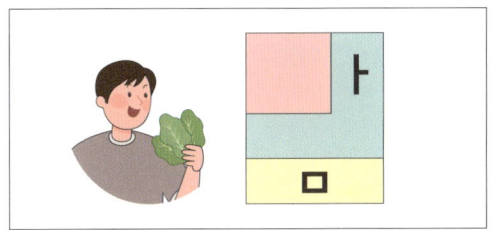
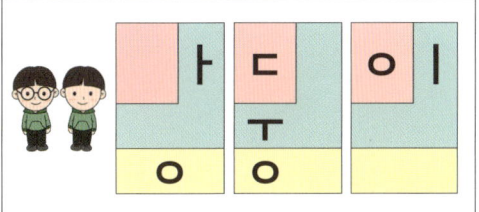

ㅆ 소리가 나는 그림을 색칠해 보세요

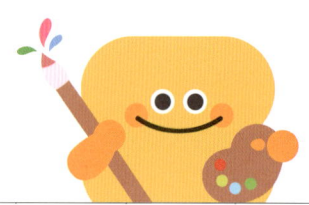

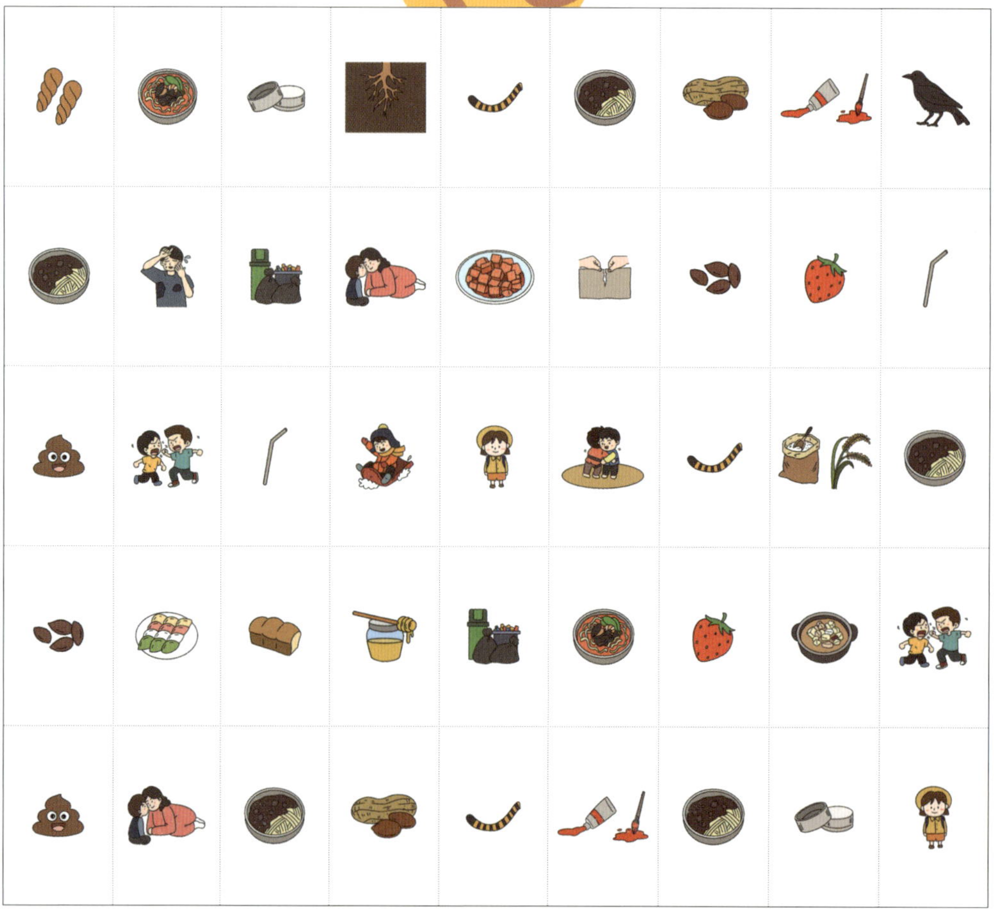

숨어있는 글자를 찾았나요? 아래 보기에서 골라보세요.

ㅅ ㅉ ㅆ

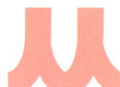

ㅉ 쌍지읒 소리

짧은 이야기를 듣고 오늘 배울 글자가 어떤 글자인지,
어떤 소리를 가졌는지 이야기 나눠볼까요?

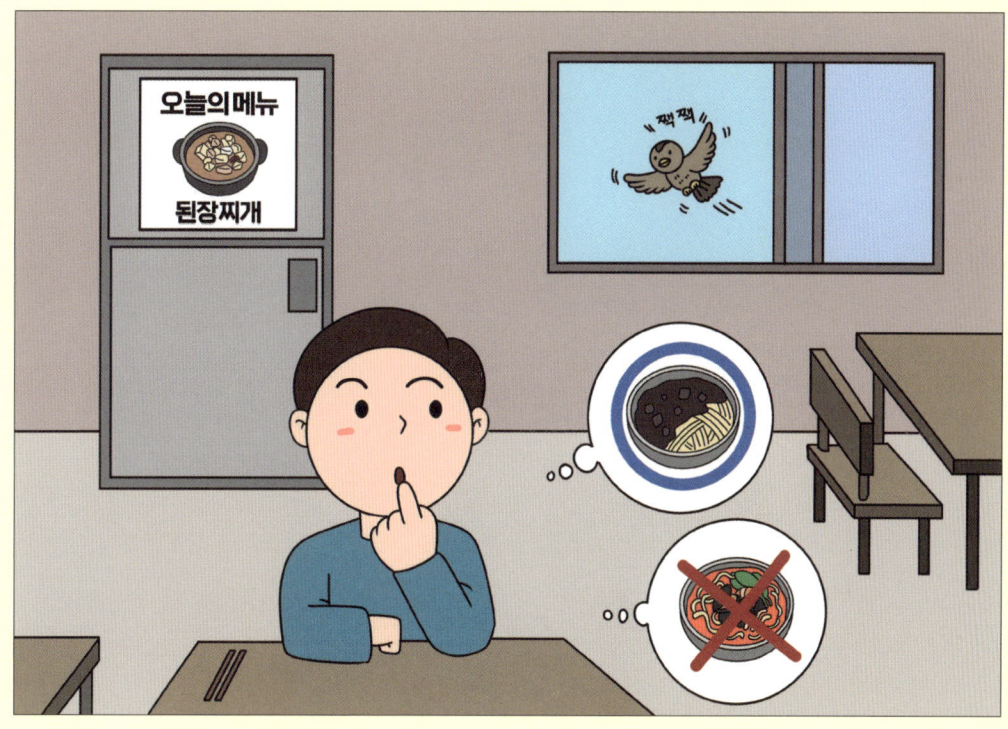

점심으로 **짜장면**과 **짬뽕** 중 고민하던 친구는
짜장면을 골랐어요
창밖으로는 참새가 **짹짹**거리는 소리가 들려요.
저녁으로는 **찌개**를 먹을 거예요.

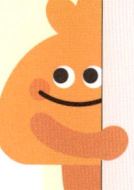

아동에게 이야기를 들려줄 때, **분홍색**으로 표시된 글자는 **강조해서** 들려주세요.
띄어읽기, 억양을 높이기, 늘이기 무엇이든 좋습니다.

아동이 목표 소리를 잘 찾았다면,
우리 주변에 같은 소리를 가진 낱말이 무엇이 있는지 이야기 나눠볼까요?

225

ㅉ 쌍지읒 소리

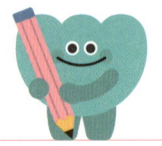

쯔 요정은 'ㅉ' 소리를 가진 음식만 먹을 수 있어요.
배가 고픈 'ㅉ'요정이 먹을 수 있는 음식을 찾아 O 해주세요!

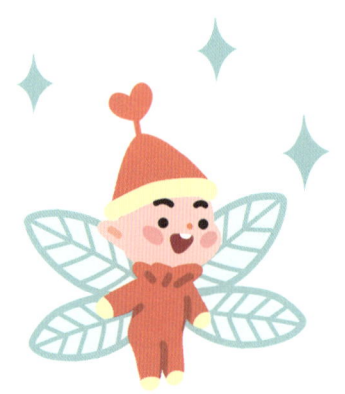

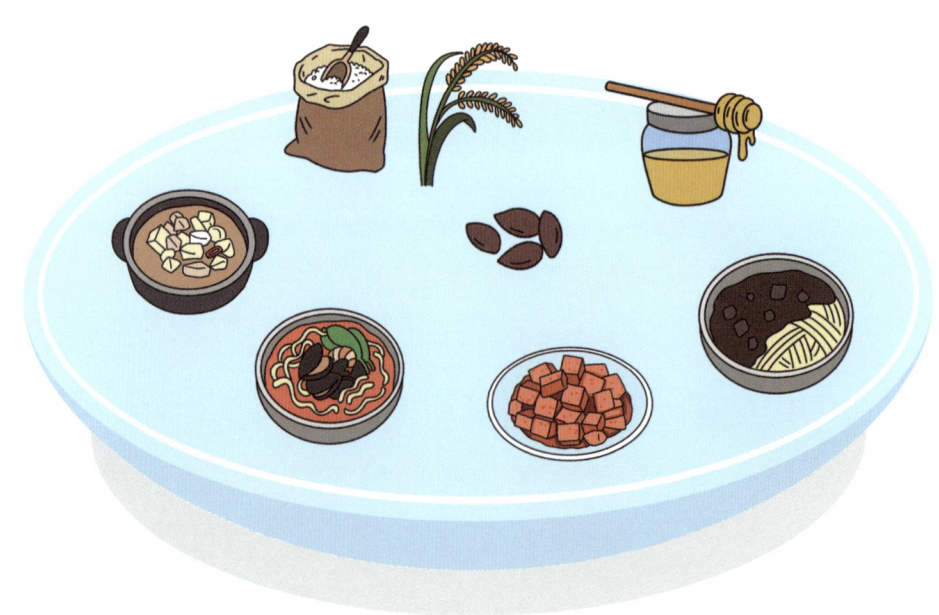

아동이 낱말을 모르거나 발음하지 못한다면 들려주세요.
이때, 'ㅉ(쯔)' 소리를 강조해서 들려주시고 'ㅡ(으)' 소리는 숨어있는 것처럼 짧게
들려주시면 됩니다.

ㅉ 소리를 배워요

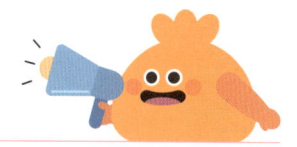

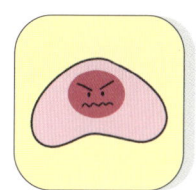

'ㅉ(쌍지읒)'은 살짝 힘을 주어 혀를 가운데 입천장에 붙였다 떼고 바람을 내보내면서 만드는 소리예요. 이때 'ㅡ(으)' 소리는 없다고 생각하고 짧게 '쯔!' '쯔!' 소리를 만들어보세요. 그리고 아래 그림의 이름을 말하면서 'ㅉ(쯔)' 소리를 찾아봐요.

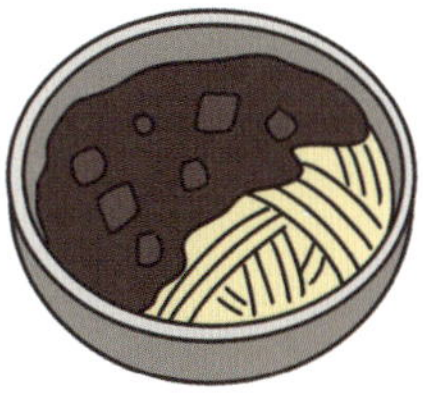

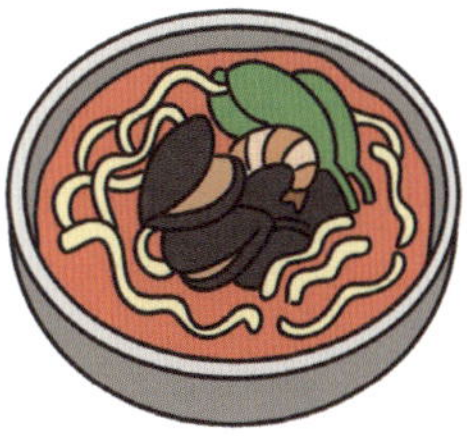

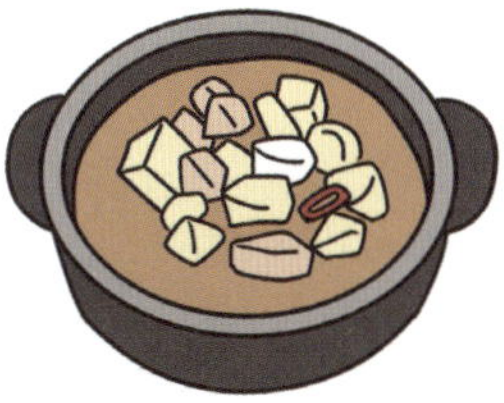

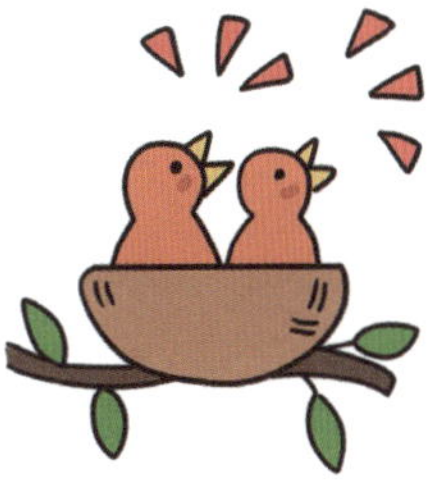

아동이 낱말을 모르거나 발음하지 못한다면 들려주세요.
이때, 'ㅉ(쯔)' 소리를 강조해서 들려주시고 'ㅡ(으)' 소리는 숨어있는 것처럼 짧게 들려주시면 됩니다.

ㅉ 소리를 확인해요

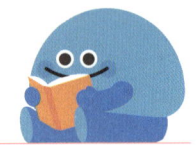

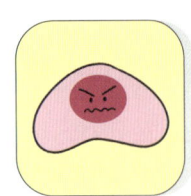

들려주는 낱말을 듣고, 방금 배운 'ㅉ(쯔)' 소리가 들리면 O, 들리지 않으면 X 표시해요.

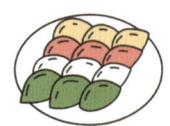 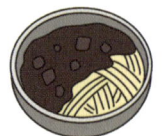 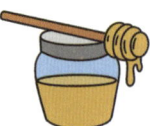

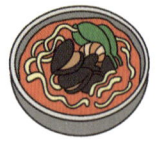 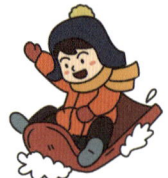 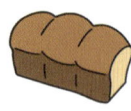

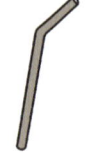 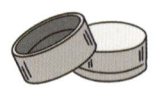 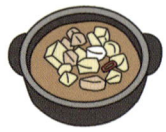

 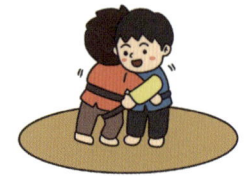 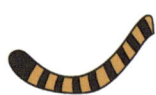

쓰기 연습을 해요

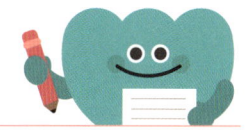

아동과 함께 'ㅉ(쯔)' 소리를 내며 글자를 써 봅시다.
이때 'ㅡ(으)' 소리는 없는 것처럼 짧게 발음해 주세요.

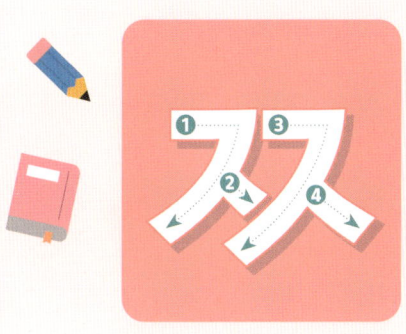

그림을 보고 이름을 말해 본 다음, 빠진 'ㅉ' 글자를 써서 낱말을 완성해 주세요.

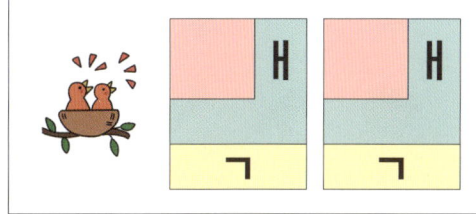

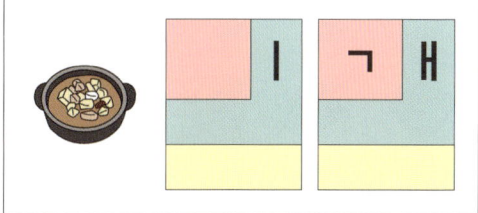

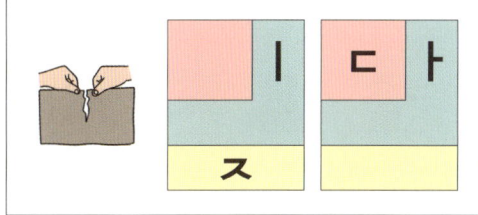

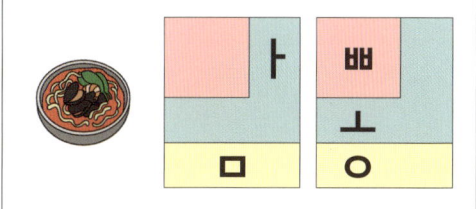

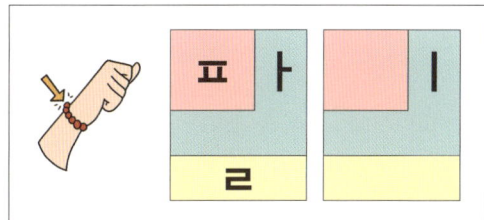

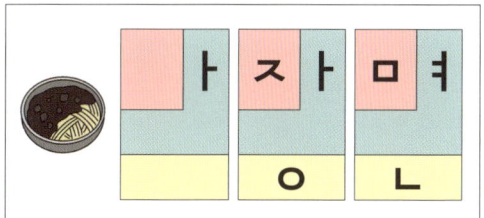

ㅉ 소리가 나는 그림을 색칠해 보세요

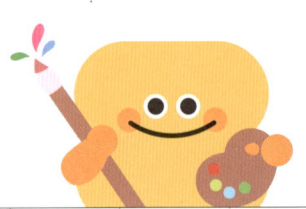

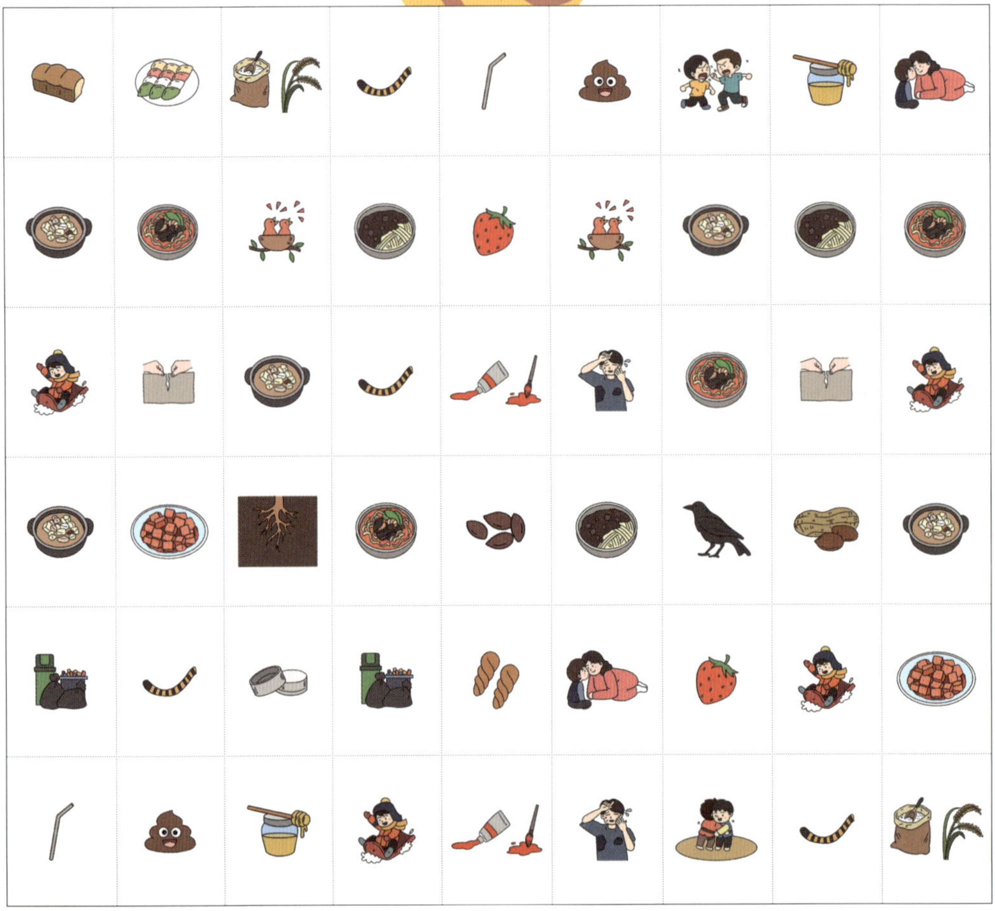

숨어있는 글자를 찾았나요? 아래 보기에서 골라보세요.

ㅈ　　ㅊ　　ㅉ

떠 쌍디귿 소리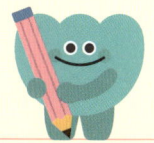

짧은 이야기를 듣고 오늘 배울 글자가 어떤 글자인지,
어떤 소리를 가졌는지 이야기 나눠볼까요?

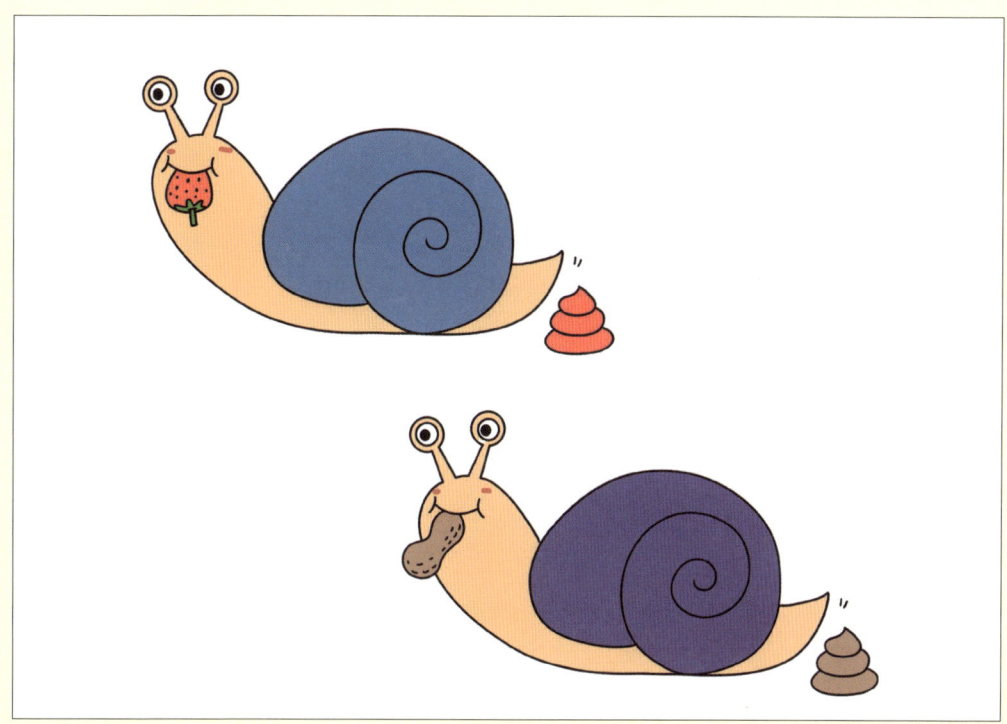

달팽이가 **딸기**를 먹고 **똥**을 쌌어요.
달팽이 **똥**이 **딸기**처럼 빨간색이었어요.
달팽이가 **땅콩**을 먹고 **똥**을 쌌어요.
달팽이 **똥**이 **땅콩**처럼 갈색이었어요.

아동에게 이야기를 들려줄 때, <u>분홍색</u>으로 표시된 글자는 **강조해서** 들려주세요.
띄어읽기, 억양을 높이기, 늘이기 무엇이든 좋습니다.

아동이 목표 소리를 잘 찾았다면,
우리 주변에 같은 소리를 가진 낱말이 무엇이 있는지 이야기 나눠볼까요?

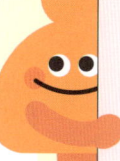

ㄸ 쌍디귿 소리

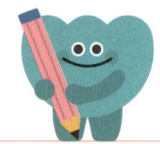

땅속에는 여러 가지 소리를 가진 것들이 있어요.
여기서 'ㄸ'로 시작하는 것만 찾아 O 해주세요!

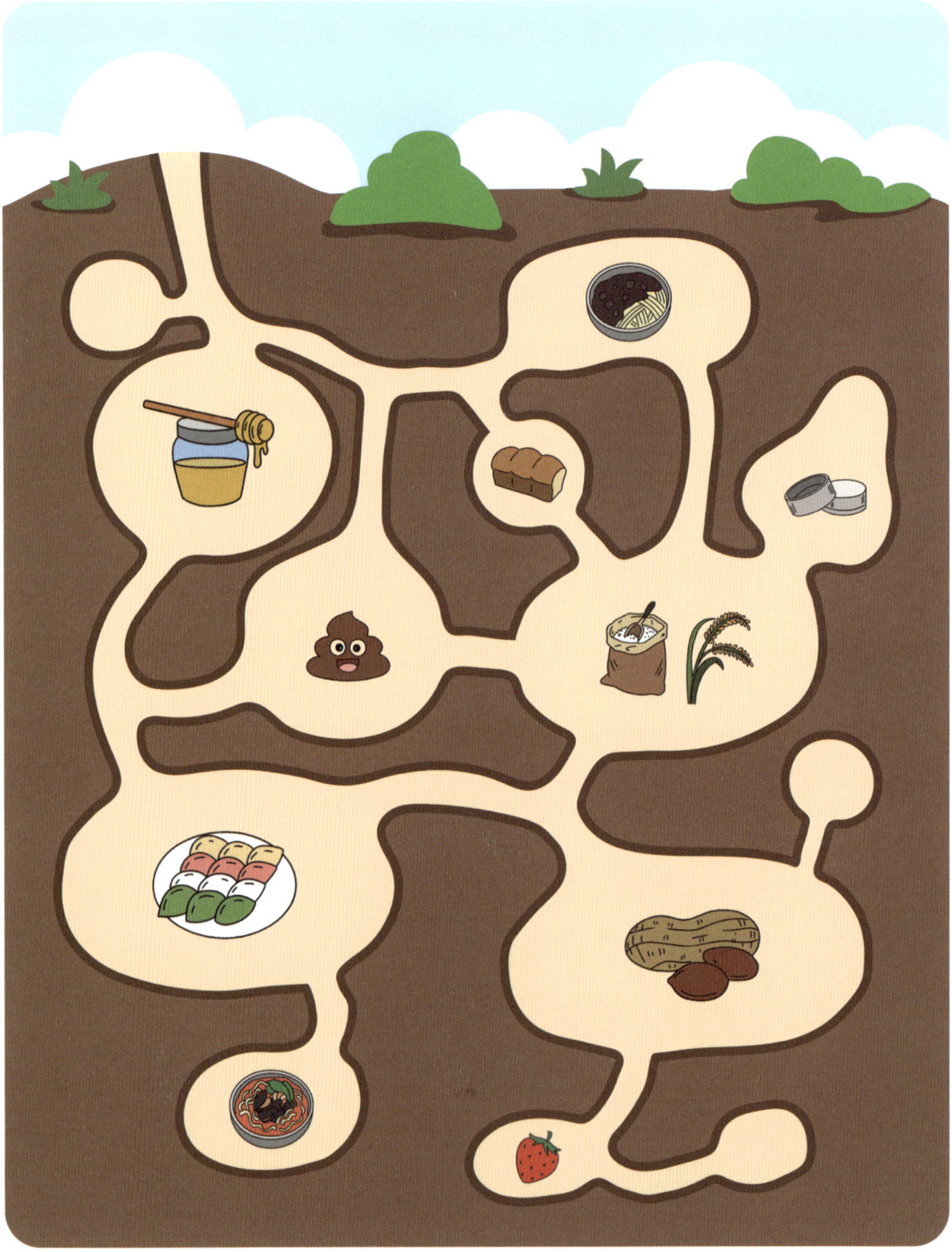

아동이 낱말을 모르거나 발음하지 못한다면 들려주세요.
이때, 'ㄸ(뜨)' 소리를 강조해서 들려주시고 'ㅡ(으)' 소리는 숨어있는 것처럼 짧게
들려주시면 됩니다.

ㄸ 소리를 배워요

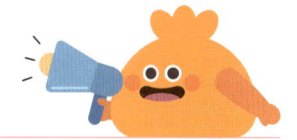

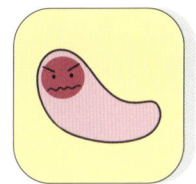
'ㄸ(쌍디귿)'은 살짝 힘을 주어 혀의 앞부분을 입천장 앞쪽에 붙였다 떼면서 만드는 소리예요. 이때 'ㅡ(으)' 소리는 없다고 생각하고 짧게 '뜨!' '뜨!' 소리를 만들어보세요. 그리고 아래 그림의 이름을 말하면서 'ㄸ(뜨)' 소리를 찾아봐요.

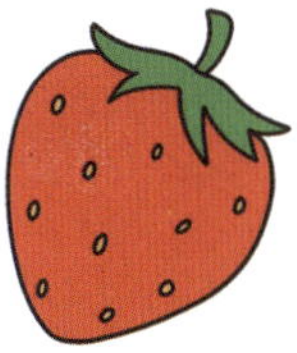

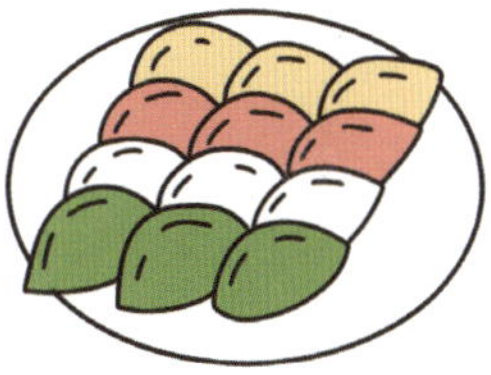

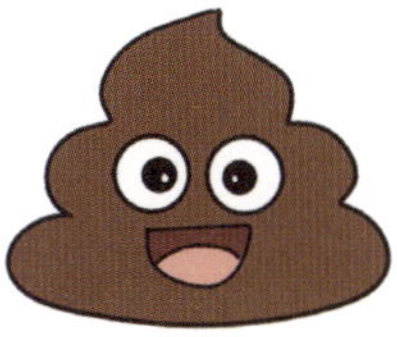

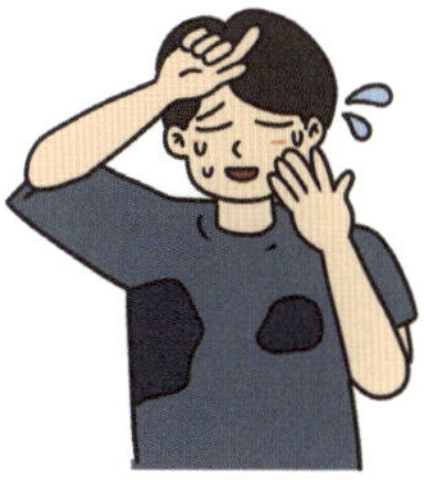

아동이 낱말을 모르거나 발음하지 못한다면 들려주세요.
이때, **'ㄸ(뜨)' 소리를 강조해서** 들려주시고 **'ㅡ(으)' 소리는 숨어있는 것처럼 짧게** 들려주시면 됩니다.

ㄸ 소리를 확인해요

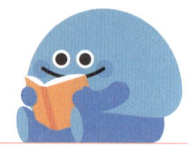

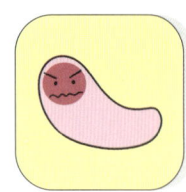 들려주는 낱말을 듣고, 방금 배운 'ㄸ(뜨)' 소리가 들리면 O, 들리지 않으면 X 표시해요.

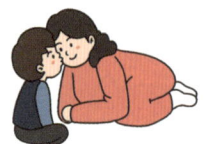 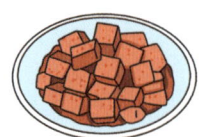 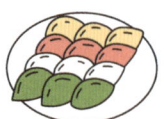

 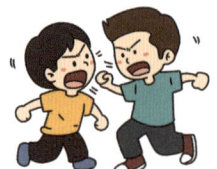 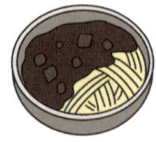

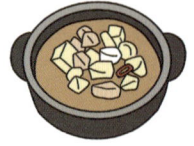 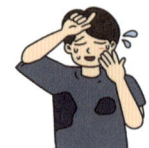 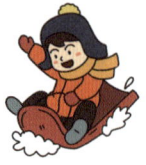

 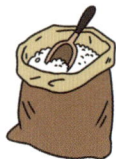 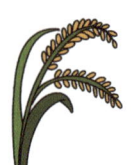 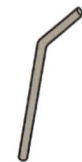

쓰기 연습을 해요

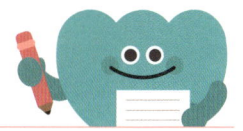

아동과 함께 'ㄸ(뜨)' 소리를 내며 글자를 써 봅시다.
이때 'ㅡ(으)' 소리는 없는 것처럼 짧게 발음해 주세요.

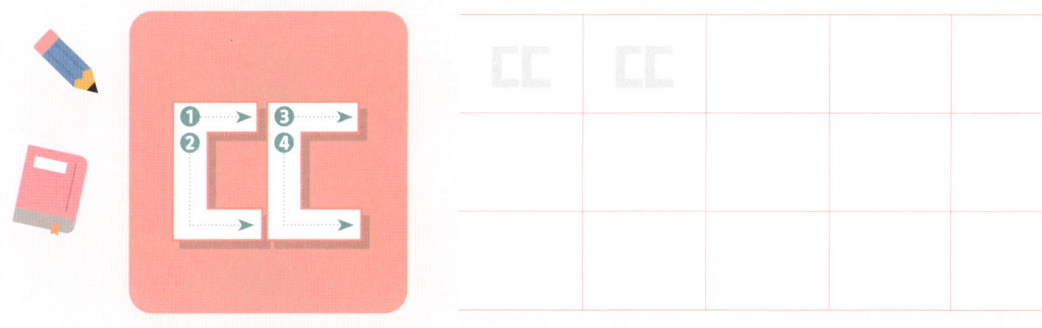

그림을 보고 이름을 말해 본 다음, 빠진 'ㄸ' 글자를 써서 낱말을 완성해 주세요.

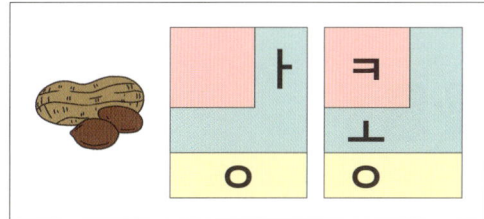
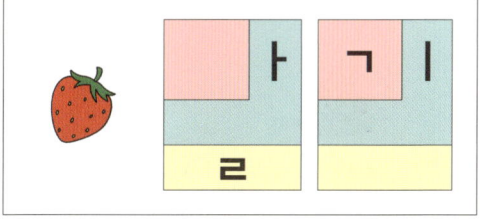
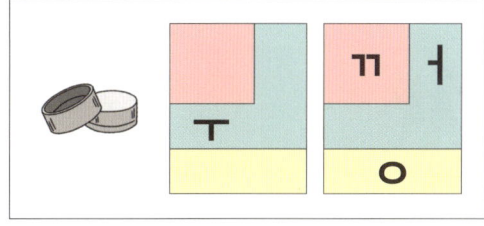
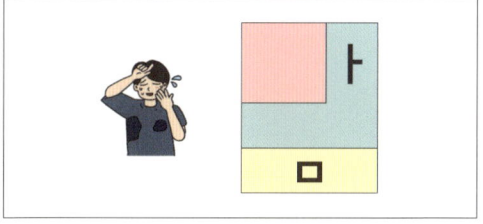
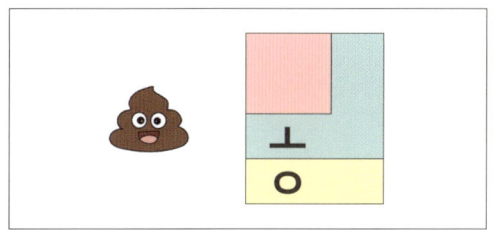
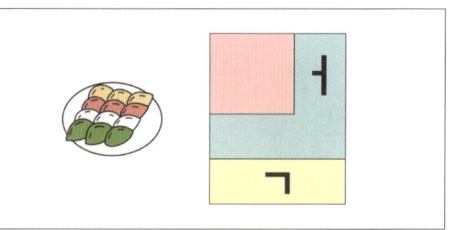

쓰기 연습을 해요

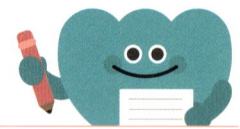

그림을 보고 이름을 말해 본 다음, 빠진 'ㄸ' 글자를 써서 낱말을 완성해 주세요.

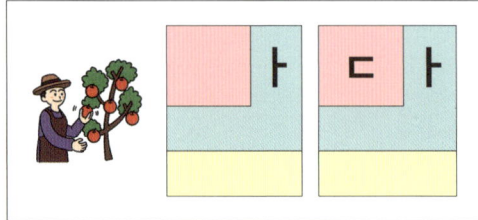
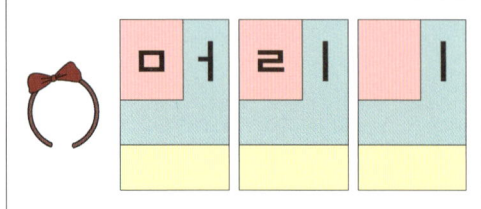
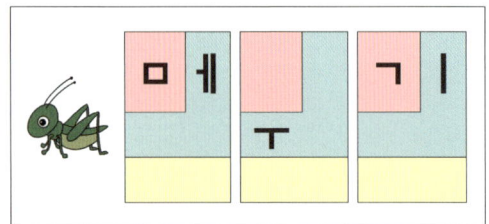
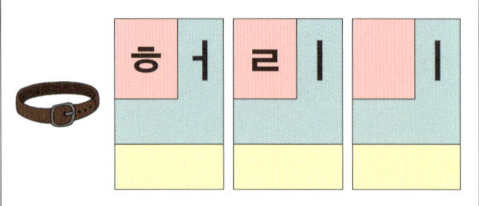
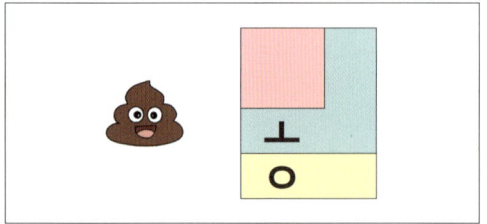
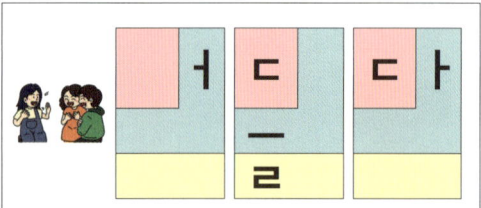
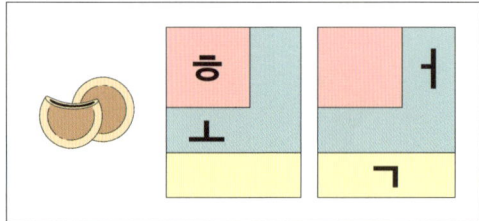
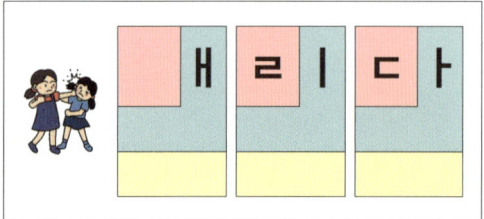
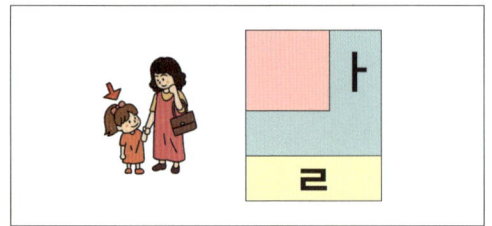
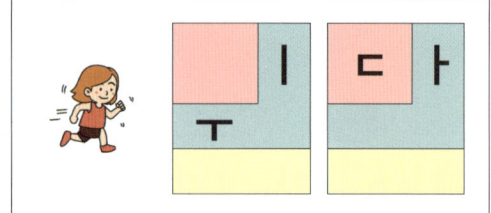

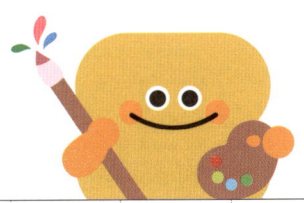 소리가 나는 그림을 색칠해 보세요

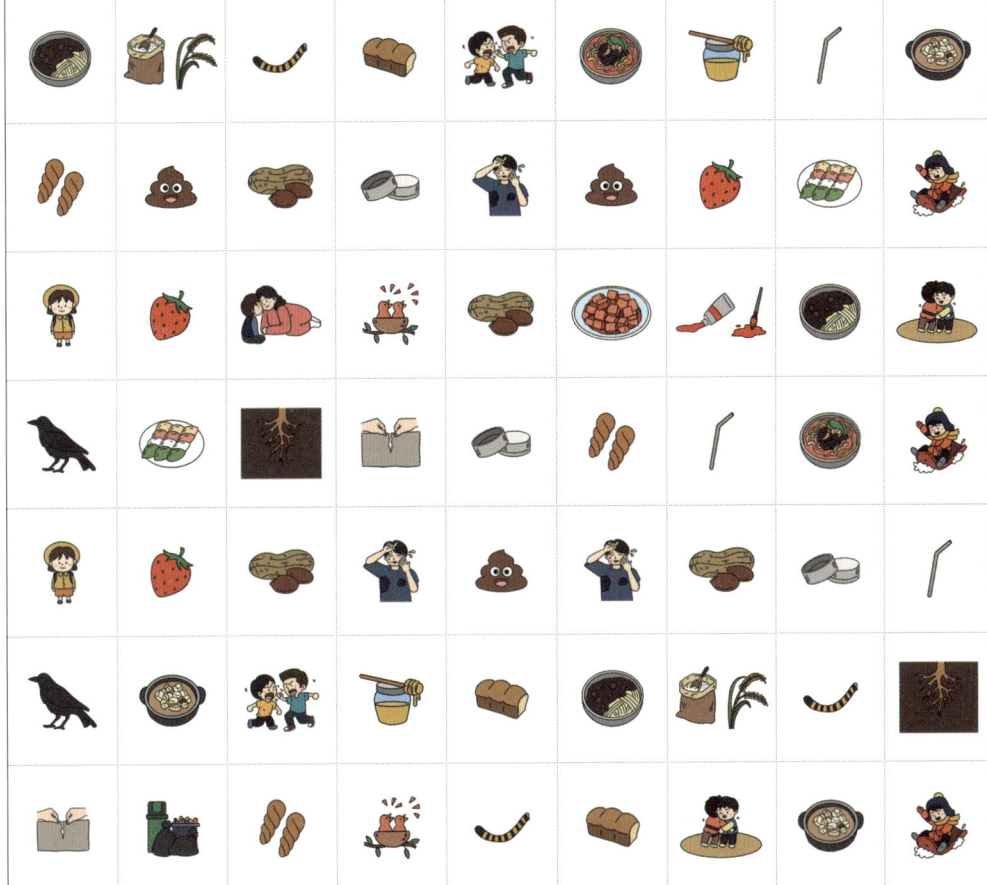

숨어있는 글자를 찾았나요? 아래 보기에서 골라보세요.

ㄷ   ㅌ   ㄸ

쁴 쌍비읍 소리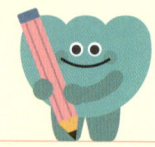

짧은 이야기를 듣고 오늘 배울 글자가 어떤 글자인지,
어떤 소리를 가졌는지 이야기 나눠볼까요?

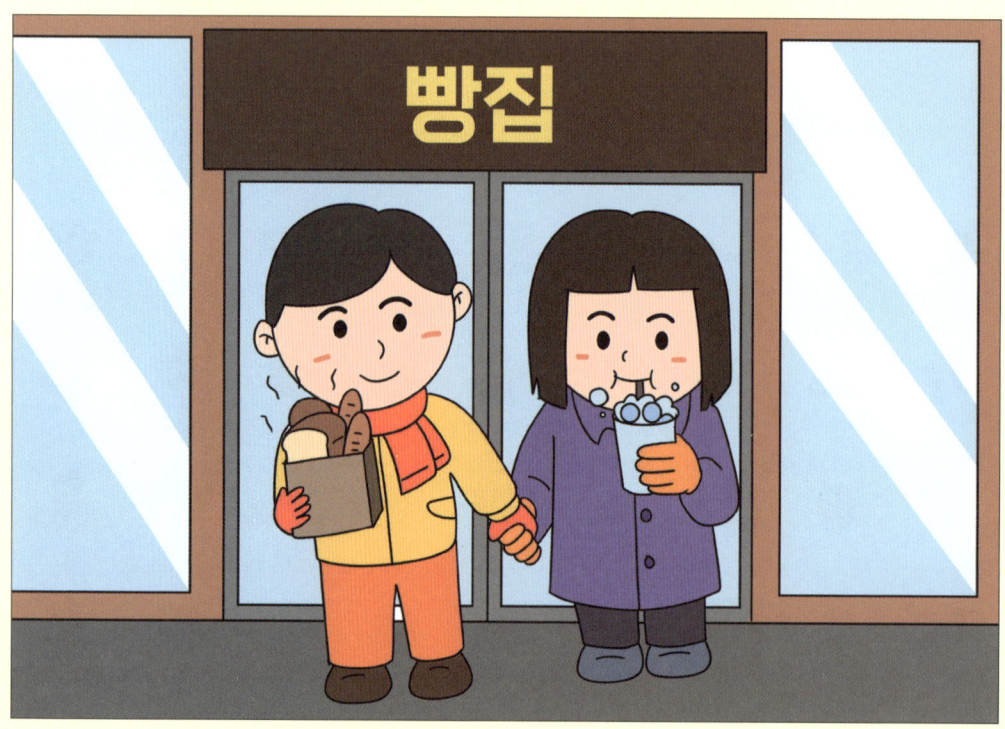

친구들은 따뜻한 **빵**을 사서 나왔어요.
한 친구는 **빨강** 목도리를 두르고 나왔어요.
또 다른 친구는 장난치며 **빨대**로 음료를 마셔요.

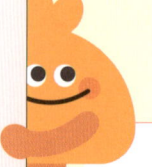

아동에게 이야기를 들려줄 때, **분홍색**으로 표시된 글자는 강조해서 들려주세요.
띄어읽기, 억양을 높이기, 늘이기 무엇이든 좋습니다.

아동이 목표 소리를 잘 찾았다면,
우리 주변에 같은 소리를 가진 낱말이 무엇이 있는지 이야기 나눠볼까요?

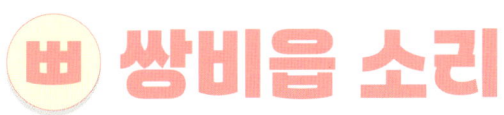 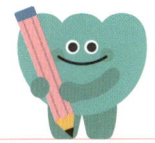

ㅃ 쌍비읍 소리

친구가 'ㅃ' 소리를 가진 물건들을 잃어버렸어요.
'ㅃ' 소리를 가진 물건들을 찾아서 가방에 넣을 수 있게 O 해주세요!

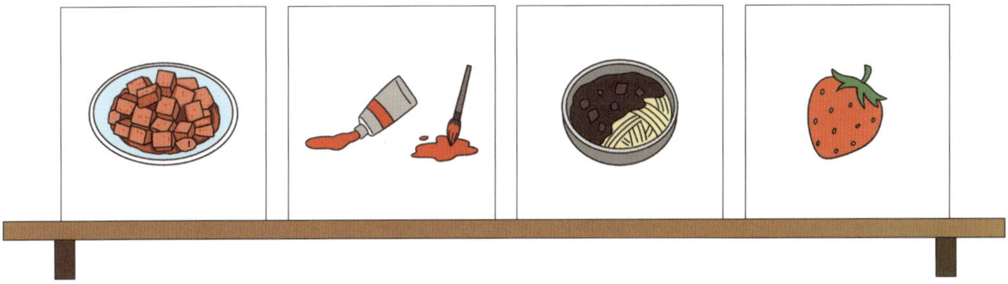

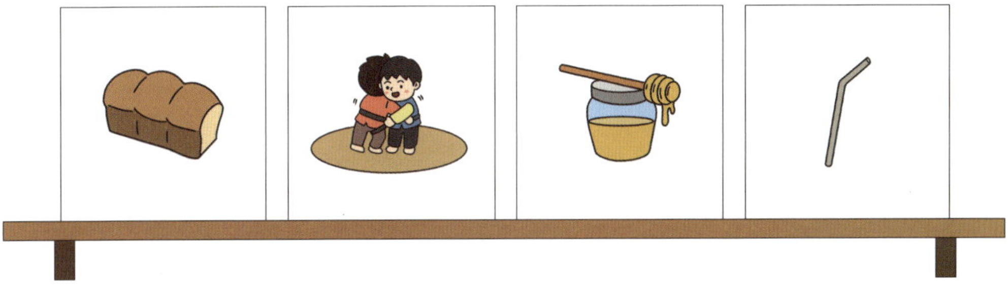

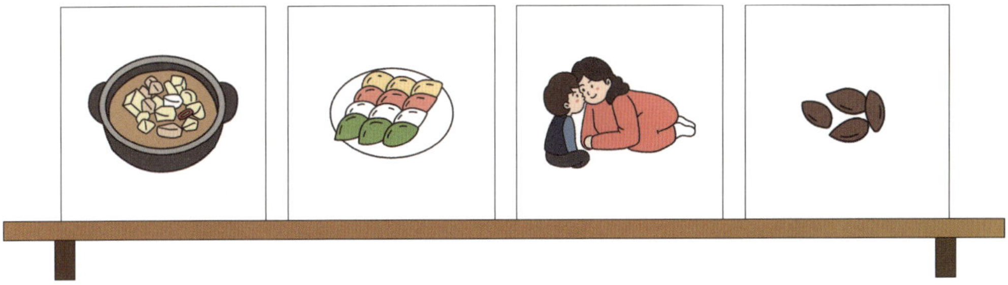

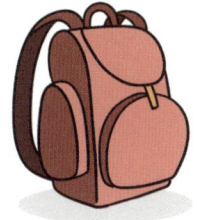

아동이 낱말을 모르거나 발음하지 못한다면 들려주세요.
이때, 'ㅃ (쁘)' 소리를 강조해서 들려주시고 '―(으)' 소리는 숨어있는 것처럼 짧게
들려주시면 됩니다.

ㅃ 소리를 배워요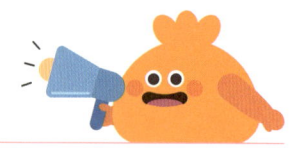

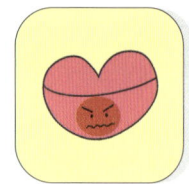 'ㅃ(쌍비읍)'은 살짝 힘을 주어 입술을 붙였다 떼면서 만드는 소리예요. 이때 'ㅡ(으)' 소리는 없다고 생각하고 짧게 '쁘!' '쁘!' 소리를 만들어보세요. 그리고 아래 그림의 이름을 말하면서 'ㅃ(쁘)' 소리를 찾아봐요.

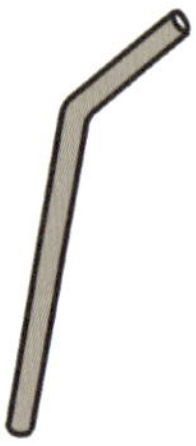

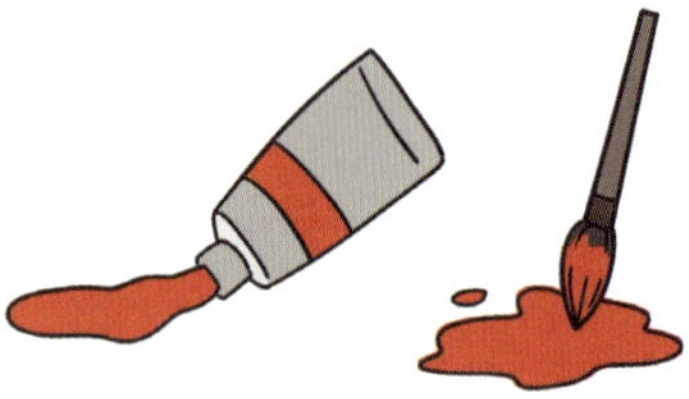

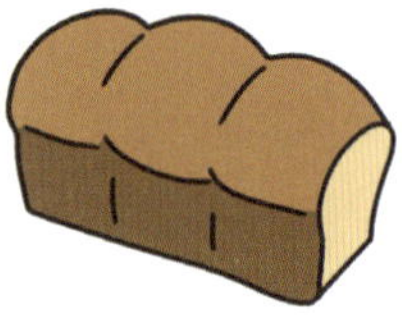

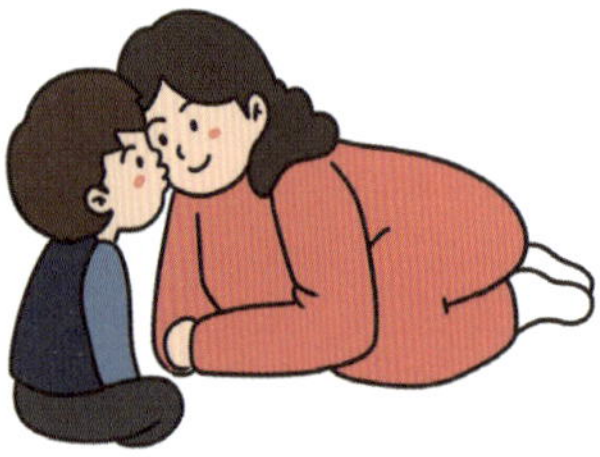

아동이 낱말을 모르거나 발음하지 못한다면 들려주세요.
이때, 'ㅃ(쁘)' 소리를 강조해서 들려주시고 'ㅡ(으)' 소리는 숨어있는 것처럼 짧게 들려주시면 됩니다.

ㅃ 소리를 확인해요

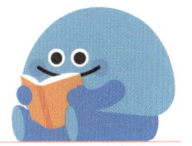

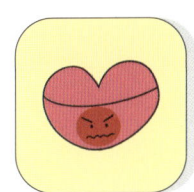 들려주는 낱말을 듣고, 방금 배운 'ㅃ(쁘)' 소리가 들리면 O, 들리지 않으면 X 표시해요.

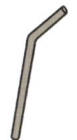 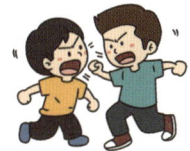 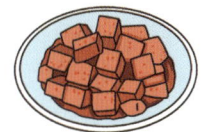

 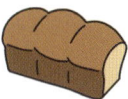 

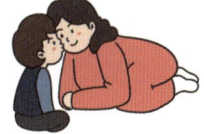 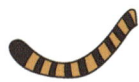 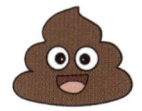

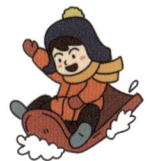 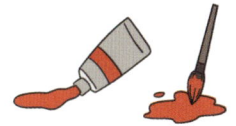 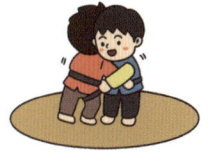

쓰기 연습을 해요

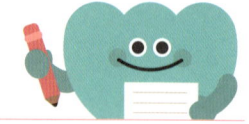

아동과 함께 'ㅃ(쁘)' 소리를 내며 글자를 써 봅시다.
이때 'ㅡ(으)' 소리는 없는 것처럼 짧게 발음해 주세요.

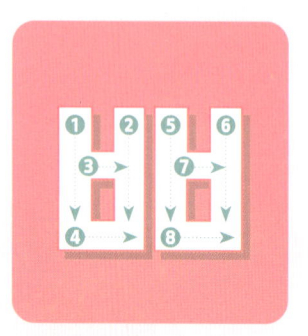

그림을 보고 이름을 말해 본 다음, 빠진 'ㅃ' 글자를 써서 낱말을 완성해 주세요.

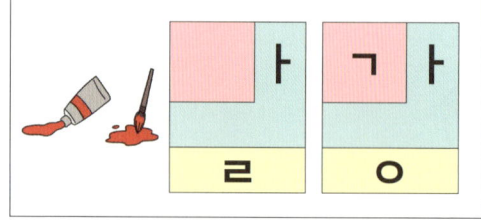
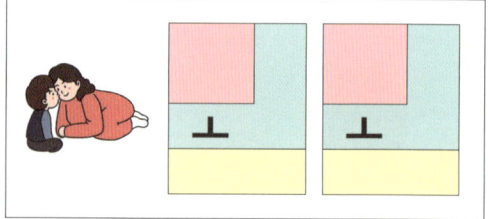
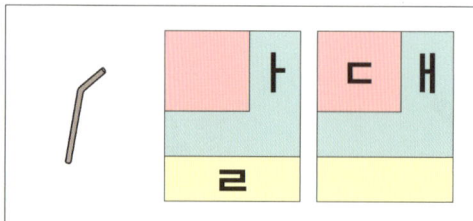
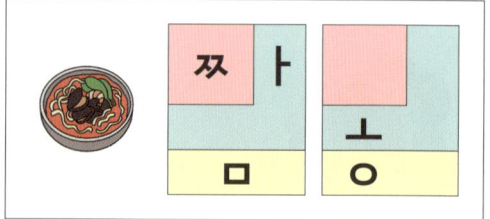
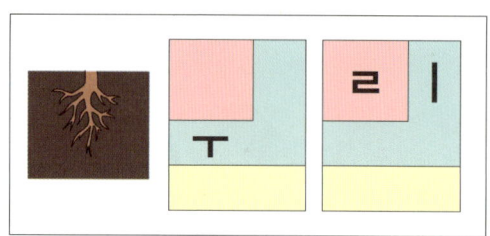

ㅃ 소리가 나는 그림을 색칠해 보세요

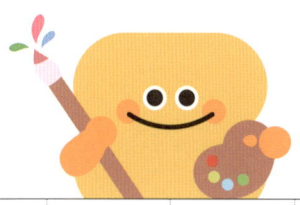

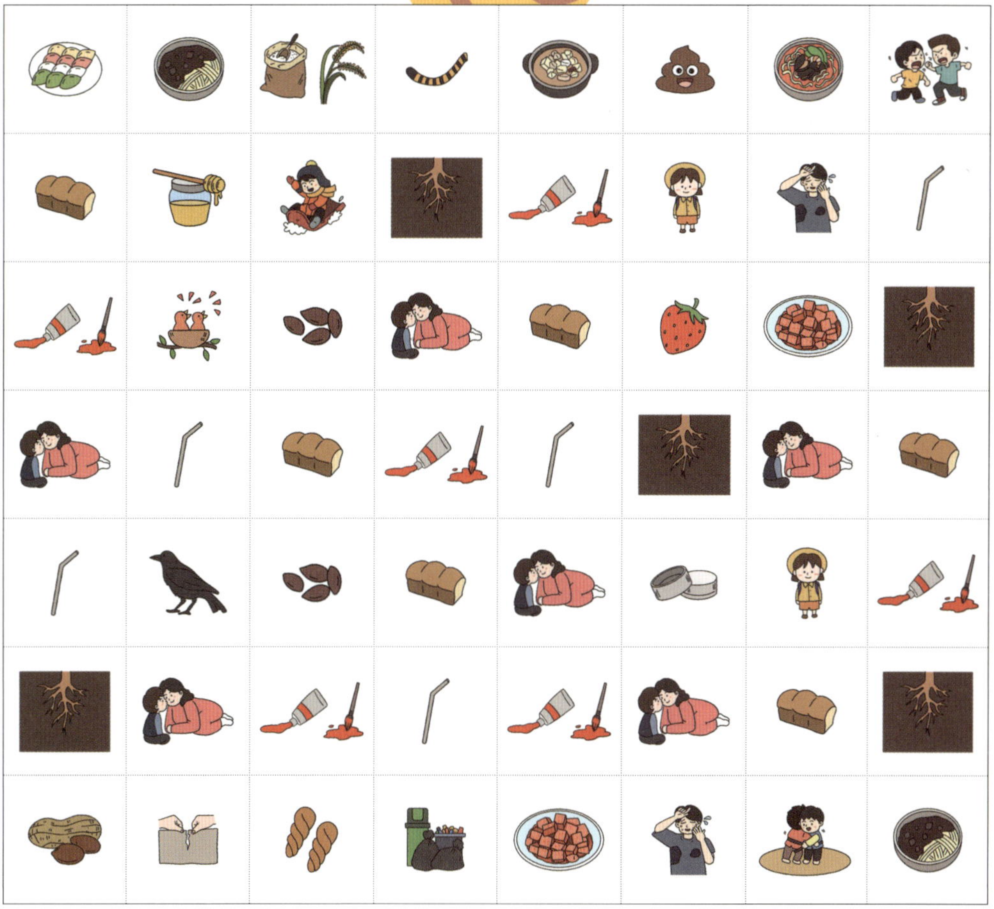

숨어있는 글자를 찾았나요? 아래 보기에서 골라보세요.

ㅂ ㅃ ㅍ

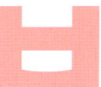

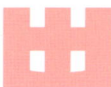

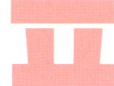

소리를 구별해요

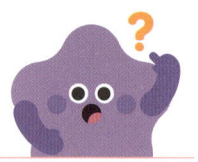

들려주는 두 개의 낱말을 듣고, 첫소리가 같으면 O, 다르면 X에 표시해요.

1. **O** X
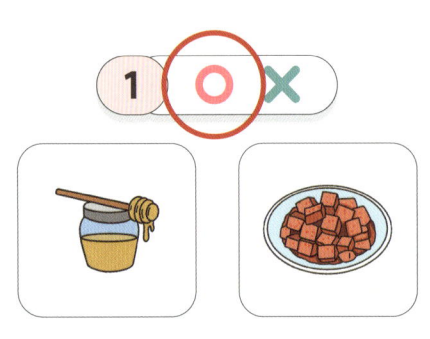

2. O X
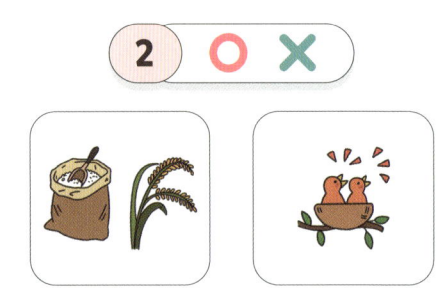

3. O X
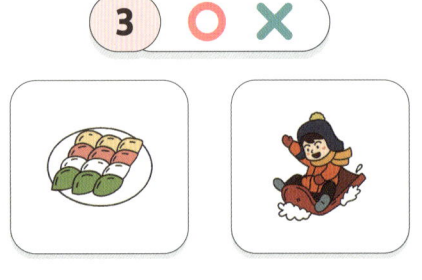

4. O X
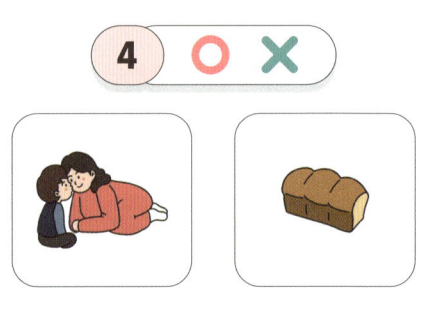

5. O X
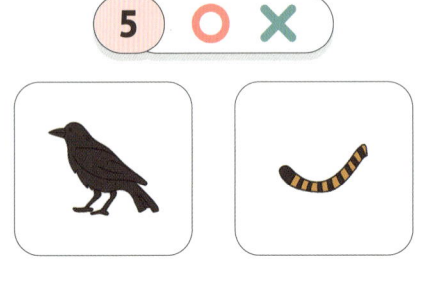

6. O X
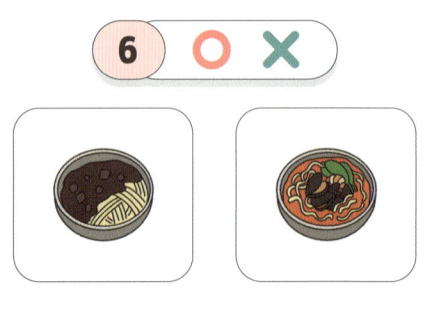

소리를 구별해요

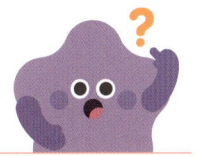

들려주는 두 개의 낱말을 듣고, 첫소리가 같으면 O, 다르면 X에 표시해요.

7. O X

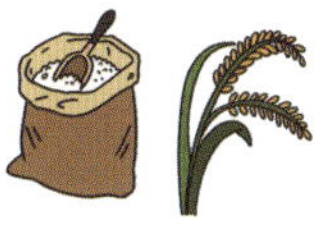

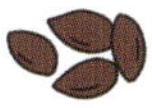

8. O X

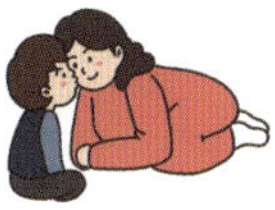

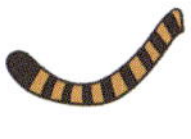

9. O X

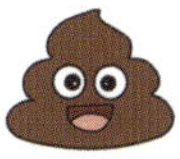

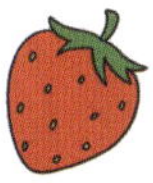

10. O X

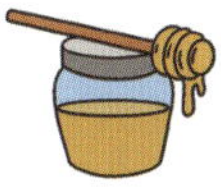

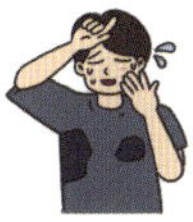

11. O X

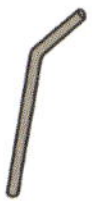

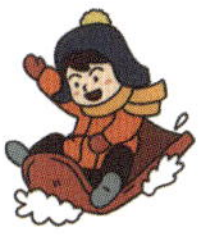

12. O X

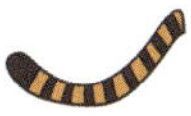

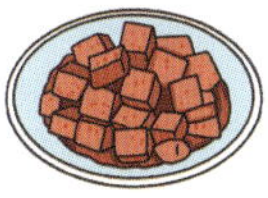

소리를 구별해요

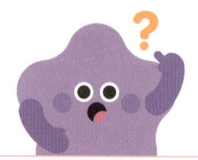

들려주는 두 개의 낱말을 듣고, 첫소리가 같으면 O, 다르면 X에 표시해요.

13 O X

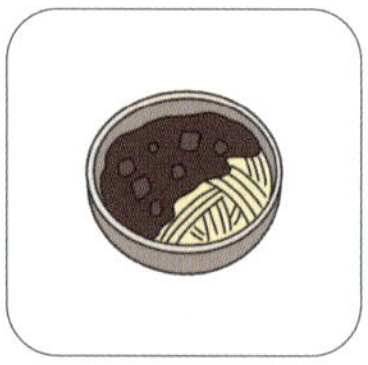

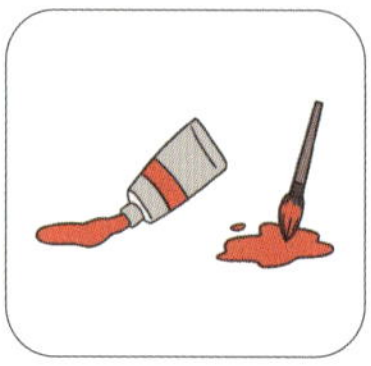

14 O X

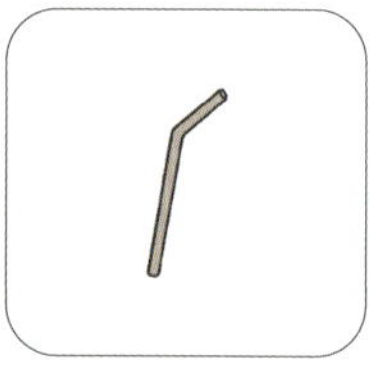

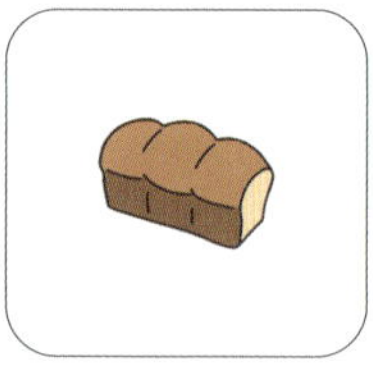

15 O X

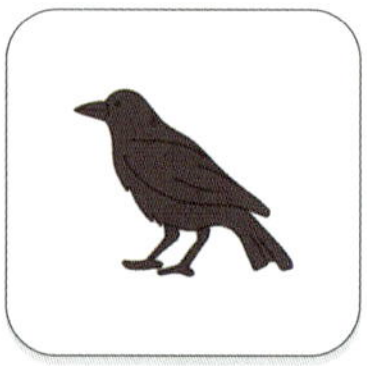

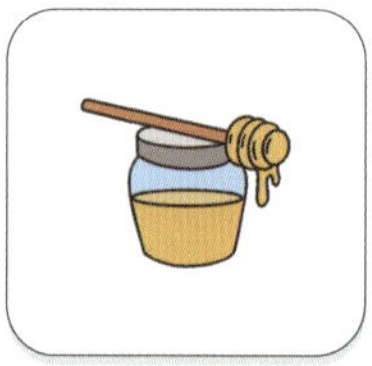

16 O X

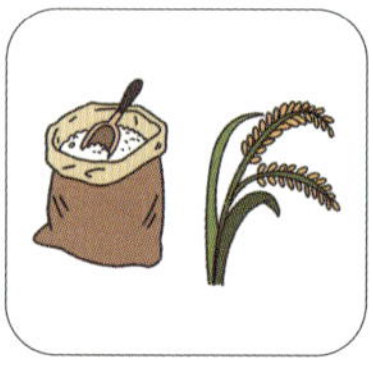

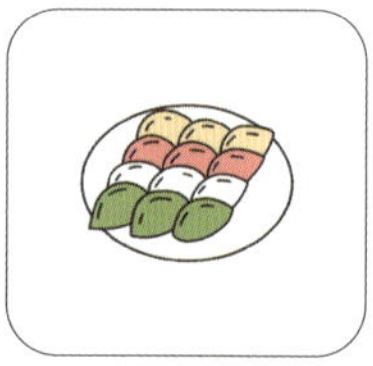

17 O X

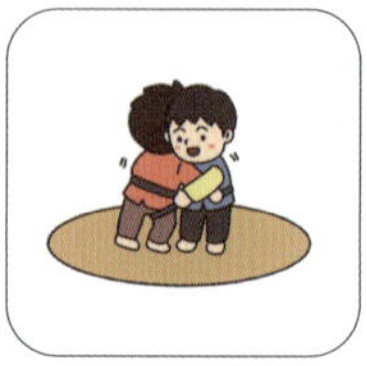

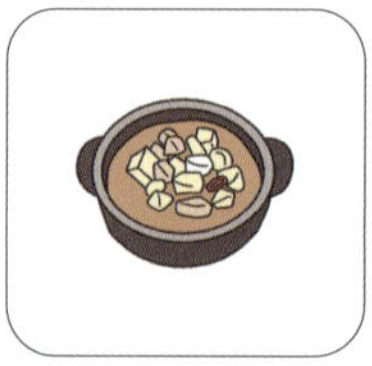

18 O X

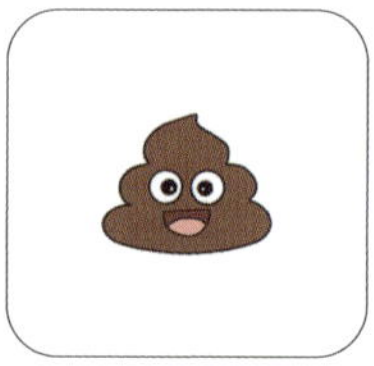

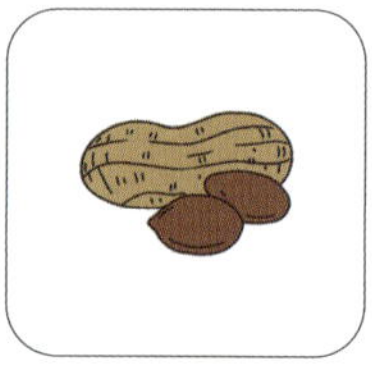

다른 소리를 찾아요

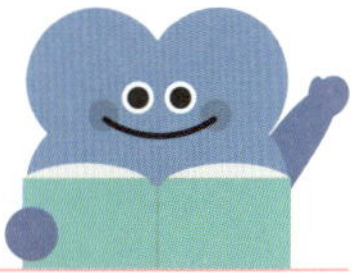

들려주는 낱말들 중 다른 소리로 시작하는 것을 찾아서 O 해요.
그리고 어떻게 다른지 이야기 나눠봐요.
빈칸에 어떤 소리로 시작하는지 찾아서 써봐도 좋아요.

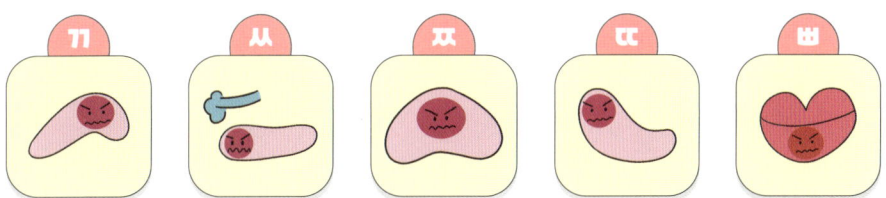

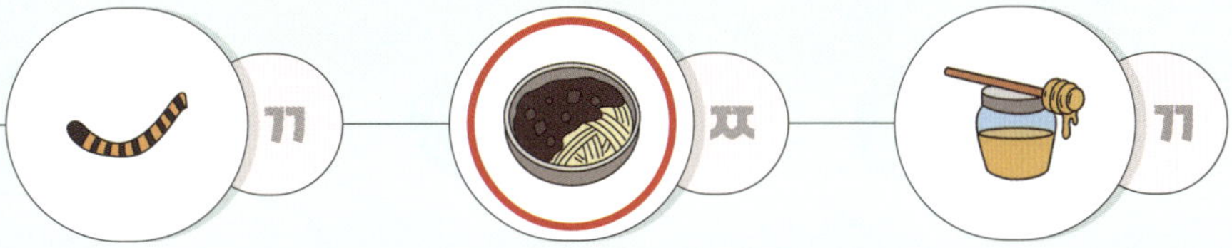

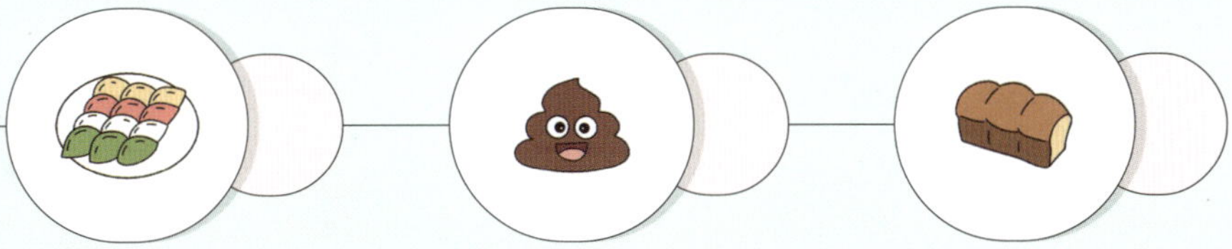

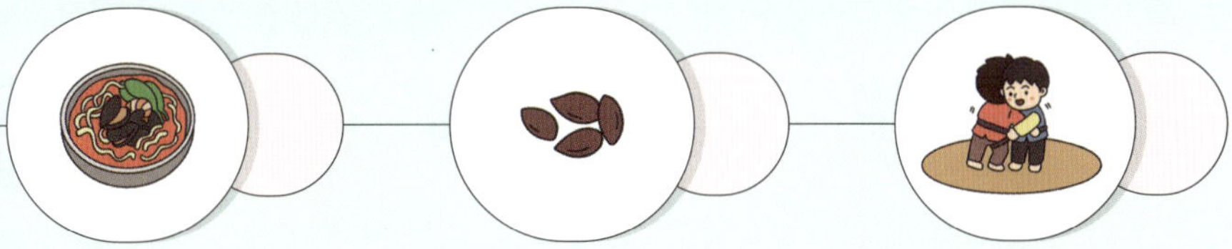

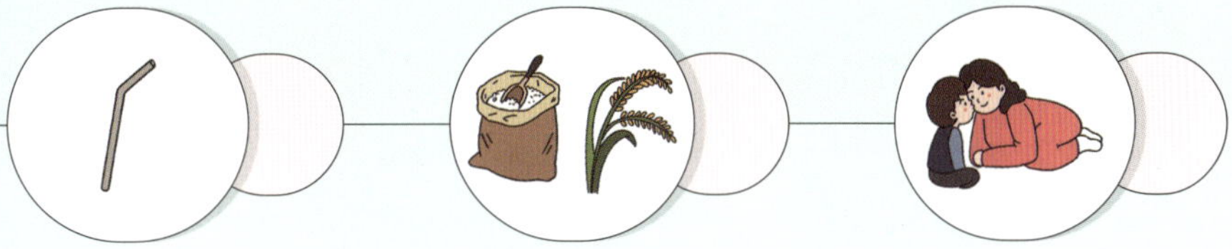

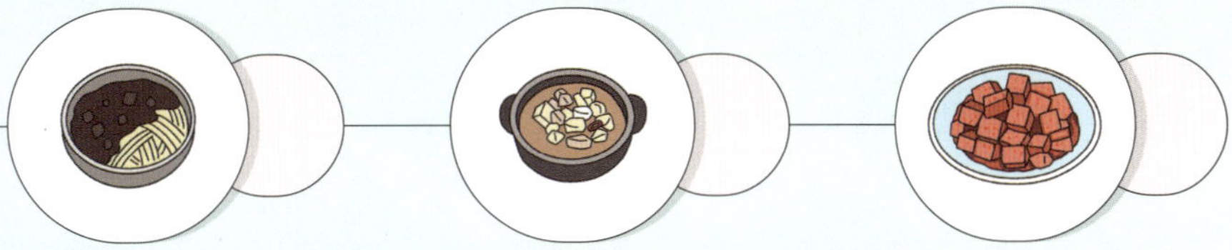

다른 소리를 찾아요

들려주는 낱말들 중 다른 소리로 시작하는 것을 찾아서 O 해요.
그리고 어떻게 다른지 이야기 나눠봐요.
빈칸에 어떤 소리로 시작하는지 찾아서 써봐도 좋아요.

6

7
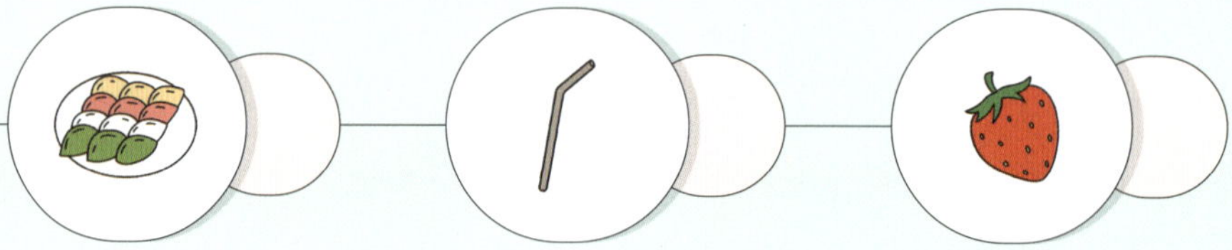

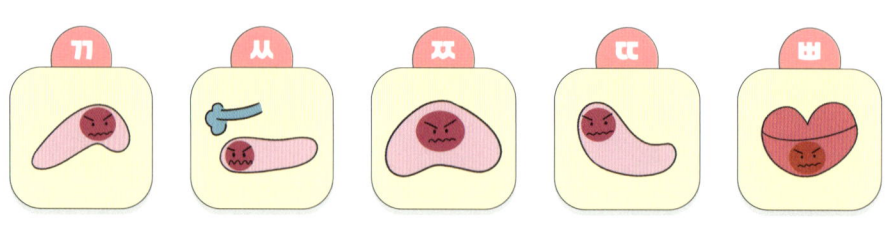

8

9

10

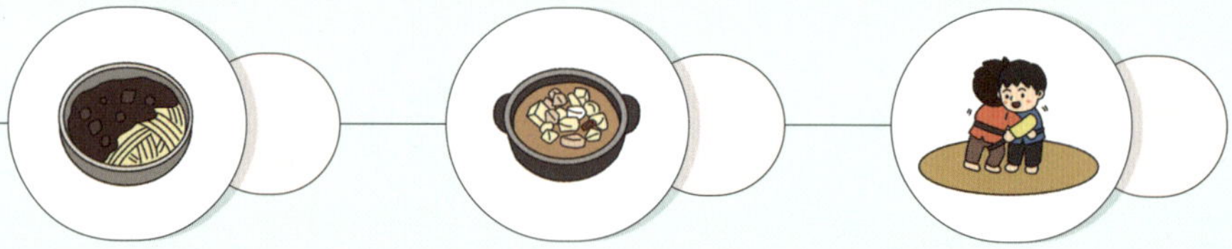

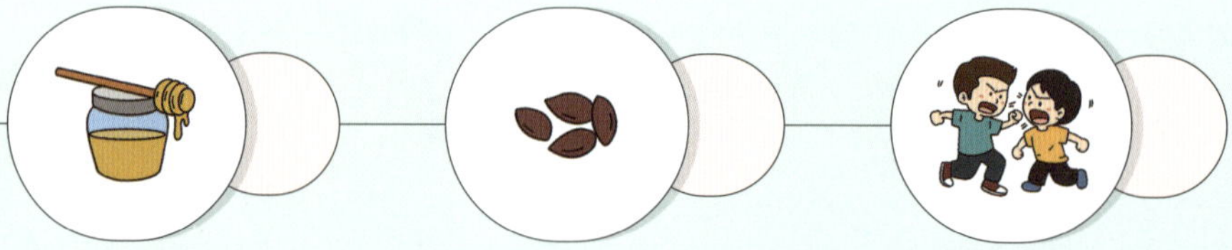

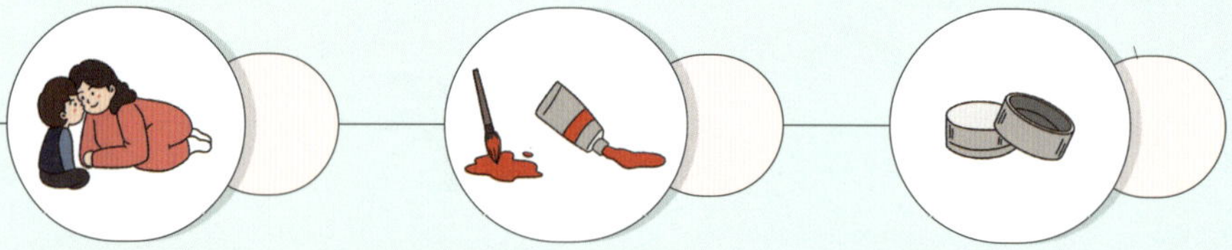

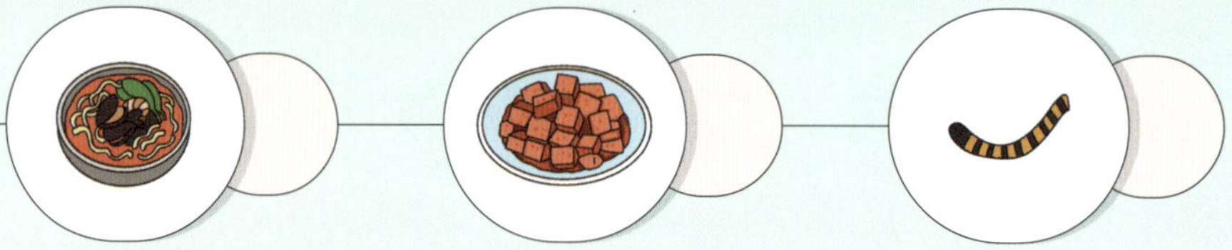

다른 소리를 찾아요

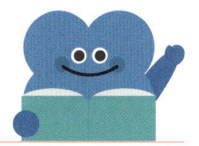

들려주는 낱말들 중 다른 소리로 시작하는 것을 찾아서 O 해요.
그리고 어떻게 다른지 이야기 나눠봐요.
빈칸에 어떤 소리로 시작하는지 찾아서 써봐도 좋아요.

11

12

13

14

15

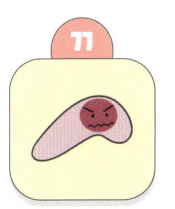

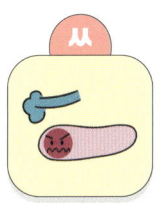

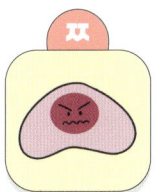

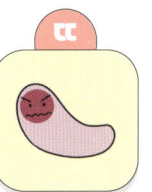

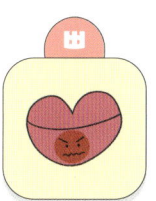

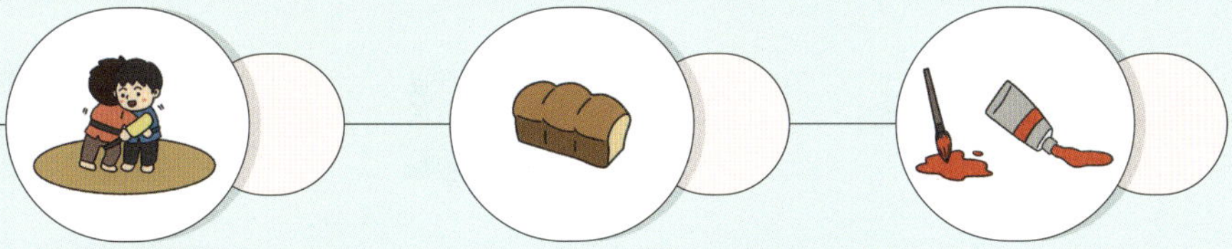

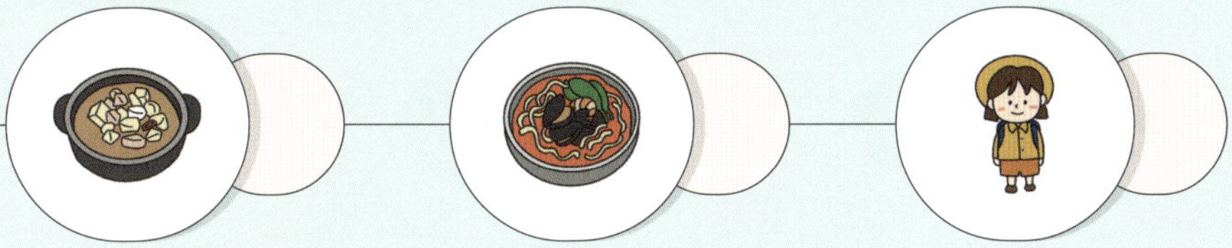

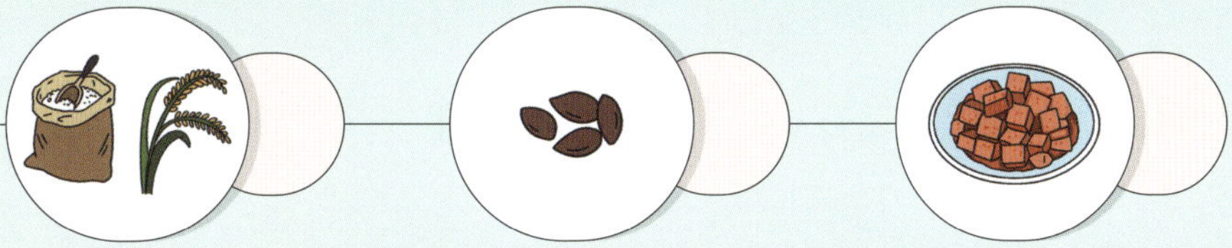

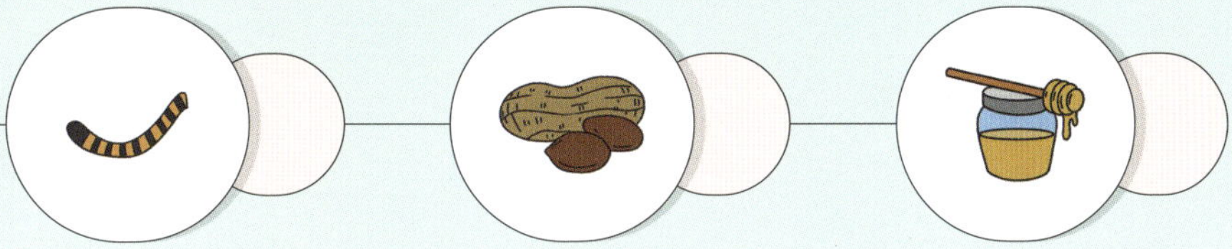

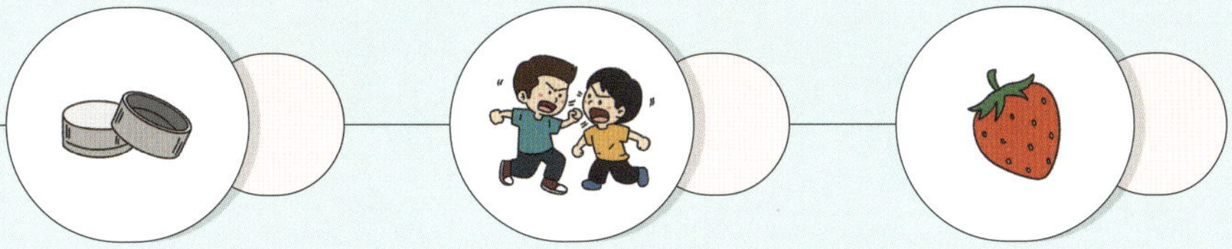

다른 소리를 찾아요

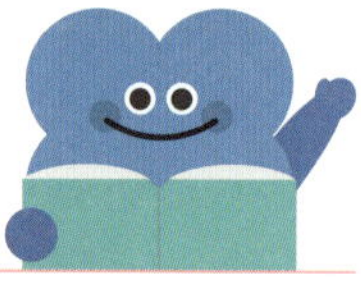

들려주는 낱말들 중 다른 소리로 시작하는 것을 찾아서 O 해요.
그리고 어떻게 다른지 이야기 나눠봐요.
빈칸에 어떤 소리로 시작하는지 찾아서 써봐도 좋아요.

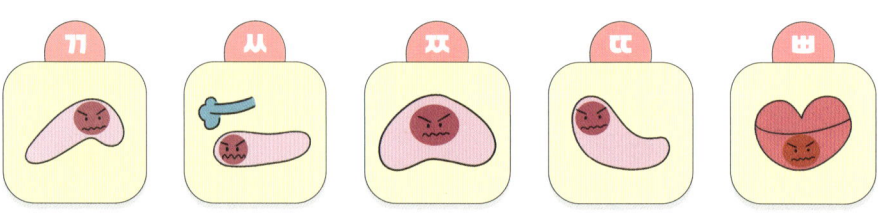

16 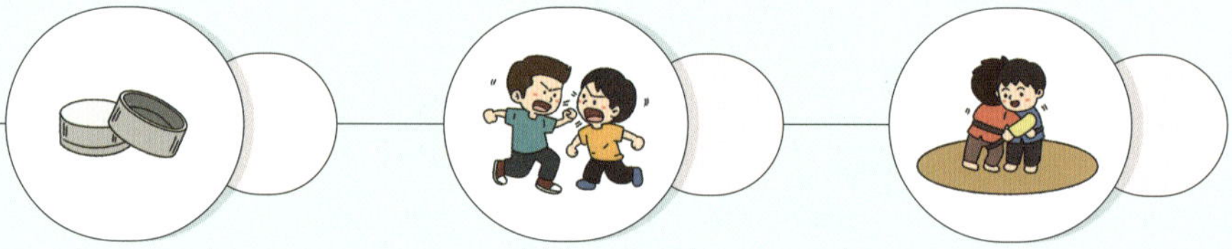
17 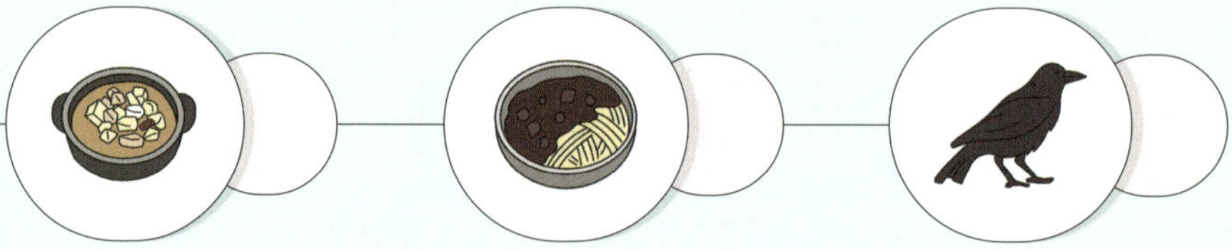
18 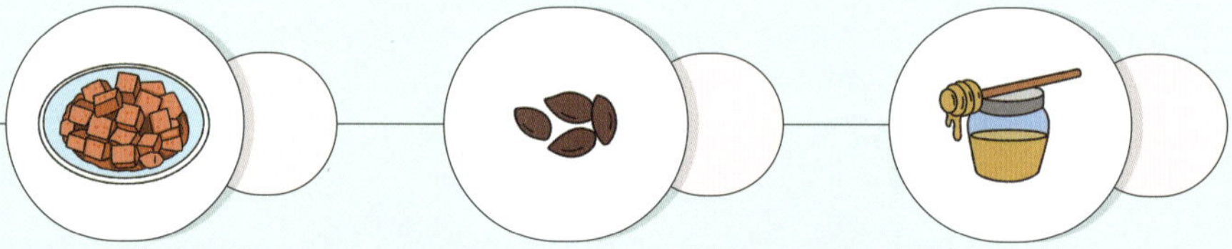
19 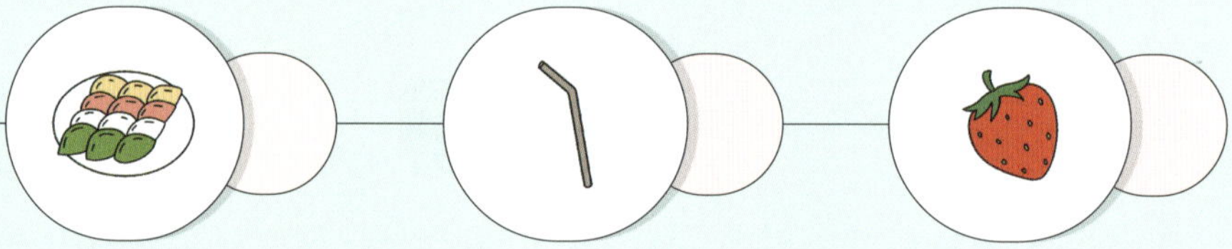
20

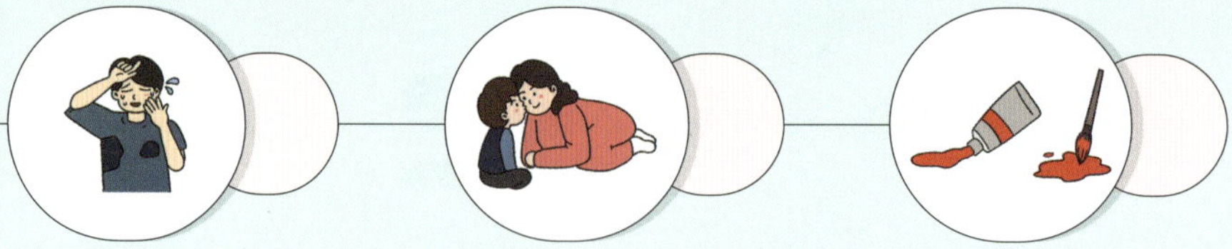

같은 소리와 글자를 연결해요

같은 소리로 시작하는 그림을 이은 뒤, 그 소리가 어떤 글자인지 찾아보세요.

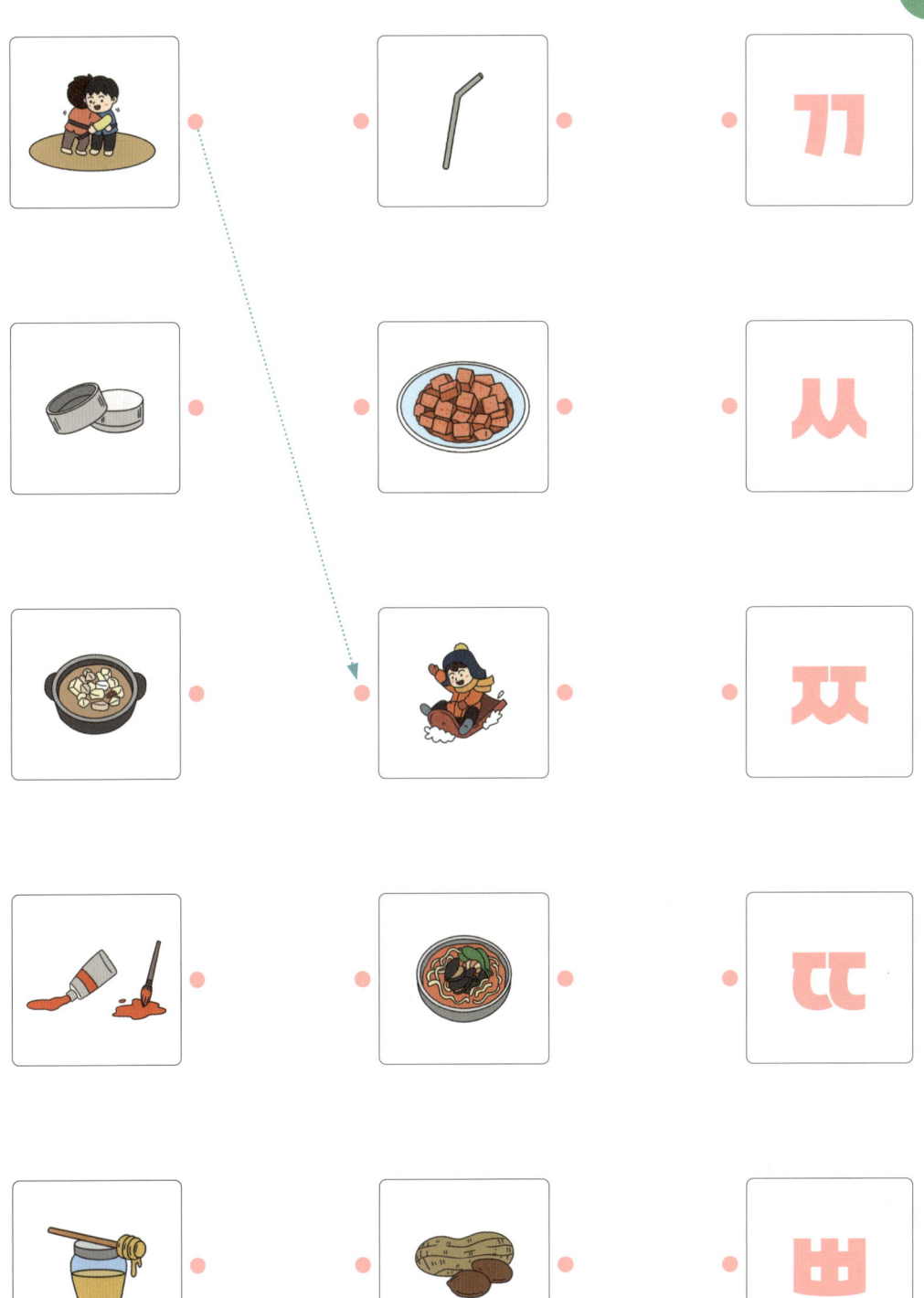

게임방법

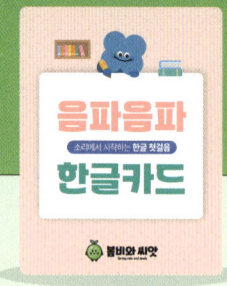

1. 첫소리 찾기 게임 / 끝소리 찾기 게임

게임 시작 전, 게임의 목표(첫소리 찾기 게임 혹은 끝소리 찾기 게임)를 정한다.

1. 그림 카드를 섞고 7~10장씩 나눠 갖는다.
2. 자신의 차례에 할 수 있는 행동은 아래와 같다.

   1) 아무도 내려놓지 않은 새로운 소리에 해당하는 카드를 낼 경우, 동일한 소리에 해당하는 카드 두 장을 내려놓는다. 이 카드 쌍은 '음소목록'이 되어 기준이 된다.

   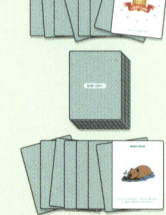

   예시 첫소리 찾기 게임: 포도-피자(ㅍ) / 예시 끝소리 찾기 게임: 나무-고구마(ㅁ)

   2) 자신이 가진 카드 중 음소목록과 같은 소리로 시작 / 끝나는 카드를 연결해 붙인다 (이때는, 카드를 한 장만 낼 수 있다).
   3) 내려놓을 카드가 없다면 그림 카드 더미에서 한 장을 가져온다.
   4) 카드를 모두 내려놓는 사람이 승리한다.

✓ 쉬운 게임을 위해 음소 카드를 미리 내려놓고 그림 카드를 이어 붙이는 식으로 진행하거나, 새로운 음소목록이 만들어졌을 때 음소카드를 이용해 음소 목록의 앞에 표시해줄 수 있다.

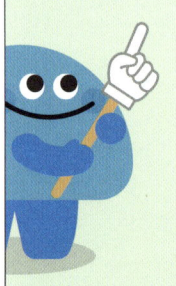

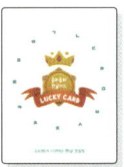
럭키 카드
아무 음소나 대체할 수 있는 카드로, 새로운 음소 카드와 함께 쌍을 이루어 내려놓을 수 있다.

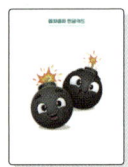
공격 카드
공격 카드에 그려진 폭탄의 수만큼 다른 사람이 그림 카드 더미에서 카드를 가져가야 한다. (단, 공격 카드만 낼 수 있음)

2. 글자(음소) 수 스피드게임

1) 그림 카드를 7-10장씩 나눠 갖는다.
2) 그림 카드 더미에서 한 장을 뽑아 기준 카드로 그림이 보이게 놓는다.
3) 연산 카드(더하기, 빼기, 등호)를 책상에 쌓아서 뒤집어 놓는다.

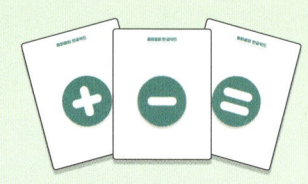

4) 한 사람씩 차례로 연산 카드의 더미 중 한 장의 카드를 뒤집는다. 뽑은 연산 카드와 책상 위에 올라와 있는 기준 카드와 비교하여 아래와 같은 행동을 할 수 있다.
   ① **빼기(-)**: 기준 카드보다 **더 적은 글자(음소) 수**를 가진 카드만 낼 수 있음.
   ② **등호(=)**: 기준 카드와 **같은 글자(음소) 수**를 가진 카드만 낼 수 있음.
   ③ **더하기(+)**: 기준 카드보다 **더 많은 글자(음소) 수**를 가진 카드만 낼 수 있음.
5) 가장 빠르게 올바른 카드를 낸 한 사람만 자신의 카드를 내려놓을 수 있다.
6) 연산 카드를 섞은 후, 다음 차례의 사람이 다시 한 장의 카드를 뒤집는다.
7) 낼 카드가 없는 경우 참여자 모두는 그림 카드 더미에서 새 카드를 1장씩 가져간다.
8) 자신의 카드를 모두 내려놓은 사람이 승리한다.

3. 소리(음소) 메모리 게임

1) 2~3개의 목표음소(예시 ㄴ, ㅂ, ㅍ)를 정해서 그림 카드를 섞은 후 가지런히 배열한다.
2) 번갈아 가면서 두 장의 그림 카드를 뒤집는다.
3) 뒤집은 두 카드의 시작하는 소리가 같으면 가져가고, 다르면 원래 자리에 뒤집어 내려놓는다.
4) 카드를 많이 가져오는 사람이 승리한다.

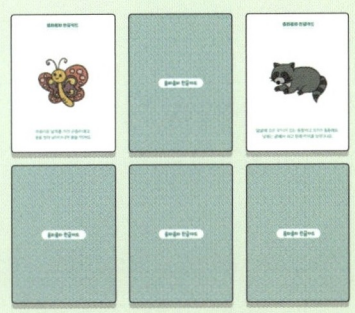

4. 소리 찾기 게임

1) 카드를 섞어서 무작위로 펼친다.
2) 목표 소리로 시작하는 카드를 가장 많이 가져오는 사람이 승리한다.

   예시 "선생님이랑 지금부터 'ㅅ' 소리로 시작하는 카드를 찾아보는 거야. 카드를 더 많이 모으는 사람이 이기는 거야"

3) 잘 가져온 카드는 +1점, 잘 못 가져온 카드는 -1점을 부여하여, 점수가 더 높은 사람이 승리한다.

어휘 및 언어발달 증진 활용

1. 고빈도 어휘 학습 활동

이 그림 카드는 해당 단어와 관련된 설명(단서)을 제공하여, 아동이 어휘의 의미를 보다 쉽게 이해하고 효과적으로 회상할 수 있도록 돕는다.

그림 카드를 활용해 게임을 진행하면서 아동이 고빈도 어휘를 자연스럽게 반복 학습할 수 있다.

2. 문장 만들기

학습한 어휘를 활용하여 구문을 만드는 활동을 통해 어휘의 실제 사용 맥락에서 어휘 이해 및 표현능력, 구문 능력을 높일 수 있다.

> **예시** 아동이 **"가지"**와 **"고구마"** 카드를 고르면, **"마트에서 가지랑 고구마를 사요."**와 같은 짧은 문장을 만들어보도록 한다.
> 아동의 수준이 높다면, 더 많은 카드를 이용해 긴 문장을 만들 수 있다.

3. 수수께끼

단서를 통해 목표 단어를 유추하는 과정에서 아동의 추론 능력과 사고력 발달을 강화할 수 있다.

1) 그림 카드를 5~7장씩 나눠 갖는다.
2) 자신의 차례가 되면, 자신이 들고 있는 그림 카드에 적힌 2개의 단서를 읽는다.
3) 설명을 듣고 해당 단어를 맞춘 사람은 그 그림 카드를 가져갈 수 있으며, 카드를 많이 모은 사람이 이긴다.

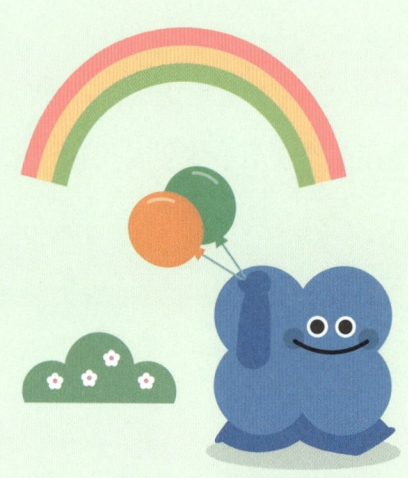

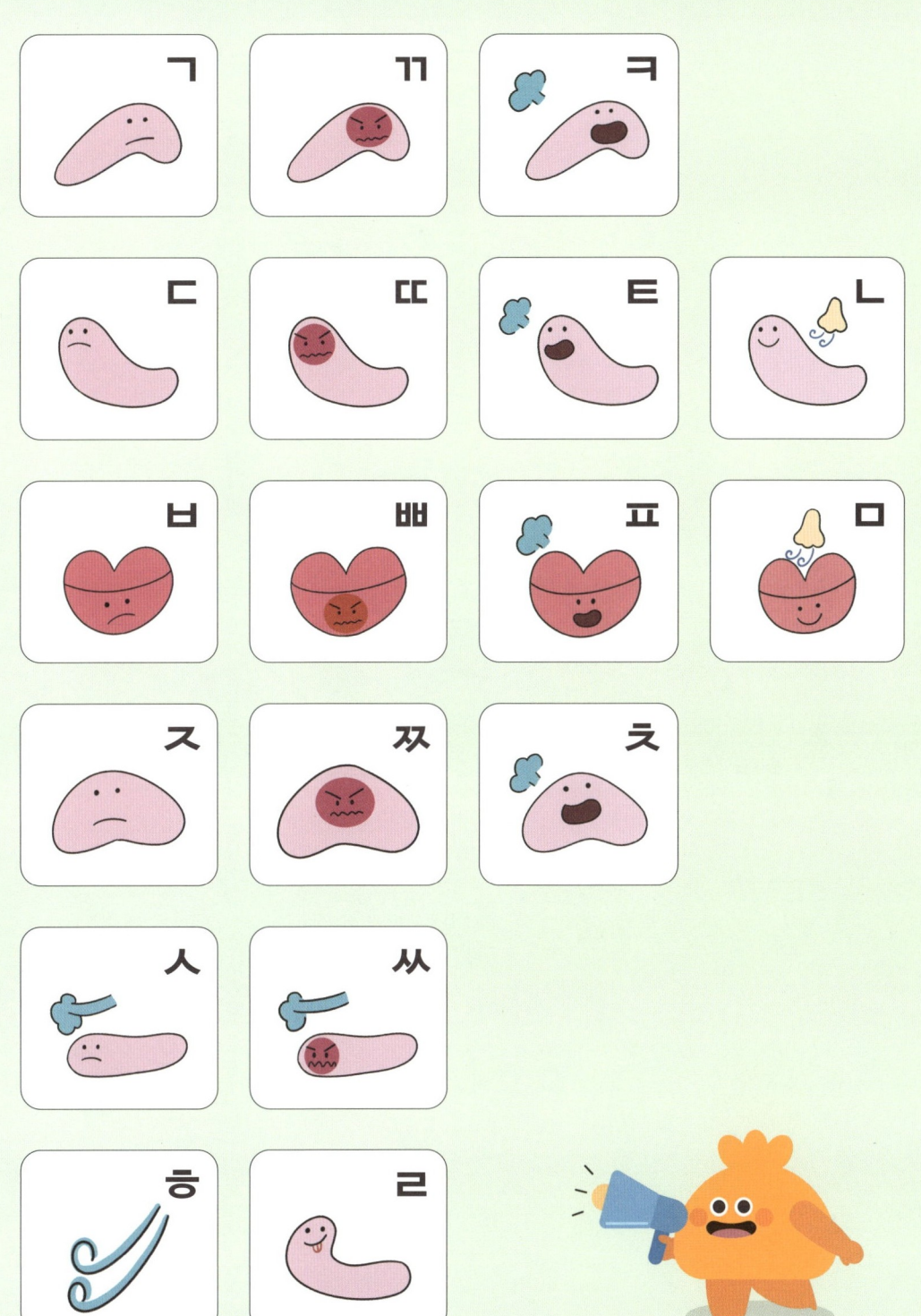

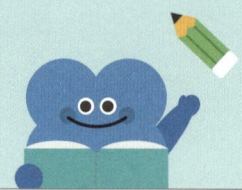

저자 소개

음파음파 한글 [워크북 + 카드] 은 치료실 현장에서의 경험을 바탕으로, 아이들이 소리와 글자를 쉽고 즐겁게 익힐 수 있도록 고안한 교구입니다.
실용성과 따뜻함을 담아, 아이들과 함께 웃으며 사용할 수 있기를 바랍니다.

김다미

1급 언어재활사
인지학습상담전문가 2급
문해교육전문가 리딩튜터

경희대학교 생체의공학과 학사
이화여자대학교 언어병리학과 석사

전)강민경언어학습연구소
전)서울대학교병원 소아청소년정신과 연구원
현)서울아이정신건강의학과 언어재활사

한 글자, 한 문장이 아이들에게 기쁨이 되는 날을 바라며, 그 길을 함께하는 사람이 되고 싶습니다.

김신희

1급 언어재활사
문해교육전문가 심화과정

나사렛대학교 언어치료학과 학사
이화여자대학교 언어병리학과 석사

전) 아이들세상의원
전) 아이와나 아동발달센터
현) 푸름이화 언어심리발달센터 원장

아이들이 언어로 세상과 소통할 수 있도록, 길을 비춰주는 선생님이 되고 싶습니다.

조용윤

2급 언어재활사
인지학습상담전문가2급
문해교육전문가 기본과정

세종대학교 국어국문학과 학사
이화여자대학교 언어병리학과 석사

전) 사랑샘터정신건강의학과의원
전) 늘찬아동청소년발달센터
현) 화용언어학습연구소 정담 언어재활사

아이들의 배움에 어려움이 없기를 바라며, 각자의 발달 속도와 특성을 이해하고 그에 맞게 지원하는 언어재활사가 되고 싶습니다.